精神心理之光（专注焦虑障碍）微信公众号

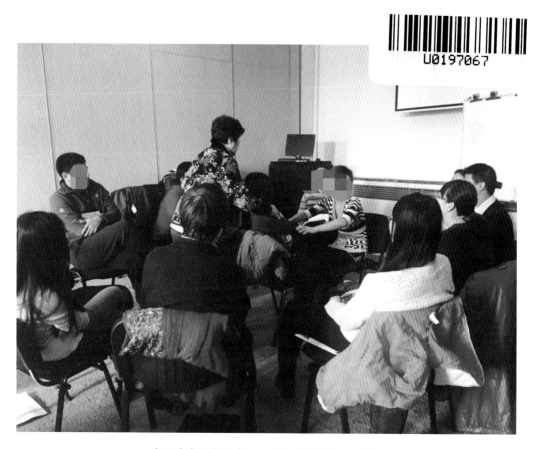

小组治疗组员互动——"建立安全感，放下"

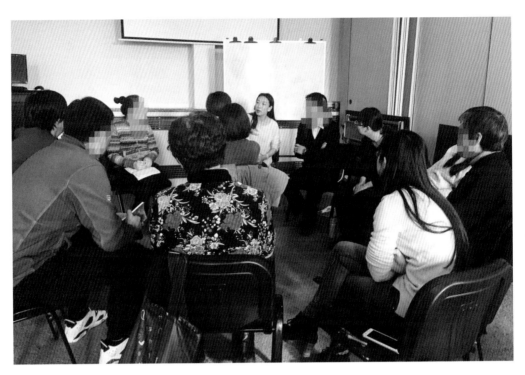

小组治疗——治疗师带领

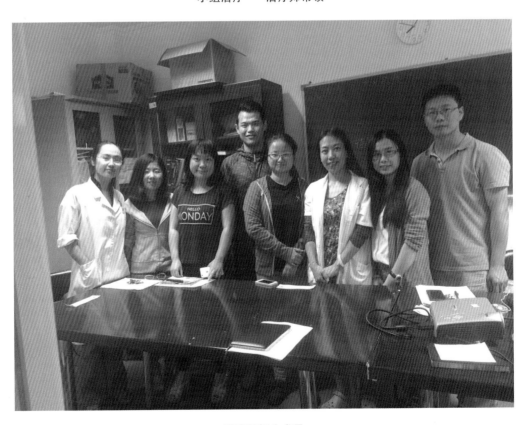

课题组部分成员

焦虑障碍的团体认知行为治疗临床实操手册

Clinical Practice Handbook of Group Cognitive-Behavioral
Therapy for Anxiety Disorder

主　　编　黄薛冰

编　　者　（按姓名汉语拼音排序）

陈淑燕　高兵玲　高慧敏　韩　楠

黄薛冰　姜思思　李志鹏　彭　荣

薇　安（网名）　肖菊平　谢稚鹃

张严内　张　艺

学术秘书　韩　楠

北京大学医学出版社

JIAOLÜ ZHANGAI DE TUANTI RENZHI XINGWEI ZHILIAO LINCHUANG SHICAO SHOUCE

图书在版编目（CIP）数据

焦虑障碍的团体认知行为治疗临床实操手册 / 黄薛冰主编 .
—北京：北京大学医学出版社，2019.6
ISBN 978-7-5659-1874-2

Ⅰ . ①焦…　Ⅱ . ①黄…　Ⅲ . ①焦虑 - 诊疗 - 手册
Ⅳ . ① R749.7-62

中国版本图书馆 CIP 数据核字（2018）第 249283 号

焦虑障碍的团体认知行为治疗临床实操手册

主　　编：黄薛冰
出版发行：北京大学医学出版社
地　　址：（100191）北京市海淀区学院路 38 号　北京大学医学部院内
电　　话：发行部 010-82802230；图书邮购 010-82802495
网　　址：http：//www.pumpress.com.cn
E-mail：booksale@bjmu.edu.cn
印　　刷：北京溢漾印刷有限公司
经　　销：新华书店
责任编辑：赵　欣　刘春艳　　责任校对：靳新强　　责任印制：李　啸
开　　本：787 mm×1092 mm　1/16　　印张：16　　插页：1　　字数：382 千字
版　　次：2019 年 6 月第 1 版　2019 年 6 月第 1 次印刷
书　　号：ISBN 978-7-5659-1874-2
定　　价：65.00 元

本书由

北京大学医学出版基金资助出版

项目来源 北京市科学技术委员会首都市民健康培育项目

项目编号 Z151100003915104

课题名称 团体认知行为治疗对广泛性焦虑障碍疗效的随机对照研究

序 一

　　焦虑作为人类最基本的情绪之一，伴随着每个人的一生。适度的焦虑是促进人格发展和不断进取的内在动力，但病理性焦虑会导致强烈的痛苦体验，显著妨碍心理和社会功能。杏仁核作为焦虑情绪的神经生物学中心，是大脑较早发育的部分，负责个体感知外界危险并作出反应。然而，焦虑障碍患者在生物、心理、社会等多方面因素的影响下，其杏仁核被过度激活，患者体验到没有明确对象和具体内容的恐惧，以及由自主神经功能紊乱带来的躯体症状。

　　药物治疗作为目前我国临床上治疗焦虑障碍的主要方式，可通过增高 5- 羟色胺的水平来降低杏仁核的敏感性，进而降低患者的焦虑水平。因此，抗抑郁剂 5- 羟色胺再摄取抑制剂以及 5- 羟色胺和去甲肾上腺素再摄取抑制剂被推荐为广泛性焦虑障碍的一线用药。但是，药物表现出的治疗效果仅仅是抑制了患者的症状，而没有实际解决焦虑的本质。

　　认知行为治疗作为具有充分循证证据的心理治疗方法被广泛地使用，可通过及时发现并消除患者的不合理信念和错误的认知评价，帮助患者建立健康的认知系统和行为应对方式，进而使大脑内失衡的化学物质趋于平衡。但由于我国心理治疗专业人员匮乏，个体心理治疗的开展非常受限，团体心理治疗具有节省人力、物力和降低相关药物费用的特点，因此较为适合在我国进行推广。

　　黄薛冰教授的心理团队首次将团体认知行为治疗应用于广泛性焦虑障碍患者，历时三载的艰辛，发现团体认知行为治疗联合药物治疗能够较为快速地改善临床症状，弥补了药物起效慢的缺点，更快地减轻患者的痛苦，增加患者接受治疗的依从性。此外，团体认知行为治疗联合药物治疗还能够使精神焦虑症状持续改善，维持长期的疗效，降低复发的风险，真正实现了向生物 - 心理 - 社会医学模式的转变，更好地发挥心理咨询和心理治疗在临床中的作用。

　　《焦虑障碍的团体认知行为治疗临床实操手册》提供了广泛性焦虑障碍团体认知行为治疗的规范化操作技术，也为广泛性焦虑障碍的团体认知行为治疗提供了循证证据。本书分为 3 篇，涵盖了治疗师操作手册、治疗配套家庭作业本和焦虑自助学习手册。全书深入浅出、通俗易懂、简洁明了，既为精神科医师、临床心理学家、心理治疗师、社会工作者等专业人员提供了一套规范且可操作性强的手册，也为对焦虑障碍心理治疗感兴趣的有关人员及患者和家属提供了指导性资料，同时也是科研成果向临床应用转化的成功案例，在一定程度上提高了我国焦虑障碍诊疗的整体水平。

黄薛冰教授是一位优秀的临床医生。她不仅注重患者的药物治疗，也非常关心患者的心理问题，并把自己和同事的临床心理治疗经验进行总结，汇编成集出版，以期授业更多的医生，帮助更多的患者。她不甘于只做一名医生，而是努力做一位医家的精神，值得支持、鼓励和学习。

陆林

中国科学院院士

北京大学第六医院院长

序　二

当我拿到这本手册认真阅读了几遍后，深感这本书的来之不易，也感到这本书对于当前我国焦虑障碍患者的治疗必将起到重要的推动作用。为什么会有这样的感受呢？我想可能有以下几点原因。

第一，当前，随着医疗改革进入深水区，医疗服务中基于医务人员技术服务的价格改革不断得到完善。心理治疗作为精神障碍治疗的重要手段之一，必将得到政府有关部门的重视，会服务于更多需要服务的精神障碍患者。当然，心理治疗中的认知行为治疗，作为精神障碍治疗中循证证据最强的治疗方法，会得到广大医务人员和患者的喜爱。其中，小组认知行为治疗（这里我想用"小组"，而不用"团体"，也想有别于心理咨询，作为心理治疗的小组人数一般不会很多，以个位数为主，而心理咨询的小组人数有的可以很多，甚至达到两位数，所以最好将心理治疗的团体称为小组）由于具有良好的成本效益比，必将在我国的精神障碍的防治中占有重要的地位。

第二，焦虑障碍是轻型精神障碍中最常见的一类心理疾患，国内外的流行病学调查数据均显示其发病率高于抑郁症。所以，对如此多的焦虑障碍患者如何促进其综合治疗，提高其治疗效果，减少其所致的精神残疾，甚至预防其复发，均是需要精神卫生临床工作者予以极大关注的问题。当前，在我国药物治疗和物理治疗与发达国家水平相近的情况下，仍处于发展阶段的心理治疗，特别是认知行为治疗具有广阔的发展空间，更多的焦虑障碍患者需要得到认知行为治疗来改善其预后结局。

第三，通读该手册，作者在循证研究的基础上，从临床实践出发，结合广泛性焦虑障碍的临床特征，制订了一整套完整的操作手册。该操作手册具有鲜明的小组认知行为治疗的特点。作者在小组治疗基本原理的基础上具体指导了如何组织小组，结合广泛性焦虑障碍患者的认知行为特点，设计了通俗易懂、令人深思的小组游戏活动，患者通过参与游戏活动，不仅容易加入到小组治疗中，而且领略到认知、情绪、行为和躯体症状之间的关系，激发患者应用游戏、心理教育和小组成员间的互助来识别和矫正有关焦虑的歪曲认知和非适应性的应对策略，从而达到缓解焦虑、改善患者焦虑症状、促进社会功能的作用。

该手册另外一个显著的特点是针对广泛性焦虑障碍的 8 次治疗，提供了治疗大纲、操作流程和具体步骤，并且提供了治疗过程的文字脚本，使读者在阅读该手册时，犹如身临其境，就像自己在观摩现场的治疗，甚至自己也是治疗组的一员。这样，很容易让读者具有蠢蠢欲动、马上开始行动来进行小组治疗的愿望。所以，读者遵循该实操手册的指导就可以进行广泛性焦虑障碍的小组认知行为治疗。在治疗过程中遇到的具体困难，可以在手册中关于治疗过程中经常遇到的问题及对策部分找到答案。

该手册还有一个重要的特点，即文笔流畅，通俗易懂，可读性强。这样，该手册可以帮助小组治疗师和精神卫生工作者很容易地进行相对规范的小组认知行为治疗，使广大的焦虑障碍患者获得更大的益处。所以，该手册是目前国内针对广泛性焦虑障碍患者进行小组认知行为治疗难得的工具书。

鉴于上述理由，我非常愿意推荐同道在针对焦虑障碍患者的临床心理治疗干预中应用该手册。这不仅可以提高焦虑障碍患者，特别是广泛性焦虑障碍患者的临床治疗效果，而且也有利于临床小组认知行为治疗的规范化实施，培养和训练年轻的心理治疗师和精神科住院医师的心理治疗水平。

李占江

首都医科大学临床心理学系主任，教授，主任医师

中国医师协会精神科医师分会认知行为治疗专业委员会主任委员

2018 年 9 月 1 日于北京安定医院

前　言

　　时光回溯到 3 年前，2015 年，我们焦虑科研组在北京市科学技术委员会获批"团体认知行为治疗对广泛性焦虑障碍疗效的随机对照研究"项目，虽然不是一个大项目，大家还是很高兴。为什么呢？因为针对焦虑障碍患者的团体治疗，其实我们已在病房开展了近十年，积累了大量临床经验，也基本形成了有效的治疗方案。现今可以借助项目研究，对多年的临床积累进行科学化验证，进而可以推广该技术，惠及更多的患者，同时也促进我国临床心理技术的发展，实现科研成果的实用型转化，这是临床医务工作者非常乐见的一件事情。

　　必须承认，心理治疗方面的循证试验研究不好开展。这个项目需纳入 170 例科研被试，一共 8 组，每组接受连续 8 周的治疗以及 3 个月的随访，无论从哪方面讲，这都不是一个小工程。为了顺利招募被试，我们专门开设了公众号"精神心理之光"，如今用户数已超过 5000 人，成为项目一个令人欢喜的伴随产物。为了配合小组组员的时间，8 周的治疗全部放在周末进行，这意味着我们每组的正、副治疗师要放弃连续 8 个半天周末的休息时间，赶到医院来实施治疗。3 年寒暑中，有把人冻成狗的寒风凛冽天，有雾霾黑沉似水的污染爆表天，有大雪纷飞天，也有暴雨如注天……我们小组的治疗师们都坚持下来了，同样坚持下来的，还有我们小组的组员。其中，甚至有山东的组员，为参加这个治疗，每周从山东赶来！而住在五环、六环外的组员，为参加治疗，搭进多少时间和精力，也不用再一一详述了。都说心理治疗脱落率高，我们小组的脱落率是 2.5%，这说明了什么？我想已经不言而喻了。小组治疗后，在医务人员的倡议下，入组的患者们还自发成立了互助讨论小组——"焦圈儿"微信群，至今仍在活跃着。我想说，这就是临床研究的魅力，医生和患者在一起，做一点有实际用处的事；也是心理治疗的魅力，治疗者和被治疗者一起成长，彼此体验到关爱和价值。

　　关于研究项目以及治疗方案，正文有详细介绍，此处不再赘述。简而言之，我们如期高质量地完成了项目，取得了假设中的结果，形成了经过验证的治疗方案，得以借助此手册推广。并在本项目的研究基础上，后续又成功申请到新的项目，得以针对焦虑障碍开展更深入、更全面的连续性研究。

　　这本手册，通篇是讲焦虑。在研究过程中，有没有焦虑呢？坦白讲，不但有，还有很多。当初的忧虑如今已成为有趣的花絮，但当时，的的确确让人绞尽脑汁、殚思竭虑。然而面对不确定性，凭借意志力和信念坚持，大概不仅是科学研究，也是所有人类活动成功的前提。

当然，妄谈成功可能过于乐观。不过医学就是如此，每个人或者每个团队推进一小步，医学发展迈进一大步。本书中的作者全是在临床一线工作的医师或心理治疗师，未来面向的读者大部分也是一线医疗人员。日常的临床工作虽然琐碎，虽然平凡，并不像高影响因子SCI论文那样熠熠发光，可是，正是日复一日似乎乏善可陈的日常临床，守护着民众的健康。作为临床工作者，我们愿意像蚂蚁啃骨头一般，让临床工作在琐碎的打磨中更有效、优雅。而标准化的临床实操手册，可以让效率和优雅来得更早一些。

所有重要的、想表达的内容都如钻石般，藏于书中，合为一体。唯一希望，我们团队精心打磨的、自我期许的钻石，在不同医院、不同科室、不同同道手中，仍然可以发出我们期盼的钻石的光芒，照亮深受焦虑之苦的广大患者。如果未果，欢迎大家与我们联系探讨，找出可能的原因，加以解决。由于学识、经验有限，对于书中的不足或谬误，敬请大家谅解及指正，我们将学习并修正。

其实前言中，最重要、我必须要表达的是——对我的团队的感谢！我们团队成员组成复杂，要说这个团队的特点，就是各种有趣的灵魂，出于对心理治疗的兴趣，出于对自我成长的希求，由各种因缘聚合在一起，高效保质地完成了一项有意思的研究。这里不再一一列举团队成员的姓名，他们都在本手册的编写人员名单上。除了手册的编写人员，还有其他作出贡献的成员，他们是南开大学钱柯帆硕士、北京大学第六医院薛淼心理咨询师、北京大学第六医院徐佳医师、北京大学首钢医院任峰医师、中国人民解放军第一七五医院沈小芳医师、南京大学金陵学院刘梦林心理咨询师、广州新东方学校徐欢老师等。作为团队带领者和主编，在此郑重感谢大家对项目的付出及支持！

最后，有一句海德格尔的名言送给大家：

Freedom is only to be found where there is burden to be shouldered.
有担当，才自由。

——海德格尔，《存在与时间》

这句话，是本手册中治疗方案的基石，也是我们研究团队的价值基石。其实，如果愿意，也可以成为所有焦虑或不焦虑个体存在的基石。借此与广大未曾谋面的师友们共勉！

黄薛冰

北京大学第六医院临床心理科主任，焦虑科研组组长

目　录

第三篇　焦虑自助学习手册

第一篇 治疗师操作手册

第一章 成为焦虑障碍的心理治疗师

第一节 准备出发：上路！开展焦虑障碍的团体心理治疗

一、什么是焦虑？

在精神疾患当中，抑郁症是科普宣传相对充分的，较多为人们所认知。2020 年抑郁症将成为继冠状动脉心脏病之后影响人类的第二大疾患。即使大众不了解这个预测的排名，但当心情低落、精力萎靡时，或多或少会自我警醒一下："我不是得了抑郁症吧？"这种警醒有助于人们关注自身情绪，促使人们必要时就医。

同为人类最原始的情绪，相较于抑郁，焦虑虽然无处不在，但似乎尚未充分进入大众的认知领域。在 20 世纪之后的思想文化界，提到焦虑，一般会条件反射般让人想起挪威画家爱德华·蒙克的名作《呐喊》。这幅画 2012 年拍出了当时最高价格纪录——1.199 亿美元，至今仍是世界上价格最贵的十幅画之一。《呐喊》表达的是 20 世纪以来非常重要的哲学流派存在主义的核心主题——生、死、苦、爱，汇聚在情绪上，成为无以名状的挣扎、不安及苦恼，这种混乱的情绪，我们命名为"焦虑"。《呐喊》中尖叫的扭曲脸已成为现代人的代表表情，而焦虑则是现代人的一个背景情绪。（从前面的字里行间，大家应该已经发现焦虑和抑郁异同点的端倪。同为不快的情绪，抑郁是能量的萎缩状态，个体面对"恶意世界"的进攻认输，极端是自我彻底放弃；焦虑是能量的唤醒状态，个体面对"恶意世界"力求抗争，可惜是一种弥散性警戒状态，因此不能组织有效的反抗行动，反而成为自我消耗。以上焦虑、抑郁皆指病态的过分焦虑、抑郁，而非人类正常情感下的焦虑、抑郁。）

那么，究竟什么是焦虑？焦虑是如何产生的？焦虑的背后有怎样的社会文化以及医学意义？

这是个太过宏大深邃的话题。克尔凯郭尔（Soren Aabye Kierkegaard，1813—1855 年，存在主义的先行者，代表作之一《恐惧与颤栗》）以来的存在主义哲学家认为，是焦虑推动了人类生活向前发展，迫使人类实现自身的可能性。克尔凯郭尔虽然不是医学家，但对焦虑和恐惧做了相当准确的区分：恐惧是针对特定对象的，焦虑往往是没有任何目标的。焦虑是什么？焦虑从存在本质上讲，是无限（死亡）对有限（生命）的人类的召唤。

存在主义的开山祖师海德格尔（Martin Heidegger，1889—1976 年）在《存在与时间》中谈论的主题其实不是哲学，而是心境和情绪。现代精神病理学的基础正是现象学，可以认为，心理学与存在主义从一开始即同根连枝，著名的精神病理学家如雅斯贝尔斯（Karl Jaspers，1883—1969 年）著有《普通精神病理学》，他同时是存在主义大师。海德格尔认为心境是人类的存在状态，焦虑是最基本的心境。为什么焦虑是最基本的存在心境？简单来说，因为死亡是最终的存在结局。由于死亡的不可避免和持续困扰，人类始终对自己的存在有丧失的恐惧，表现为内在的惶惶不安的心境。

世界的文化都是相通的，人的精神以及物质生活内容也是相仿的。谈及对死亡的惶惶不安，早于海德格尔 2000 多年前，中国古籍《列子·天瑞》中即有如下故事记载：

> 杞国有人，忧天地崩坠，身亡所寄，废寝食者。
> 又有忧彼之所忧者，因往晓之，曰："天，积气耳，亡处亡气。若屈伸呼吸，终日在天中行止，奈何忧崩坠乎？"
> 其人曰："天果积气，日月星宿，不当坠邪？"
> 晓之者曰："日月星宿，亦积气中之有光耀者，只使坠，亦不能有所中伤。"
> 其人曰："奈地坏何？"
> 晓者曰："地积块耳，充塞四虚，亡处亡块。若躇步跐蹈，终日在地上行止，奈何忧其坏？"
> 其人舍然大喜。晓之者亦舍然大喜。

乐天知命的中国人做事不大较真，焦虑天地崩塌的杞人被智者一劝，也就顺势放弃关于宇宙人生的终极思考，而欣欣然尽生之欢。西方哲学家则继续在演绎中刨根问底寻求答案。在海德格尔看来，人为了逃避焦虑，会投身于日常琐事中，学习、工作、谈恋爱、养孩子……通过种种忙碌，从而回避思考生死大问。如此似乎可以活得简单快乐，然而更大的问题来了，即这种生活的不真实性，导致人与自我的存在分离：虽然异常忙碌，生命深处却总有个声音在提问：这么忙碌究竟为什么？生活的意义究竟是什么？对生活或者生命的意义感到空虚迷茫，成为现代人最基本的焦虑（可参见许又新教授在《精神病理学》中提出的空虚神经症）。问题和方法相互组成一个没有出口的死循环——越焦虑，越忙碌；越忙碌，越焦虑。蒙克的《呐喊》之所以重要，不仅在于他为自己以及他被关在精神病院的妹妹呐喊，更是为这个异常忙碌而不"真实"的时代呐喊。

关于焦虑引发的对人存在本质的探讨，古今中外，各种思想流派宗教哲学均各有洞见，观点层出不穷，以上不过是蜻蜓点水，恐怕连点水都谈不上。哲学更多是提出问题、思考问题，而医学，就本质而言是解决问题。虽然现代医学常常被诟病为"过于狂妄"，但不得不承认，正是一些"狂妄"的人，改变了人类发展的进程。回到现实问题，回到我们这本手册自身，我们的焦点是从精神医学以及临床心理学的角度，提供一种标准化以及规范化的方法，帮助病态焦虑的个体减轻焦虑，提高生活质量。

首先看看医学对焦虑的解释。焦虑的产生除了可从社会文化角度理解外，更有着切实的神经生物学基础。从发生起源上看，大脑中的杏仁核与焦虑及恐惧情绪的产生密切相关；丘脑 - 杏仁核和丘脑 - 皮质 - 杏仁核环路异常与引起焦虑障碍的关系密切，与恐惧和焦虑反应相关的大脑区域还包括蓝斑核、下丘脑、导水管周围灰质及纹状体。从神经化学递质上看，单胺类递质 5- 羟色胺、去甲肾上腺素、多巴胺等都卷入了焦虑情绪的形成；其他神经化学递质还包括促肾上腺皮质激素释放激素、神经肽 Y 和 P 物质、氨基酸类递质（如 GABA、谷氨酸）等。尽管医学的发展日新月异，但面对大脑这个"黑匣子"的时候，以上关于焦虑发生的生物学解释，仍然是多种假说，尚无确切无疑的精准解释。

怎么办？虽然解释正在逐步完善中，但摆在医疗面前的迫切问题是：焦虑既然如此普遍，深深影响我们的健康水平以及存在的幸福感，如何有效地减轻它？力图解决这个问题，是本手册的出发点。用禅宗的话来说，我们的内心不安，我们希望通过这本手册，尽力帮助患者"安心"。

二、广泛性焦虑障碍和团体认知行为治疗

广泛性焦虑障碍（generalized anxiety disorder，GAD）是常见病、多发病。GAD患者生活质量较差、对社会功能受损较大。根据一项有关精神残疾的国际研究，38%的 GAD 患者有中度到重度的工作能力受损，平均每月因此丧失 6.3 天的工作能力。所以，如何合理治疗 GAD，最大限度地缓解症状、改善预后和生活质量、恢复社会功能是临床中亟待解决的一个关键问题。

针对 GAD，中国焦虑障碍防治指南制订的治疗目标为：①缓解或消除患者的焦虑症状及伴随症状，提高临床显效率和治愈率，最大限度地减少病残率和自杀率，降低复发率；②恢复患者社会功能，提高其生存质量，达到真正意义上的痊愈；③预防复发。

1. GAD 目前药物治疗现状　抗抑郁剂是目前 GAD 治疗的一线用药，其中以选择性 5- 羟色胺再摄取抑制剂（selective serotonin reuptake inhibitor，SSRI）和 5-羟色胺和去甲肾上腺素再摄取抑制剂（selective serotonin & norepinephrine reuptake inhibitor，SNRI）类最为常用。已得到循证研究证据支持的 SSRI 类有艾司西酞普兰、帕罗西汀、舍曲林等，是 GAD 的有效治疗药物。

常用的 SNRI 类药物有文拉法辛、度洛西汀，也是我国批准的具有广泛性焦虑障碍适应证的仅有的两种药物。Allgulander（2008）和 Nicolini（2009）研究结果显示，度洛西汀和文拉法辛可以改善 GAD 的核心症状，且可在一定程度上缓解 GAD 继发

的躯体问题，长期治疗可以降低 GAD 的复发率（Rickels 2010）。而度洛西汀由于较少引起血压增高，治疗依从性更佳，可以减轻 GAD 焦虑症状及相关躯体症状，预防复发，改善生活质量（Jonathan R. T. 2008；Mark H. 2008；Katja 2009；Jeffrey 2015）。

但药物治疗也有不足之处。一是药物起效时间较长，通常需要 2～6 周的时间焦虑症状才减轻；二是药物副作用的问题，在最初阶段，一些患者会出现药物的激活效应，出现焦虑加重、坐立不安和失眠等。另外，部分患者治疗效果不理想甚至无效（Katzman 2009）。因此，虽然抗抑郁剂作为 GAD 治疗的首选在临床上广泛应用，但也存在不良反应明显、药物脱落率较高、对部分患者治疗效果不理想甚至无效等局限性（Katzman 2009）。

2．心理治疗在 GAD 治疗中的研究现状及未来趋势　根据生物 - 心理 - 社会医学模式，心理应激因素在 GAD 发生发展过程中起着重要作用。GAD 心理治疗的意义和价值在于减轻和缓解患者的焦虑情绪和躯体症状、增进患者在治疗中的合作、坚持长期治疗，并可矫正由 GAD 引发的各种不良心理社会性后果，如婚姻不和睦、职业退缩、社交回避等以及最大限度地恢复患者的心理社会功能和职业功能（McEvoy 2008；Herbert 2009；Jorm 2008）。

常用的心理治疗包括支持性心理治疗、认知行为治疗、心理动力性心理治疗等。其中认知行为治疗（cognitive-behavioral therapy，CBT）被研究得相对最多。认知行为治疗通过及时发现和消除患者的不合理信念和错误的认知评价，帮助患者建立健康的认知系统和行为应对方式，包括认知治疗和行为治疗两方面内容。有 meta 分析结果显示 CBT 疗效显著优于对照（Cuijpers 2014；Hunot V. 2007）。

但是目前心理治疗也存在一定挑战。Hunot V.（2007）对关于 GAD 认知行为治疗的 22 项研究进行了 meta 分析，结果表明尽管认知行为治疗对 GAD 的短期治疗效果优于等待治疗和接受普通治疗的患者，但仍有至少 50% 的 GAD 患者在接受认知行为治疗后临床治疗效果不理想。因此，如何更好地开展认知行为治疗、提高 GAD 的治疗效果，仍需要进一步的研究和探索。

另外，在心理治疗的实施形式上，研究者也在进行新的探索。传统的心理治疗多采用个体心理治疗形式，由一位治疗师对一位患者进行治疗。之后，为了节省时间，逐渐发展了团体心理治疗的形式，即 1～2 位治疗师同时对由 8～15 位具有相同或不同问题的成员组成的团体进行治疗，可以节省人力物力、降低相关经济费用。由于我国精神卫生领域医疗专业人员的缺乏，团体心理治疗是较为适合在我国进行推广的治疗形式。除了成本效益上的优势，相比个体治疗，团体治疗还可以利用团体成员间的互动，解决患者存在的许多共同心理问题，具有特有的团体治疗疗效。因为团体认知行为治疗并非同时给多个患者施行个体认知行为治疗，虽然从根本上促使患者改变的基本机制还是认知行为模式，但是团体内个体之间的交互作用以及个体与治疗师之间的交互作用也是无法忽略的疗效因素。团体治疗在对躯体疾病，如糖尿病、心血管疾病、肿瘤及哮喘等的干预中均已被验证疗效。

但目前国内已开展的针对 GAD 的心理治疗研究基本仍采用个体心理治疗形式（姚淑敏 2011；陈晓莹 2011），尚未检索到针对广泛性焦虑障碍的团体认知行为治疗的研究。因此，探索团体认知行为治疗技术，也是我国未来心理治疗发展的一大趋势。

基于此，北京大学第六医院焦虑科研组采用团体认知行为治疗，针对广泛性焦虑障碍，开展临床随机对照研究，评估团体认知行为治疗的疗效，为探索 GAD 的最佳治疗方案提供循证依据。本手册即为研究成果的一个汇集。

三、开展心理治疗的循证研究

心理治疗在精神医学的治疗中占据非常重要的地位，与药物治疗、康复治疗等并驾齐驱，是精神障碍，尤其是神经症性障碍的重要治疗手段。但与药物治疗相比，心理治疗的循证证据有待进一步扩充，有关心理治疗的临床研究质量也有待进一步纳入循证体系而规范化。

Depression and Anxiety 杂志 2015 年 11 期曾专门评述了医疗机构所报告的循证心理社会干预研究。心理社会干预是抑郁与焦虑障碍的重要治疗手段。应该如何高质量地进行相关循证研究、如何评价该领域的研究以及未来研究方向及注意点等，是非常富有临床意义的科学问题，也是迫切需要解决的实际问题。Myrna M. Weissman 是美国纽约州立精神研究所公共卫生方面的专家，为读者介绍了美国国立医学研究所（Institute of Medicine，IOM）的研究。为了提高心理治疗质量，IOM 启动了由 Mary Jane England 领导，包含 NIH 多机构、多专家甚至患方代表在内的为期 1 年的研究，主要以专家讨论的形式，制订了心理治疗的循证标准大纲（a framework for evidence-based standards for psychotherapy），于 2015 年 7 月发布，具体内容可在 www.nap.edu 上查阅。

简要概括，大纲强调了以下要点：

1．在精神健康及物质使用障碍领域，心理社会干预手段是有效的，但并未在临床实践中得到充分应用。

2．目前没有标准体系来保证心理社会干预的实施效果。

3．建立相关大纲可以提供指导，提高循证力度。具体措施包括：①开展研究，识别并验证心理社会干预的有效因子；②汇总循证数据，加强 meta 分析；③在干预手段的改进及质量评估手段方面开展合作性调查研究。可以看出，对心理治疗专业的人士而言，大纲的出台有助于了解并聚焦于今后行业的重点发展方向。

Steven D. Hollon 是田纳西州的一位心理学专家，立足于认知行为治疗（CBT），更加详细地解读了 IOM 的报告。首先，IOM 报告肯定了 CBT 疗效的循证效应，直接提出预防性使用 CBT 等的干预措施，可以有效减少儿童青少年抑郁发作的风险。这就提示我们临床中可以应用 CBT 开展儿童青少年抑郁症早期预防，这对于 CBT 的发展应用是很有促进作用的。在识别验证疗效因子方面，针对 CBT，IOM 报告建议可以细化对患者的评估（如人格因素等），以识别适合心理治疗的人群，进而提高疗效。在加强质量评估方面，IOM 提出要在执业过程中建立评估机制，类似美国食品和药品管理局对药品的监管，让心理治疗服务也被规范监管起来。那么，如何建立有效的评估机制，值得行业内人士探索和验证。

四、制订针对广泛性焦虑障碍的团体认知行为治疗标准化操作方案

从上述现状看，开展认知行为治疗的需求从患者及医院来讲都非常强烈，但能提供此服务的医疗机构极为有限。原因有：①相关人员理论及实践经验不足，不敢开展；②治疗技术不规范，疗效难以保证，治疗不能持续进行。

为解决上述问题，北京大学第六医院的焦虑科研组在北京市科学技术委员会申请到一项培育项目（北京市科学技术委员会首都市民健康培育项目，Z151100003915104）开展相关研究。研究采用随机对照试验的方法，评估团体认知行为治疗对广泛性焦虑障碍的临床疗效，评价对广泛性焦虑障碍患者生活质量及社会功能的改善，探讨广泛性焦虑障碍的最佳临床治疗方案，初步形成团体认知行为治疗规范化技术，有助于降低医疗成本，提高质量，促进人群健康，减轻国家相关经济卫生负担。

研究以 170 位广泛性焦虑障碍（GAD）患者为研究对象，开展团体认知行为治疗（group CBT，GCBT）的临床随机对照研究。研究对象随机分为对照组和研究组（GCBT 组），在药物治疗基础上，对研究组予以为期 8 周、每周一次的 GCBT，并分别于基线和治疗第 4 周、第 8 周研究结束时及结束后 3 个月随访评定两组各相关临床指标，以比较两组临床疗效、生活质量及社会功能的改善。根据研究结果，分析治疗效果和认知行为治疗技术的运用情况，探索广泛性焦虑障碍的最佳临床治疗方案和 GCBT 规范化操作技术。

研究已于 2018 年 6 月结束。根据目前的研究结果看，GCBT 结合药物治疗相比单纯的药物治疗，在治疗 GAD 时，早期症状缓解更快，同时改善抑郁症状、健康状况和生活质量。而且这些改善是持续的，在 3 个月的随访中，GAD 的核心症状，尤其是精神焦虑症状持续改善。研究结果为 GCBT 治疗广泛性焦虑障碍的疗效提供了良好的支持，可以进一步优化 GAD 的治疗，尤其是精神焦虑症状、抑郁症状，提高整体功能和生活质量。

从研究结果上看，快速起效也是 GCBT 的一个优势。在治疗第 4 周即第一个评估点，GCBT 组在减少 GAD 核心症状方面疗效明显，HAMA 总分、精神性焦虑分量表相比基线的减分值更加显著，治疗有效率和痊愈率也显著高于对照组。较为快速地改善临床状况，对于给予患者希望和激励坚持治疗是非常重要的。对 GAD 来说，药物治疗本身并不能很快见效。症状缓解通常会有 2 ~ 8 周的延迟，而完全起效则需要 12 周或更长时间。在治疗抑郁症时，药物起效则需要更长的时间，而抑郁症与 GAD 经常共病。有些患者甚至可能需要 6 个月或更长时间才能见效。如本研究中所发现的，GCBT 可能在 GAD 的早期治疗阶段起着重要而独特的作用，以补充药物治疗起效缓慢的不足，更快地减轻患者的痛苦。

目前的研究结果支持 GCBT 联合药物治疗优于单独药物治疗。从理论上讲，心理治疗和药物治疗在 GAD 治疗中，可能具有增强和协同作用。认知行为治疗是一种以暴露为基础的方法，旨在帮助患者通过认知和行为变化，重新获得与焦虑障碍相关的对于安全的感知，涉及大脑中更高水平的神经认知中枢。相反，药物干预在较

低的大脑中枢水平，直接作用于由特定疾病引起的焦虑的生化途径。此外，在 GAD 的一些理论概念化模型中，特定的思维 / 认知被认为是主要发病机制。综上，以及两种治疗方法各自确定的单独的有效性，心理治疗和药物治疗在整体治疗效果上可能是互补的。不同的治疗方式可能改善不同的症状，躯体焦虑症状可能对药物治疗更敏感，而 CBT 可能对病理性担忧效果更好。Crits-Christoph 等的研究发现，合并治疗方案并不优于单独药物治疗，该研究中 CBT 治疗组只有 33% 患者至少参与一次会谈——高脱落率可能限制了心理治疗的有效性。在本研究中，GCBT 组 97.5%、对照组 89.9% 完成了整个 8 周的治疗，更有可能来评估其有效性。我们的研究结果与 Wetherell 等人的一项研究结果更为一致，认为 CBT 可能是一种有效的增效策略，在 SSRI 药物基础上合并 CBT，可能为患者在停药后提供长期的疗效。

另外患者在治疗方法（药物治疗与心理治疗或两者组合）方面的偏好也可能直接或间接地影响结果。越来越多的证据表明，为患者提供他们首选的治疗方法与更好的坚持治疗和临床结果有关。合并治疗确实需要更多的资源和努力，但是患者可能凭直觉和（或）常识相信，接受联合治疗是首选的治疗方法。接受到喜欢的治疗方式，患者会有足够的动力来开始和完成治疗。这也可能解释了本研究 8 周干预的高完成率，说明心理治疗是患者愿意接受并倾向选择的治疗方式。

在治疗内容方面，总体而言，这项研究的治疗方案包含 CBT 的所有标准有效成分。此外，从跨文化的角度来看，一项中国专家为研究 GAD 的 CBT 技术内容而进行的德尔菲研究表明，排名前十位的内容是：建立治疗关系、心理教育、资料收集与评估、放松训练、制订治疗计划、正常化、行为实验、家庭作业、检查证据和识别自动思维。本研究除行为实验外，对以上内容均有涵盖。

就治疗形式而言，团体治疗可能比单独治疗有一些优势，包括提供一个天然的支持团体（而且成本效益更高）。还可以利用团体成员间的互动解决患者存在的许多共同心理问题，具有特有的团体治疗疗效因子，如普遍性、行为模仿、团体凝聚力等。最近的一项系统综述显示，GAD 的个体心理治疗的加权平均脱落率为 16.99%。本研究中，GCBT 的低脱落率（2.5%）可能与团体治疗的凝聚力效应有关（也可能有文化因素，像中国社会更加遵从规矩）。此外，最近的一项功能磁共振成像研究发现，短期的团体认知行为治疗可以降低与焦虑障碍相关的前额 - 杏仁核网络的异常高连接，伴随改善临床症状。这种认知行为治疗与团体治疗的结合，可能在治疗 GAD 的临床运用中具有独特优势。（部分结果可见"陈淑燕，谢稚鹃，黄薛冰，等 . 集体认知行为治疗对广泛性焦虑障碍疗效的随机对照研究 [J] . 中国心理卫生杂志，2017，31（3）：177-182"；英文论文待发表）。

总的来说，我们研究小组制订的针对 GAD 的团体认知行为治疗标准化方案得到了初步的循证研究支持，因此在研究结果基础上编写了这部便于大家临床应用的规范化实操手册。手册清晰阐述了团体认知行为治疗如何实施，一方面介绍了相关概念知识（如焦虑、认知行为治疗及团体治疗），另一方面提供了广泛性焦虑障碍团体认知行为治疗的规范化操作技术，包含具体的治疗方案、步骤、实施方法，以供各级精神专科人员及综合医院相关人员使用。希望我们的同道根据手册，能够快速上手，广泛开展高质量的规范化治疗，丰富焦虑障碍的临床治疗手段。

本研究虽然针对的是广泛性焦虑障碍，但由于焦虑障碍是一个谱系疾病，不同焦虑障碍之间核心要素一致，所以对于其他焦虑障碍的治疗，本手册中的治疗方案也可作为参考。

参考文献

[1] Weisberg RB. Overview of generalized anxiety disorder：epidemiology，presentation，and course [J]. J Clin Psychiatry，2009，70 Suppl 2：4-9.

[2] Guo X，Meng Z，Huang G，et al. Meta-analysis of the prevalence of anxiety disorders in mainland China from 2000 to 2015 [J]. Sci Rep，2016，6：28-33.

[3] Lieb R，Becker E，Altamura C. The epidemiology of generalized anxiety disorder in Europe [J]. Eur Neuropsychopharmacol，2005，15（4）：445-452.

[4] Bereza BG，Machado M，Einarson TR. Systematic review and quality assessment of economic evaluations and quality-of-life studies related to generalized anxiety disorder [J]. Clin Ther，2009，31（6）：1279-1308.

[5] Tyrer P，Baldwin D. Generalised anxiety disorder [J]. Lancet，2006，368（9553）：2156-2166.

[6] 姚淑敏，李占江，韩海英，等. 广泛性焦虑障碍认知行为治疗联合药物治疗与单纯药物治疗的对照研究. 中华医学会精神病学分会第九次全国学术会议，2011 [C].

[7] 沈亮亮，江孙芳，劳力敏，等. 广泛性焦虑障碍的认知行为治疗 [J]. 中华全科医师杂志，2012，11（9）：672-674.

[8] Dugas MJ，Ladouceur R，Leger E，et al. Group cognitive-behavioral therapy for generalized anxiety disorder：treatment outcome and long-term follow-up [J]. J Consult Clin Psychol，2003，71（4）：821-825.

[9] Furukawa TA，Nakano Y，Funayama T，et al. Cognitive-behavioral therapy modifies the naturalistic course of social anxiety disorder：findings from an ABA design study in routine clinical practices [J]. Psychiatry Clin Neurosci，2013，67（3）：139-147.

[10] Goldin PR，Morrison A，Jazaieri H，et al. Group CBT versus MBSR for social anxiety disorder：A randomized controlled trial [J]. J Consult Clin Psychol，2016，84（5）：427-437.

[11] 杨智辉，王建平. 广泛性焦虑个体的短期团体认知行为干预 [J]. 中国临床心理学杂志，2011，19（5）：694-698.

[12] 徐海婷，李惠，肖泽萍. 广泛性焦虑障碍药物和心理治疗的研究进展 [J]. 临床精神医学杂志，2013（3）：207-209.

[13] Bond AJ，Wingrove J，Valerie CH，et al. Treatment of generalised anxiety disorder with a short course of psychological therapy，combined with buspirone or placebo [J]. J Affect Disord，2002，72（3）：267-271.

[14] 庞天鉴，译. DSM-Ⅳ分类与诊断标准 [M]. 杨森文库，美国精神科学会杨森科学

研究委员会中国分会. 2001.

[15] 汪向东，王希林，马弘. 心理卫生评定量表手册（增订版）[M]. 北京：中国心理卫生杂志社，1999.

[16] 唐宏宇，方贻儒. 精神病学 [M]. 北京：人民卫生出版社，2014.

[17] 吴文源. 临床疗效总评量表（CGI）[J]. 上海精神医学，1984（2）：76-77.

[18] Wetherell JL，Stoddard JA，White KS，et al. Augmenting antidepressant medication with modular CBT for geriatric generalized anxiety disorder：a pilot study [J]. Int J Geriatr Psychiatry，2011，26（8）：869-875.

[19] 吴文源. 焦虑障碍防治指南 [M]. 北京：人民卫生出版社，2010.

[20] Crits-Christoph P，Newman MG，Rickels K，et al. Combined medication and cognitive therapy for generalized anxiety disorder [J]. J Anxiety Disord，2011，25（8）：1087-1094.

[21] Durham RC，Chambers JA，Macdonald RR，et al. Does cognitive-behavioural therapy influence the long-term outcome of generalized anxiety disorder? An 8-14 year follow-up of two clinical trials [J]. Psychol Med，2003，33（3）：499-509.

[22] Ladouceur R，Dugas MJ，Freeston MH，et al. Efficacy of a cognitive-behavioral treatment for generalized anxiety disorder：evaluation in a controlled clinical trial [J]. J Consult Clin Psychol，2000，68（6）：957-964.

[23] Olatunji BO，Cisler JM，Deacon BJ. Efficacy of cognitive behavioral therapy for anxiety disorders：a review of meta-analytic findings [J] Psychiatr Clin North Am，2010，33（3）：557-577.

[24] 韩海英，姚淑敏，李占江，等. 广泛性焦虑障碍认知行为治疗技术专家共识的德尔菲法研究 [J]. 中国心理卫生杂志，2013，27（1）：4-10.

[25] Borkovec TD，Costello E. Efficacy of applied relaxation and cognitive-behavioral therapy in the treatment of generalized anxiety disorder [J]. J Consult Clin Psychol，1993，61（4）：611-619.

[26] Beck JG，Coffey SF. Group Cognitive Behavioral Treatment for PTSD：Treatment of Motor Vehicle Accident Survivors [J]. Cogn Behav Pract，2005，12（3）：267-277.

[27] ID Yalom，李鸣. 团体心理治疗理论与实践 [M]. 北京：中国轻工业出版社，2005.

（黄薛冰）

第二节　焦虑及焦虑障碍相关介绍：认识焦虑

一、焦虑到底是什么？

焦虑是一种情绪，每个人都可能在生命的某些时刻感到焦虑。比如面对重要的考试、人生重大的决策、非常重要的比赛，我们常会有那种紧张不安、恐惧害怕，甚至提心吊胆的体验。其实大部分人都会时不时地处于或多或少的焦虑之中。这是我们这个时代的常态。在这个急速变化、信息爆炸和充斥着巨大压力的时代，焦虑不安是一种常态，宁静放松倒常常是暂时的。

焦虑中包含恐惧害怕的体验，但又与之不同。害怕是对真实或假想的、即将到来的威胁的情绪反应，而焦虑是对未来威胁的期待。害怕经常与"战斗或逃跑"的自主神经警醒、立即危险、逃跑行为有关；而焦虑则经常地与为未来危险做准备的肌肉紧张和警觉、谨慎或回避行为有关。显然，这两种状态有重叠，也有不同。

你可能已经发现，理解焦虑有时是件富有挑战性的事情。为了让治疗师更深入地了解焦虑是什么，我们试着更细致地解释一下。事实上，通过对过度焦虑人群的深入研究，研究者提出，焦虑的准确定义需要包含三个主要部分：指向未来的、灾难性的和基于语言的。

焦虑的第一个重要成分就是指向未来的。换句话说，焦虑的人会一直集中于一些可能发生但是还没有发生的事情。对于这一点，有些人可能会不同意。他可能会争论说，自己担心的事情是正在发生的，而不是将来可能发生的。

我们试着举一个例子。

患者 A 借给朋友 20 万元钱用于周转，没有打欠条。这种事不是第一次发生，但不知怎么的，这一次，她特别担心，总是担心朋友不还钱，每天惴惴不安，甚至影响了睡眠。当治疗师指出她焦虑的事情是指向未来时，她有点儿着急，认为治疗师不理解自己："朋友借钱并且没有打借条是现实存在的，怎么能说是未来的呢？"

让我们来分析一下：A 是在为朋友借钱而担忧焦虑，还是为未来朋友不能还钱而焦虑？因此，就像这个案例展现的那样，当焦虑出现的时候，即使是在某个实际的事件之后出现，造成痛苦的却是我们看到未来可能发生的灾难，但实际上它还没发生。

仅仅关注未来，并没有完全抓住焦虑的精髓。毕竟，当人们期待着一个放松的假期或者与心上人的约会，一个关于未来的积极想法可以让人感到充满希望与激动。这种心跳加速不是焦虑。如果要引起焦虑，关于未来的想法就不可能是充满希望或积极的。它们必然是灾难性的——这是焦虑的下一个主要成分。当一个人焦虑的时候，他认为未来笼罩在消极的光芒下。他的思绪只能集中在最糟糕的结果以及所有关于未来会变得糟糕和可怕的暗示上。

我们再举一个例子。

患者 B，男性，58 岁。半年前因饮食不当，出现了腹痛、腹泻，治疗后好转。2 周后他又感觉肚子不舒服，原因不明，大便不成形。他开始紧张起来，担心自己得了严重的疾病，甚至怀疑自己得了癌症。他到一家权威医院进行了相关检查，所有的医生都告诉他目前没有大问题。但是他还是不放心，总是担心自己得了重病。后来，他到不同的医院做了很多检查，其中有一个血液检查项目值有轻微的升高，虽然医生说这个升高没有什么临床意义，但是 B 更焦虑了，认为这肯定是严重异常，自己很可能就是得了重病……

B 的故事里，肚子不舒服，检查项目轻微异常，这些其实都很常见，大部分人经过医生的解释就不会担心了。但是 B 的想法是明显灾难化的，这就不难理解他持续加重的焦虑了。

最后一个焦虑定义中的主要成分是在无意中发现的。研究者发现，睡眠困难的人有着与焦虑患者类似的大脑活动过度。进一步的研究发现这些大脑活动包含大量的言语，而非图像。于是研究者假设，当人们焦虑的时候，他们的想法大部分是以语言文字形式呈现的。Borkovec 随后的研究证实了这个理论。他的研究提示，焦虑包含大量的基于语言的想法。在正常的放松状态，我们的思考是同时包含文字及图片的。然而，焦虑总是从可怕的画面开始，随后大量文字会快速进入并占据你的思考空间，这时脑内的画面会被阻挡，最终焦虑者的想法变成只剩下预告悲惨未来的单轨道独白。文字多而图像少，也表明在焦虑状态下，左脑过度活跃，右脑参与不足。（在后面的治疗方案中，大家会看到，有右脑激活的特定环节。）

二、哪些表现是焦虑？

焦虑的表现多种多样，包括多种心理、躯体症状。举例来说，焦虑的表现包括但不限于：

1．唤起　过分警觉，精神紧张不安，惊跳反应增强。

2．情绪症状　恐惧，忧虑。

3．思维症状　非现实性地评估自身或他人所遇危险，认为个人无法应对所面临的应激。

4．行为表现　目的行为受限，运动性不安（无目的小动作），回避可能增强不安全感的处境。

5．躯体症状

（1）过度换气：昏厥，感觉异常，手足搐搦。

（2）肌紧张：疲劳，疼痛，僵硬，颤抖。

（3）自主神经系统活动增强：心动过速，脸发红、发白，口干，腹泻，出汗，尿频。

（4）其他躯体症状：胸骨压榨感等。

6．其他相关症状　人格解体，继发情绪低落等。

过度担心是焦虑症状的核心，表现为经常为未来可能发生的、难以预料的危险或不幸担心，可以出现害怕性期待（fearful anticipation）、易激惹、对噪声敏感、坐立不安、注意力下降、担心等。如果患者不能明确意识到他担心的对象或内容，而只是感到一种提心吊胆、惶恐不安的强烈内心体验，则称为自由浮动性焦虑（free-floating anxiety）。通常情况下，患者担心的可能是某一两个非现实的威胁，或生活中可能发生于他自身或亲友的不幸事件，例如担心子女出门发生车祸等。这类焦虑和烦恼的程度与现实很不相称，称为担心的等待（apprehensive expectation），是广泛焦虑的核心症状。这类患者常有恐慌的预感，终日坐卧不宁，忧心忡忡，心烦意乱，仿佛不幸即将降临在自己或亲人的头上。甚至注意力难以集中，对其日常生活中的事物失去兴趣，以致学习和工作受到严重影响。睡眠障碍也是焦虑的常见特点，典型表现为入睡困难，夜间间断醒来和清晨 4 时左右的早醒等。患者常多梦，且梦境带有威胁性质，常为灾难性主题。

三、正常焦虑与病理性焦虑

通常，焦虑有两种形式，即正常焦虑和病理性焦虑。作为一种精神心理现象，两者之间不只是焦虑程度的区别。相比于正常焦虑，病理性焦虑是一种异常状态。

1．正常焦虑　并不是所有的焦虑都是坏的。事实上，在生活中，焦虑常是一个重要的工具。人类进化过程中，我们为下一顿食物焦虑，于是采取行动来获得更多食物，这使得我们存活下来，并获得了更多发展的可能性。那些没有焦虑的个体更可能饿死。同时，焦虑可以帮助我们解决问题，处理生活中的威胁。比如，如果一个人为自己的健康焦虑，就可能为此作出积极的改变，例如戒烟或者经常运动。简言之，正常焦虑集中在现实的问题上，并且会产生清晰、具体的步骤来解决问题。

2．病理性焦虑　2 个重要的成分让焦虑成为病理性的。

第一，这种焦虑没有产生明确的行动。焦虑情绪的最大解药是采取有效的行动。正常焦虑本是人类身体内置的应对危险的机制，帮助你在面对威胁时可以做点什么。然而，病理性焦虑却会阻止人采取有效的行动，使人在精神上瘫痪。相对于采取具体的步骤去解决现实问题，它让人深陷在病理性焦虑情绪的沼泽中，不能动弹。

第二，关注极小概率发生的事情，比如坠机。生活是危险的，我们每天都面对很多危险。然而过分地将注意力集中在未来可能出现的威胁上，会无谓地耗费大量的时间和精力。更糟糕的是，有可能会因为焦虑而作出降低生活质量的决定。比如，你可能会因为害怕坠机而取消你的航程。很显然，飞机有可能会坠机，然而，数据显示这个概率非常小，是发生可能性极小的灾难。病理性焦虑会让人因为焦虑而错过航班的便捷。相比而言，正常焦虑则激励人们在生活中作出积极的改变。

除了上面提到的区别，也有研究者从自主性、强度、持续时间和行为表现这四个方面的不同表现来区分正常焦虑和病理性焦虑。

自主性是指正常焦虑相对可控，而病理性焦虑患者即使只是感受到轻微的环境刺激，也会产生较强的焦虑情绪，自主性差。强度是指痛苦的程度。正常焦虑亦会产生不适感，但程度较轻；而病理性焦虑会产生痛苦超过患者承受能力的痛苦，症状甚至会严重到需要医生的帮助。在临床上，痛苦体验的持续时间也有助于识别病理性焦虑，当焦虑症状不是短暂性的、可适应的，而是持续性存在时，往往需要进行评估和治疗。最后，病理性焦虑往往伴有多种行为表现，比如回避、反复求医等。当焦虑情绪引起的行为影响到正常功能，或者出现逃避行为时，往往提示这种焦虑是病理性的。

四、焦虑障碍的流行病学和临床表现

（一）焦虑障碍的流行病学

焦虑障碍，又称焦虑症或焦虑性疾病，是一组以焦虑为主要临床相的精神障碍。焦虑障碍患病率高，疾病负担重，属于最常见的精神障碍之一。全球范围内，焦虑障碍的终生患病率为 5% ～ 25%，12 个月患病率为 3.3% ～ 20.4%。

焦虑障碍发病年龄通常较早，80% ～ 90% 在 35 岁以前发病，其发病高峰年龄是 10 ～ 25 岁，但不同焦虑障碍亚型的发病年龄不同。其中特定恐怖症与社交恐怖症通常发病于童年期或青春期早期，发病年龄一般不超过 20 岁。广泛性焦虑障碍、惊恐障碍、场所恐怖症多发病于青春期后期和成年早期，平均首发年龄在 25 ～ 30 岁。

焦虑障碍共病率很高，全美共病调查结果显示，3/4 的焦虑障碍患者在一生中至少会共病一种其他精神障碍，43.7% 的广泛性焦虑障碍患者伴有抑郁发作。

焦虑障碍可以导致患者在健康社会关系、职业、家庭生活等多维度中受损，生存质量下降，是导致焦虑障碍高复发的一个危险因素。焦虑障碍具有症状重、病程慢性化、社会功能损害较重、需要更多的医疗服务等特点，是医疗资源的沉重负担。

（二）焦虑障碍的类型

按照临床表现和发病特点，焦虑障碍主要可以分为：恐怖性焦虑障碍（社交恐怖症、场所恐怖症和特定恐怖症等）、急性焦虑障碍（又称惊恐障碍）、广泛性焦虑障碍（慢性焦虑障碍）、强迫障碍和创伤后应激障碍。

1. 广泛性焦虑障碍（generalized anxiety disorder，GAD）　这是本书主要关注的一种焦虑障碍，以慢性及波动不稳的过度担忧为特征。

（1）流行病学：广泛性焦虑障碍的年患病率为 1% ～ 4%，终生患病率约 6%，女性患病率明显高于男性，为其 2 ～ 3 倍。发病年龄变异性较大，有些个体于童年、青少年期发病，前者约 3%，后者约 10.8%；另一个发病高峰为老年期，往往发生于慢性躯体疾病的背景之下。很多危险因素与 GAD 发病有关，包括家族史、压力增加和躯体或精神创伤史等。研究发现吸烟与焦虑症相关，吸烟青少年发生广泛性焦虑障碍的危险是不吸烟者的 5 ～ 6 倍。另外，神经质和社交不适特质的人易患尼古丁依赖和广泛性焦虑障碍。内科疾病也常与广泛性焦虑障碍相关，如 14% 的糖尿病患者会发生广泛性焦虑障碍。

（2）临床表现：患者的焦虑是泛化的、持续的，不局限于某种特定的外部环境。患者存在经常的、全面的、无明确对象的紧张不安及过度担心，这被认为是 GAD 的临床表现特征。这是一种持续性的时强时弱的痛苦的觉醒状态，类似人的"戒备状态"。与一般人仅偶尔进入"戒备状态"不同，GAD 患者常常持续处于这种状态。这

种焦虑的状态常与周围任何特定的情境没有关系，是由过度担忧引起的。

患者常常对现实生活中的某些问题过分担心或烦恼，如担心自己或家人患病或发生意外，担心经济状况，过分担心工作或社会能力等。这种担心或烦恼与现实很不相称，使患者感到难以忍受，但又无法摆脱。患者常常眉头紧锁，姿势紧张，坐立不安，还常伴有头晕、胸闷、心慌、呼吸急促、口干、胃部疼痛、尿频、尿急、手脚心出汗、颤抖等躯体方面的症状。这种焦虑一般会持续数月，常常迁延成为慢性。GAD的发生常和生活应激事件相关，特别是有威胁性的事件如人际关系问题、躯体疾病以及工作问题等。

如果要确定广泛性焦虑障碍的诊断（表1-1-1），要求患病时间持续6个月以上。实际上，GAD患者常常终生患病，因此也有学者认为该病具有人格属性。早期研究结果表明，那些因为与压力相关的躯体症状（比如应激性的肠易激综合征、慢性头痛）前来寻求治疗的人中，存在的最普遍的心理障碍是广泛性焦虑障碍。

诊断广泛性焦虑障碍前，首先，应排除甲状腺功能亢进、高血压、冠心病等躯体疾病。比如甲状腺功能亢进可导致易激惹、坐立不安、震颤及心动过速，嗜铬细胞瘤和低血糖可导致发作性焦虑。其次，需排除成瘾药物戒断反应所引起的继发性焦虑，比如精神活性物质、酒精的撤药反应或者咖啡因的滥用均可导致焦虑，如果患者隐瞒病史，常会导致误诊。如果患者报告晨起时焦虑特别严重，则需考虑是否有酒精依赖的可能。

与其他焦虑障碍患者一样，广泛性焦虑障碍患者也常常因躯体症状而到综合医院就诊。然而，患者很少报告担忧症状。非精神卫生机构中患者的主要表现是躯体症状，如头痛或消化道不适。患有广泛性焦虑障碍的儿童往往表现为复发性腹痛及其他可能导致他们远离学校的躯体症状。

表1-1-1 DSM-5 GAD诊断标准

针对多种事件的过度焦虑及担忧，发生于超过一半的时间，持续至少6个月
难以控制担忧
焦虑及担心与下列6种症状中的至少3种（儿童只需1种）相关： 不安或紧张，急切，易疲劳，难以集中注意力，易怒，肌肉紧张，睡眠紊乱
焦虑、担心或相关躯体症状造成了具有临床意义的显著痛苦，或重要功能领域的障碍
上述状况并非生理因素或躯体状况所致
上述状况并不能被另一种精神疾病所更好地解释

2. 惊恐障碍（panic disorder，PD） 惊恐障碍的基本特点是反复出现严重的焦虑发作，这种发作不限于某种特殊的处境，因此，很大程度上发作是不可预料的。有趣的是，惊恐体验的原型源于古希腊神话：传说有一位叫Pan的天神，喜欢睡在路边岩穴里，如果路人经过时惊醒了他，他就会发出震耳欲聋的尖叫声，许多路人被他骇人的声音吓死。于是，这种突如其来的恐怖与惊吓就被称为惊恐（panic）。

（1）流行病学：惊恐障碍与广泛性焦虑障碍经常同时出现在一位患者身上。25%的广泛性焦虑障碍患者同时以惊恐障碍作为第二诊断，73%的广泛性焦虑障碍患者就诊前1年曾体验过惊恐发作，而惊恐障碍的患者发作前常有一段时间处于广泛性焦虑障碍状态。通常，我们将广泛性焦虑障碍视为持续的慢性的焦虑，而惊恐障碍是发作性的严重焦虑。

（2）临床表现：惊恐发作常以突如其来的恐惧和担心开始，发作前没有明显的迹象，也无明确的诱因。患者在看书、散步等日常活动时，可能会突然出现强烈的、难以忍受的紧张，伴有濒死感、失控感，同时有胸闷、心慌、呼吸困难、喉头堵塞、出汗、全身发抖等身体表现，一般持续几分钟至半小时，此后逐渐缓解，但发作后仍可有数小时感到紧张、衰弱。患者发作时会有濒死感，认为自己即将死去，担心心脏病或脑卒中发作，或害怕自己会发疯。

这种焦虑障碍的基本特征是焦虑症状的突然发作、反复发作，且发作时症状严重；焦虑症状不局限于任何特定的情境或某一类环境，具有不可预测性。症状因人而异，常见的有突然发生的心悸、胸痛、哽咽感、头昏、非真实感（人格解体或现实解体）等。处于惊恐发作中的患者常体验到害怕和自主神经症状的不断加重，致使患者十分急切地离开其所在的场所。如果这种情况在特定的情境中发生，如在公共汽车上或置身于人群中，患者以后可能会回避这些情境。同样，频繁的、不可预测的惊恐发作可导致害怕独处或害怕进入公共场所。一次惊恐发作常继之以持续性地害怕症状再次发作。

患者发作时非常痛苦，常有濒死感，因此常常会打120到医院抢救。但很多患者一到医院就好了，或者在医院完善各种检查，检查没有发现异常，症状也就好了。部分严重的患者一个月发作四五次，每次都要去医院急诊，但都没有发现身体的异常，有些患者甚至因此接受了心脏造影等有创检查，平添了不少痛苦。

3. 恐怖症（phobia）　患有恐怖症的患者对外界某些处境、物体，或与人交往时，会产生异乎寻常的恐惧与紧张不安，可导致脸红、气促、出汗、心悸、血压变化、恶心，甚至昏厥等症状，因而出现回避反应。患者明知这种恐惧和回避没有必要，但无法控制恐惧发作和回避反应，以致影响正常生活。根据恐怖对象的不同，恐怖症又可分为：

（1）场所恐怖症：场所恐惧症患者害怕的对象为某些特定的环境，比如广场、黑暗场所、拥挤的场所、交通工具（如拥挤的船舱、火车车厢）等。其关键临床特征之一是过分担心处于上述情境时没有即刻能用的出口。

（2）社交恐怖症：害怕对象主要为社交场合（如在公共场合进食或说话、聚会、开会，或怕自己做出一些难堪的行为等）和人际接触（如在公共场合与人接触、怕与他人目光对视，或怕在与人群相对时被人审视等）。除社交恐怖症外，多数恐怖障碍在女性比男性多见。

（3）特定恐怖症：指对某一种具体的物体、动物有一种不合理的恐惧，常常起始于童年。回避行为和暴露于恐怖刺激下产生的不适造成严重功能损害。害怕对象是特定物体或情境，如动物（如昆虫、鼠、蛇等）、高处、黑暗、雷电、鲜血、外伤、打针、手术或尖锐锋利物品等。

4．强迫障碍（obsessive compulsive disorder，OCD）　虽然在 2018 年 6 月发布的《国际疾病分类》（ICD-11）及 2013 年发布的美国《精神障碍诊断与统计手册》DSM-5 中，均将强迫障碍单独列为与焦虑障碍平行的独立诊断，但在传统上，人们常认为强迫障碍是"一种特殊的焦虑障碍"。因此，本书仍在此章对强迫障碍做简单介绍。

强迫障碍的主要特征是患者存在强迫思维或强迫行为。强迫思维是反复的和持续的想法、冲动、表象，被患者感受为侵入性的、不必要的；强迫行为是重复的行为或精神活动，通常是患者为了减少强迫观念引起的焦虑而采取的各种抵抗性行为。强迫障碍的特点是有意识的自我强迫和反强迫并存，二者强烈冲突使患者感到焦虑和痛苦。

5．创伤后应激障碍（posttraumatic stress disorder，PTSD）　创伤后应激障碍是指个体在经历强烈的精神创伤性事件后出现的一种严重精神疾病。PTSD 在普通人群中终生患病率高达 4% 左右，其中 1/3 以上终生不愈；1/2 以上共病有物质滥用、抑郁、焦虑性障碍；自杀率是普通人群的 6 倍。美国创伤后应激障碍人群总体患病率为 1% ～ 14%，平均为 8%，女性约为男性的 2 倍。症状平均持续时间，女性 4 年，男性 1 年。有研究表明，交通事故后，无论受伤与否，25% 的儿童会患创伤后应激障碍，缺乏父母关爱的青少年更易罹患。

其中，创伤性事件又称为应激源，是 PTSD 发生的必备因素，即无论个体具有何种程度的易感性，如果没有应激源，PTSD 就不会发生。创伤性事件包括自然灾害，各种公共突发事件，各种意外事故如矿难、交通事故、火灾，被强奸或被暴力侵袭，突然被剥夺自由或者亲人的突然丧失等。PTSD 的核心症状包括闪回、情感麻木和疏离、高度警觉和持续唤醒。

五、焦虑障碍的治疗：一般治疗原则

焦虑障碍的治疗策略包括药物治疗、心理治疗以及其他治疗。

药物治疗开始之前，首先要明确诊断，根据焦虑障碍的不同亚型和临床特点，选择用药。要考虑到患者可能合并躯体疾病药物的相互作用、药物耐受性、有无并发症等情况，因人而异地给予个性化的合理用药。应尽可能单一用药，足量足疗程治疗。病情需要时，可联用两种作用机制不同的抗焦虑药物，一般不主张联用两种以上的抗焦虑药。治疗期间应该密切观察病情变化和不良反应。

适用于焦虑障碍的心理治疗方法有许多，但临床上，应用最广、使用较简便实用和公认有效的，仍然是认知行为治疗（CBT）。研究发现，认知行为治疗同安慰剂药物和其他心理治疗相比，对于各类焦虑障碍都是一种有效的心理治疗方法。有研究认为，随着时间的推移，CBT 可能会获得维持性受益，相比药物治疗等，CBT 维持治疗的疗效可能较佳。

关于药物治疗与心理治疗的关系，某些心理学专家认为，如果暴露治疗中的焦虑反应被药物直接抑制，药物治疗可能会抑制 CBT 的疗效。为进一步阐述药物治疗和 CBT 之间的相互关系，有研究者进行了一项有关 CBT 和药物治疗惊恐障碍、广泛

性焦虑障碍和社交焦虑障碍的直接对照研究的 meta 分析，结果显示 CBT 联合药物治疗惊恐障碍的疗效优于任一单一治疗；然而，由于广泛性焦虑障碍和社交焦虑障碍的直接对照研究数量较少，因此尚不能得出可靠的结论。

焦虑障碍常为慢性病程，无论是药物治疗还是心理治疗，只要有充分的监控和足够的疗程，就能改善患者的转归。

另外，运动治疗可能对焦虑障碍有效。

六、广泛性焦虑障碍的治疗

广泛性焦虑障碍（GAD）的治疗是本书介绍的重点。调查显示，约 72% 的 GAD 患者首诊于内科医师，只有不足 1/3 的 GAD 患者接受了较规范的治疗。下面就来介绍怎样规范地治疗 GAD。

第一步：评估

规范的治疗，评估永远是重要的第一步！

面对"你过度担忧小事吗？"这一问题，GAD 患者一般会给出肯定的回答。针对表现出失眠、抑郁情绪、慢性胃肠道症状、慢性疼痛症状，还有存在原因不明的复发性健康问题的患者，可以询问这一问题。

GAD 的 7 条目问卷（GAD-7）（表 1-1-2）是一种简短的问卷，患者只需数分钟就能完成。此类问卷可用于筛查焦虑障碍。GAD-7 量表的得分范围为 0 ～ 21 分，总分 5 ～ 9 分提示轻度、可能在临床水平以下的焦虑，建议加强监测；总分 10 ～ 14 提示中度、可能具有临床意义的焦虑，需进一步评估及治疗（如有需要）；总分 15 ～ 21 分提示严重焦虑，很可能需要治疗。

表1-1-2　GAD 7条目问卷

在过去的 2 周内，你被以下问题所困扰的频率为（用√来表示你的答案）	完全没有	几天	超过一半	几乎全部
1. 感到紧张、焦虑或不安	0	1	2	3
2. 无法停止或控制担忧	0	1	2	3
3. 过于担心各种事情	0	1	2	3
4. 无法放松下来	0	1	2	3
5. 焦虑不安以至于无法安静地坐着	0	1	2	3
6. 容易生气或易激惹	0	1	2	3
7. 感到害怕，好像会发生可怕的事情	0	1	2	3

第二步：调整生活方式

在患者启动药物或心理治疗前，应给予患者调整生活方式的建议。临床经验及随机对照研究显示，尽管效应值为轻度，但运动对焦虑的确具有疗效。鉴于失眠是 GAD 的一个突出症状，应鼓励患者形成积极的睡眠卫生行为，如维持作息规律，夜间避免吸烟或使用尼古丁，避免在就寝时饮酒，避免长时间使用发光设备，如智能手机、笔记本电脑及电视。

第三步：药物治疗

广泛性焦虑障碍的一线药物包括 5- 羟色胺再摄取抑制剂（SSRI）、5- 羟色胺去甲肾上腺素再摄取抑制剂（SNRI）、苯二氮䓬类、丁螺环酮。二线药物有三环类抗抑郁药（TCA）、去甲肾上腺素能和特异性 5- 羟色胺能药物（NaSSA）以及 5- 羟色胺受体阻滞和再摄取抑制剂（SARI），加巴喷丁、普瑞巴林等。辅助治疗药物为非典型抗精神病药物或安眠药（治疗失眠）。

第一类：抗抑郁药物

目前研究认为焦虑障碍是患者脑内神经递质（5-HT）紊乱所致，由于抗抑郁药可以改善脑内 5-HT 的失衡，从而治疗焦虑。临床研究也证明了抗抑郁药物在控制焦虑症状和预防复发等方面的疗效和安全性；特别是长期治疗时没有依赖性，这是抗抑郁药与苯二氮䓬类抗焦虑药相比的重要优势。打个比方，焦虑情绪好比一锅沸腾的水，想使水温降下来，可以往里面倒冷水（使用苯二氮䓬类药物），也可以关掉火（使用抗抑郁药物）。

抗抑郁药的优点：①抗焦虑效果好，根本上改善焦虑；②无成瘾性，适合长期服用。缺点：①见效慢，一般 1 ~ 2 周起效；②价格比苯二氮䓬类药物贵。

常用药物：SSRI 类，如帕罗西汀、艾司西酞普兰、西酞普兰、氟西汀、舍曲林、氟伏沙明（一线药物）。SNRI 类，如文拉法辛、度洛西汀（一线药物）。NaSSA 类，如米氮平（对一些患者效果较好）。TCA 类（三环类），如氯米帕明、阿米替林、多塞平等，效果好、价格便宜，但副作用偏大，目前退居二线。

第二类：苯二氮䓬类药物（又称为安定类药物）

（1）优点：①抗焦虑效果好；②起效快（快者 30 分钟内）；③价格便宜。

（2）缺点：①有可能产生依赖性，故一般临时或急性期使用，不适合长期大量使用。②停药会产生戒断反应，故停药宜缓。突然停药，可能会产生极为不适的停药反应。

（3）常用药物：地西泮（安定）、氯硝西泮（氯硝安定）、艾司唑仑（舒乐安定）、阿普唑仑（佳乐定）、劳拉西泮（罗拉）、奥沙西泮（优菲）等。

第三类：其他药物

（1）β 受体阻滞剂：美托洛尔（倍他乐克）、普萘洛尔（心得安），可有效减轻躯体性焦虑症状，一般不单独使用。

（2）5-HT$_{1A}$ 受体激动剂：丁螺环酮、坦度螺酮，效果确定，无依赖性，缺点是见效慢，2 ~ 3 周见效，为二线用药。

（3）抗精神病药物：主要起到辅助增效作用，一般和一线抗抑郁药物合并使用。

（4）中草药：某些中草药物经研究证明治疗轻中度焦虑有效。

第四步：心理治疗

有随机对照研究评估了众多 GAD 的心理治疗技术，包括认知行为疗法、心理动力学疗法（解决潜在冲突）、正念疗法（包括接纳与承诺疗法，鼓励关注当前及超越症状和疾病的核心价值观），并应用放松疗法（教导达到放松状态）。这些治疗形式中，认知行为疗法治疗 GAD 的证据最强，可作为一线治疗方案。

认知行为疗法框架认为，GAD 患者高估了自己所处环境的危险程度，难以处理不确定性，低估了自己应对困难的能力。针对 GAD 的认知行为治疗方法包括认知重构，帮助患者了解到他们的担忧可能适得其反；暴露疗法，使患者认识到他们的担心及回避行为具有可塑性。

认知行为治疗的实施包括每周一次的个体治疗，每次 60 分钟，共 12 ~ 16 次；每周一次，共 8 ~ 12 次的团体治疗；初级医疗机构的计算机辅助治疗（几乎没有治疗师的协助）；针对农村地区患者的电话治疗。这些方法已被证明有效。

认知行为治疗教授患者管理焦虑的技巧，与药物治疗患者停药后即不再起效相比，该疗法作用更加持久。但心理治疗的可得性通常较药物治疗差，有时还存在治疗费用问题，选择治疗方法前，应评估患者对治疗的偏好。对于一些患者，基于互联网的认知行为治疗可能是理想的治疗起点。

心理治疗能够提高治疗依从性。对于那些不宜药物治疗的患者，例如哺乳和妊娠妇女及药物反应强烈而不能耐受的患者，心理治疗可以发挥良好作用。

第五步：药物治疗联合心理治疗

针对单用心理治疗或药物治疗无应答或部分应答的患者，实践指南均推荐药物治疗联合心理治疗。证据显示，针对儿童、青少年及中老年患者，认知行为治疗联合药物治疗疗效最佳，尽管大多数专家仍然建议初始采用 CBT，循序辅以药物治疗。

参考文献

[1] Theodore A. Stern，Gregory L. Fricchione. 麻省总医院精神病学手册 [M]. 6 版. 许毅，译. 北京：人民卫生出版社，2017：137-138.

[2] Gyoerkoe KL，Wiegartz PS. 10 Simple Solutions to Worry：How to Calm Your Mind，Relax Your Body and Reclaim Your Life [M]. New Harbirger Publications，2006.

[3] 沈渔邨. 精神病学. 5 版 [M]. 北京：人民卫生出版社，1980：599-602.

[4] 陆林. 沈渔邨精神病学. 6 版 [M]. 北京：人民卫生出版社，2018：430-433.

[5] 美国精神医学学会. 精神障碍诊断与统计手册（第 5 版）. 张道龙，译. 北京：北京大学医学出版社，2016：181-225.

[6] Stein MB，Sareen J. Generalized Anxitey Disorder [J]. New England Journal of Medicine，2015，373：2059-68.

[7] Bandelow B，Seidler-Brandler U，Becker A，et al. Meta-analysis of randomized controlled comparisons of psychopharmacological and psychological treatments for anxiety disorders [J]. World Journal of Biological Psychiatry，2007，8（3）：175-87.

第三节 认知行为治疗介绍

一、什么是认知行为治疗？

认知行为治疗（cognitive-behavioral therapy，CBT）是一大类包括了认知治疗和行为治疗的心理治疗方法的总称，是通过改变个人非适应性的思维和行为模式来减少失调情绪和行为、改善心理问题的一系列心理治疗方法的总和。由于循证证据充分，目前认知行为疗法已经成为世界上最流行、被使用最多的心理治疗方法。

认知行为疗法是短程疗法，有特定目标，着眼当前的问题而非过去的环境。这种疗法注重当前使症状和异常行为得以持续的因素，而不关注原始的起因。举例来说，治疗恐怖性焦虑障碍时，认知行为疗法主要针对患者对焦虑情境的回避倾向来进行，认为是回避使得焦虑症状能够持续，如果没有回避，这些症状可能会随时间推移而减轻。同样地，治疗广泛性焦虑障碍时，认知行为疗法主要着眼于调整患者"对焦虑的焦虑"，也就是"对焦虑症状的后果感到焦虑"，因为认知行为疗法认为"对焦虑的焦虑"使得焦虑症状持续存在，否则症状可以自然消退。

认知行为疗法是建立在各种心理学实验基础上的，早期的实验多为动物行为实验，后来则转为直接研究人类行为。动物实验一般设计更为严密，但与实际临床情况相距甚远，人类试验直接观察人类行为或认知方法对感觉思维等方面的影响，基于伦理考虑等原因，设计上常不如动物实验严密，但更加贴近临床实际。

认知行为疗法作为一类心理治疗方法的总和，包括多种针对不同疾病的具体疗法。这些疗法多数是根据特定的精神心理疾病的症状行为特点设计的，比如针对广泛性焦虑障碍的认知行为疗法、针对抑郁症的认知行为疗法等。另外，认知行为疗法技术已经得到临床试验的验证，而临床试验的结果也进一步帮助改良认知行为疗法，确定对某种具体的治疗反应更敏感的患者。以上两点，是认知行为疗法区别于其他各类心理治疗的重要特点。

认知行为疗法还特别注重提高患者的自助能力。比如在贝克认知治疗中，治疗师会与患者一起确定其适应不良的认知方式，寻找改变这些不良认知方式的方法；而在针对恐怖性焦虑障碍和强迫障碍的治疗中，也均鼓励患者积极参与，制订适宜的行为任务，并努力付诸实施。市场上大多数的患者自助书籍，通常都是以认知行为疗法为基础编著的。

二、认知行为疗法的发展史

认知行为治疗主要由认知治疗、行为治疗两种方法构成。其中行为治疗在 20 世纪初首先被开发出来，称为认知行为疗法的第一浪潮。20 世纪后期，结合认知治方法，形成经典的认知行为治疗方法，称为认知行为疗法的第二浪潮。近年，出现以正念认知治疗（MBCT）、接纳与承诺（ACT）为代表的认知行为治疗第三浪潮。治疗的重点不再只局限于减少情绪症状，而是将治疗目标扩大到改善生活质量，寻找生活意义，在经典认知行为治疗方法中纳入元认知、接纳、正念、个体价值等概念。

下面分别简述行为治疗和认知治疗的历史演变。

（一）行为治疗的历史演变

行为治疗有两条发展路径。

第一条发展路径始于 20 世纪初临床学家的观察，他们发现神经症患者面临恐惧时的症状可以通过一些练习得到改善。珍妮特（1925）曾将这种方法用于场所恐怖症患者，这种方法在 20 世纪二三十年代曾得到一些支持，但并未获得广泛承认，可能的原因是它起源于临床经验，缺乏当时广为人知的精神分析疗法所具有的那种富有吸引力的理论证明。

行为治疗的第二条发展路径源于一些心理学家尝试将在动物学习行为研究中建立的某些原则应用于临床工作。这一工作始于 20 世纪 20 年代，当时证明儿童的惧怕心理有时可通过条件反射法加以改正（该研究后因伦理问题饱受争议），到了 20 世纪三四十年代，开始以厌恶疗法治疗酒精中毒，这在当时的应用十分普遍。20 世纪 50 年代迎来了行为治疗的时代，行为治疗被认为是认知行为疗法的第一浪潮。

（二）认知治疗的历史演变

认知治疗主要从 A. T. Beck 对焦虑抑郁患者的研究发展而来。

在 20 世纪 60 年代，A. T. Beck 和 Albert Ellis 分别单独工作，创造了认知治疗。在此之前，精神分析流派认为焦虑抑郁问题是由无意识的冲突造成的。认知治疗则认为，压力的来源不是无意识的，是你的想法决定了你的情绪。随着 Beck 进一步发展他的理论，他发现那些遭受情绪压力的人往往存在一些扭曲的思维。比如，在拥挤的聚会上感到焦虑的女性可能会认为每个人都在评判她、批评她，尽管她没有实际的证据。她可能会将一些正面的线索，比如他人的微笑，误认为是别人在嘲笑她的证据，于是，她感到焦虑、紧张，从而远离人群。然而，正如你从这个例子中看到的，真正让她感到焦虑的并不是聚会，而是她认为他人嘲笑她的负性思维。根据这个情绪压力的新理论，Beck 尝试在临床实践中测试这些新观点，他发现通过改正患者负性、扭曲的想法，用更为理性和现实的想法替代这些想法，可以显著地改善人们的情绪。1977 年，Beck 在《认知治疗与研究》创刊号发表了《抑郁症患者认知治疗与药物治疗的疗效比较》，证实了认知疗法的有效性。之后，许多科研人员研究了这种疗法针对多种精神问题的有效性，他们进一步证实了 Beck 的理论。

认知治疗通过运用各种技术，校正功能失调性信念以及错误的信息加工过程，改善患者的情绪症状。将认知疗法与行为疗法相结合，就形成了目前应用最多的经典认知行为治疗方法，被认为是认知行为疗法的第二浪潮。

三、什么是行为治疗？

行为治疗（behavioral therapy），也称行为疗法，是以行为学习理论为指导，按一定的治疗程序来消除或纠正人的异常或不良行为的一种心理治疗方法。

虽然行为疗法包括不同的理论，但都是以"刺激 - 反应"的学习过程来解释行为的。行为疗法主要治疗的是所谓的变态行为。行为疗法认为，这些变态行为和所谓正常行为一样都是后天习得的，两者的区别仅仅在于变态行为是社会适应不良的。因此，行为疗法的总原则是，如果所有的行为都遵循学习规律，那么变态行为也应属于习得性行为，可以习得，也就可以消除。

下面简述几种重要的行为治疗理论和技术。

（一）行为治疗的基本理论

1. 经典条件反射（classical conditioned reflex） 巴甫洛夫（1849—1936）在研究狗的消化过程时发现，铃声这个与食物无关的刺激可以通过强化而逐渐成为食物的信号引起唾液分泌，关联形成后，单独的铃声也能引起唾液的分泌。这种无关刺激转换为具有某种信号属性的刺激的过程，被认为可能也是新行为模式的形成过程。研究发现，条件反射一旦形成，又能像无条件反射一样，引起第二级条件反射。例如，在狗已经形成听到铃声便分泌唾液的条件反射之后，在铃声响起的同时给它看彩色气球，可以习得只看到彩色气球也分泌唾液的第二级条件反射。巴甫洛夫还研究了条件反射的泛化、辨别和消退作用，并用上述实验结果来解释行为的建立、改变和消退。

2. 学习理论（learning theory of behaviorlism） 心理学家华生（JB Watson）及其同事的研究，进一步说明了人的行为都是通过"学习"而获得的（华生的研究因伦理问题受到广泛批评，该研究不符合目前的实验伦理规范，已不可能再发生）。华生与他的同事于 1920 年发表了他们的临床试验，他们让 9 个月大的男孩（Little Albert）与 1 只白老鼠接近，每当男孩看到白老鼠时，试验者就制造不悦的噪声（如猛击铁棒），几次之后，每当看到白老鼠，男孩就会哭闹，出现紊乱的表现。之后的试验观察到男孩不但怕老鼠，而且还将恐惧泛化到其他白色有毛的动物身上。对本来他不怕的对象，如兔子、狗、有毛的玩具，甚至棉花也发生了恐惧反应。可以说这是经过试验人为制造的"恐怖症"，也证实了"惧怕"的行为可经过"学习"而产生。

1924 年，临床心理学家琼斯（Mary Cover Jones）运用学习理论治疗了一位惧怕白兔的小孩。琼斯让这个患有恐怖症的 3 岁小孩跟其他的孩子一起玩耍，制造让他安心的环境，之后一面给他喜欢吃的食物，一面按程度由远而近地让他与白兔逐渐接近。如此逐步把"白兔恐惧症"治好。这个案例可说是行为治疗的始例，也是采用脱敏的原则与技术治愈恐惧症的例子。

3. 操作性条件反射（operative conditioned reflex） 操作条件作用是由美国新行为主义的主要代表斯金纳（Skinner BF，1904—1990）提出的，但有关这一原理的最早论证则是由桑代克（Thorndike EL，1874—1949）于 1911 年完成的。桑代克将一只饥饿的猫关入迷笼中，笼外放一条鱼，猫想吃到鱼就必须一气完成三个分离的动作，首先要提起两个门闩，然后是按压一块带有铰链的台板，最后是把横于门口的板条拨至垂直的位置。经观察，第一次被放入迷笼时，猫会拼命挣扎，试图逃出迷笼。终于，它偶然碰到踏板，逃出笼外，吃到了食物。多次实验后，猫的无效动作会越来越少，最后一进入迷笼就会以正确的方式去触及机关打开门。桑代克把猫在迷笼中不断地尝试、不断地排除错误最终学会开门出来取食的过程称为尝试错误学习，并提出了学习的"尝试 - 错误"理论。桑代克在实验的基础上，提出了三条学习定律：准备律（law of readiness）、练习律（law of exercise）、效果律（law of effect）。

心理学家斯金纳（Skinner BF，1904—1990）进行了著名的操作性条件反射实验。他把一只饥饿的小白鼠放入一个安装有杠杆装置和实物盘的箱（后人命名为斯金纳箱）中，小白鼠在寻找食物时偶然碰到了杠杆从而获得了食物，这种偶然重复几次，小白鼠就会开始主动按下杠杆，也就是说它学会了按压杠杆获得食物的行为。食物是对按压杠杆的奖励，因此也可以称为"鼓励性学习"。根据同一原理，斯金纳还设计了"惩罚性学习"的实验。在这个实验中，小白鼠为了避免电击而学会了按压杠杆。操作性条件反射的实验有力地说明，行为的后果直接影响该行为的增多或减少。后果是奖励性的，行为发生的频率就会增加，这称为正性强化；后果是惩罚性的，行为的发生频率就会减少，而避免惩罚的行为发生频度又会增加，这称为负性强化。根据这一原理，可使行为朝着预期的方向改变，逐渐建立原来没有的行为模式，即所谓行为塑造（behavior shaping）。

（二）行为疗法治疗技术

1. 系统脱敏疗法　系统脱敏疗法（systematic desensitization）属于暴露疗法的一种，即缓慢暴露法，又称交互抑制法。于 20 世纪 50 年代由精神病学家沃尔普所创，是行为疗法中最早被系统应用的方法之一。最初，沃尔普是在动物实验中应用此法的，他布置了一种特殊的紧张情境，造成动物行为的异常和生理功能的紊乱，然后又用行为治疗技术使动物恢复了正常。通过这个实验，沃尔普联想到人类神经症的一些症状，比如对某些具体事物、情境的恐怖症，也可以通过类似的方法予以消除。

他将条件反射的方法与逐步肌肉放松技术相结合，创建了系统脱敏疗法。20 世纪 50 年代，他把这种行为治疗技术应用于临床，治疗患者，取得了很大的成功。1958 年，他发表了《交互抑制心理疗法》一文，这是行为疗法发展史上的一个标志，从此之后，行为治疗广泛地应用于心理治疗。

系统脱敏疗法包括以下四个步骤：

第一步：评定主观不适单位（subjective unit of disturbance，SUD）。通常以 5 分、10 分或百分制评定。以 5 分为例，心情极度不适时评为 5 分，平静没有不适时评为 0 分，两者之间各种不同程度心情不适可以分别评为 4、3、2、1 分。让患者了解这种评分标准，并学会按这种标准衡量自己的主观感受，给自己不同情境中的心情一个较为适当的分数，并向医生说明。

第二步：松弛训练。请患者坐靠在沙发上或躺椅上，双臂放于扶手，随意采取舒适的姿势。首先让患者握紧拳头，然后松开；咬紧牙关，然后松开。反复做几次，目的是让他体会什么是紧张、什么是放松，领会了紧张与放松的主观感受之后，才适合进行放松训练。放松训练由前臂开始，因为前臂的松弛是最容易掌握的，然后依次练习放松面部、颈部、肩部、背部、胸部、腹部以及下肢，如能借助肌电反馈仪，则松弛训练进展更快。训练时要求周围环境安静优雅，光线柔和，气温适宜，每次训练 20 ~ 30 分钟，每日或隔日一次，一般要经过 6 ~ 8 次的训练才能学会松弛。正式练习后，治疗者给患者布置两个家庭作业。第一个是每天写下引起他紧张的情境，并注意区分在这种情境下引起他产生紧张的因素。第二步是每天至少进行 15 分钟的紧张 - 放松训练，以巩固他学到的技能。要强调反复练习，最终要求受训者能在日常生活环境中随意放松，达到运用自如的程度。

第三步：设计不适层次表。将曾经引起患者主观不适的各种刺激因素收集并记录下来，并让患者根据自己的实际感受评定每一种刺激的 SUD，然后按其分数高低依次将各种刺激因素排列成表。不适层次表可以由同一刺激源的不同程度构成，如考试恐怖者的不适层次表；如果引起患者不适的是多种因素，那么不适层次表可以由各种刺激源组成，按其引起 SUD 的高低排序，如社交恐怖症患者的不适层次表。

绘制不适层次表的资料来源于病史、问卷检查结果以及与患者的交谈，一般只列出患者认为最重要、最常见的刺激，无需求全。排列应由患者完成或得到患者认可。不适层次表的绘制关系着治疗的成败，其关键是最低层次的精神刺激所引起的不适应该小到足以能被全身松弛所抑制，各层次之间的级差要均匀适当，级差过小会拖延治疗进度，级差过大会欲速则不达，导致治疗失败。

第四步：系统脱敏。最后一步就是将焦虑等级中引发焦虑的事件与放松反应真正对应起来。在实际的治疗中，每步的开始都进行放松训练；患者系统地使全身各肌肉紧张，然后放松。当患者达到放松状态时，给他呈现一个中性事件，以观察患者对情节形式的表象的能力以及消除杂念的能力。在这种测试以后，治疗者要求患者想象焦虑等级中引起最弱焦虑的项目。通过想象、放松、再想象、再放松……如此重复多次以后，患者在想象中面对相应刺激源的紧张感觉逐渐减轻，直到完全不再紧张，算作一级脱敏。然后再依次逐步升级，当患者在想象中面对最高等级的刺激源也没有紧张感觉时即算脱敏完毕。在脱敏之间或脱敏之后，将新建立的反应迁移到现实生活中，不断练习以巩固疗效。系统脱敏疗法主要用于治疗恐怖症，也可用于癔症。脱敏过程需要 8 ~ 12 次，每日一次或隔日一次，每次 30 ~ 40 分钟。

在进行放松训练的过程中，治疗者给患者布置两个家庭作业，第一个是每天写下引起他紧张的情境，并注意区分在这种情境下引起他紧张的因素。第二个是每天至少进行 15 分钟的紧张 - 放松训练，以巩固他学到的技能。

2. 反应预防法　主要适用于治疗强迫症。如以强迫性仪式动作为主诉的患者，在想要行仪式动作前向治疗者报告，并在治疗者的鼓励和监督下克制自己不做仪式动作。在克制的初期，患者会出现明显的焦虑烦恼，如果克制持续下去，焦虑和烦恼就会有所减轻。在有效地预防一次仪式动作发生后，鼓励患者继续效法自己的成功。随着预防成功的次数增加，逐渐撤销监督人。

如治疗一个强迫性洗手的患者，先让他接触一件脏东西而不去洗手，接着便去从事其他活动。活动一个接一个，安排紧凑，让他无暇顾及其他。这一治疗最好在医院进行，因为在治疗前期必须有治疗者的帮助、鼓励、说明和监督，后期可回到现实生活中去巩固治疗效果。

（三）行为治疗的适应证与运用

每种心理治疗都要考虑适应证，行为治疗也是如此，它的着眼点是可观察到的外在行为，或可具体描述的心理状态。患者的问题能以具体的心理或行为单位来把握的，即能够找到所谓"靶行为"，这种情况较适合采用行为治疗。如果患者的问题是对人生没有兴趣，不知将来何去何从等，这种比较抽象或性质模糊不清的问题，就不适合马上运用行为治疗。如果患者是怕坐电梯或强迫洗手等这一类比较明显、单一的症状，就可以试着运用行为疗法。根据近年来的临床经验，行为治疗对于患恐怖症的患者或行为问题的患者能发挥较好的治疗作用，但对于人格障碍、抑郁症患者治疗效果有限。

四、认知治疗

（一）认知治疗的基本原理

认知治疗并没有统一的定义，各方法的共同点是都强调认知过程是心理行为的决定因素，认为情绪和行为的产生依赖于个体对环境情况所作的评价，而这种评价又受个人的信念、假设等认知因素的作用和影响。认知疗法认为通过改变人的认知过程和由这一过程中所产生的观念，可以纠正适应不良的情绪或行为。认知疗法各流派中，贝克认知疗法影响最大、使用最广。

贝克认为，认知是情感和行为的中介，情感障碍和行为障碍与歪曲的认知有关。人们常常把心理障碍产生的原因归结为受某种外界刺激，这其实是一种误解。面对同样的生活事件，有的人出现心理障碍，有的人没有，这是由于他们对事件的认识、解释不同。情境本身不能直接决定他们的感觉；他们的情感反应是受他们对事件的知觉所调节的。这就是最简单的认知模型——人们对情境的看法会影响他们对情境的反应。

经典的认知模式分三个不同的层次。

1. 自动思维　是一种快速、自动出现的思维。自动思维是模糊不清、无结构、不连续的，总是以很简单的形式出现，像电报一样仅出现关键字。这些思维在出现前，没有经过深思熟虑，当自动思维出现，你可能勉强意识到这些思维，但是更多意识到的是相继而来的情感反应。例如小 A 在上班的路上看到了同事 B，热情地打招呼，但是 B 没有理小 A，径直走了过去。小 A 立即想"他一定是故意不理我的"。这是一个经典的自动思维的例子。

那么，自动思维由哪里产生？为什么对同一个情境，不同个体的情感反应不同？答案要在更恒定的认知现象——信念中寻找。

2. 核心信念　从童年开始，人们就开始对自我、他人及世界形成一定的信念。其中最中心、被根深蒂固地接受的称为核心信念。即使本人并不能清晰地用言语表达，但在内心人们认为这些信念是绝对真实和正确的。例如，小 C 认为自己无法完成一项任务，他的核心信念可能是"我不能胜任"。当这个核心信念占主导地位时，小C将选择性地收集能证实自己核心信念的信息，忽视或削弱相反的信息。这种情况下，即使以理性为基础，此解释也可能是明显不真实的，他依然坚持他的信念。

3. 中间信念 包括态度、规则和假设，是受核心信念影响的信念发展的中间阶段，介于核心信念与自动思维之间。例如小C的中间信念中，态度是"不能胜任很可怕"，规则/期望是"我必须投入全部时间精力去努力完成"，假设是"如果我足够努力，我也许能做一些对别人来说很容易就完成的事"。

总体来讲，核心信念是信念的最根本环节；它们是整体的、牢固的和被全面概括的。自动思维是个体思想中涌现的现实的词或想象，是在特殊情境下产生的，并可能被认为是认知中最表浅的（图1-1-1）。

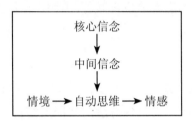

图 1-1-1 经典认知模式

在某个特殊情境中，信念影响人的知觉，产生特定情境中的自动思维。同时，思维影响人的情感。进一步地，自动思维也可以影响人的行为。

（二）认知治疗的常用技术

贝克（1985）提出了五种具体的认知治疗技术。

1. 识别自动思维 多数情况下自动思维已构成患者思维习惯的一部分，多数患者不能意识到在不良情绪反应以前会存在这些思想。因此，在治疗过程中，咨询师首先要帮助患者学会发掘和识别这些自动化的思维过程。具体的技术包括提问、指导患者自我演示或模仿等。

2. 识别认知性错误 所谓认知性错误即指患者在概念和抽象性上常犯的错误。典型的认知性错误有任意推断、过分概括化、"全或无"的思维等。这些错误相对于自动化思维更难识别。因此，咨询师应倾听、记录患者诉说的自动思想、不同的情境和问题，然后与求助者一起归纳一般规律，找出共性。

3. 真实性验证 将患者的自动思维和错误观念视为一种假设，鼓励患者在严格设计的行为模式或情境中对这一假设进行验证。通过这种方法，让患者认识到他原有的观念是不符合实际的，并能自觉加以改变。这是认知治疗的核心。

4. 去中心化 很多患者总感觉自己是别人注意的中心，自己的一言一行、一举一动都会被他人品评。为此，他常常感到自己是无力、脆弱的。这种情况下，咨询师可以请他改变与人交往的方式，在行为举止上稍有变化，然后要求他记别人不良反应的次数，使其发现很少有人能注意到他言行的变化。

5. 抑郁焦虑水平的监控 多数患者会认为他们的抑郁焦虑情绪会一直不变地持续下去，实际上这些情绪并不是持续不变的，而是有一个开始、高峰和消退的过程。

所以，鼓励患者对自己的情绪加以自我监控，就可以使他们认识到这些情绪的波动特点，从而增强治疗信心。这也是认知治疗常用的方法。

除以上五种贝克提出的认知治疗技术外，常用的认知治疗技术还有：

1．列举认知歪曲　患者的心理或行为障碍与认知歪曲或错误密切相关，受其影响。向患者列举出认知歪曲，可以帮助他提高认知水平和矫正错误思想。常见的认知歪曲包括灾难化、理想化、贴标签、以偏概全、非黑即白等。

2．检验假设　认识并矫正认知歪曲的一个方法是检验支持和不支持某种错误假设的证据。这一过程不仅帮助患者认识事实，还能发现自己对事物的认知歪曲和消极片面的态度。

3．积极的自我对话　有两种实施方法，一种是要患者坚持每天回顾并发现自己的优点或长处并记录，另一种方法是要患者针对自己的消极思想提出替代的积极想法。

4．三栏笔记法　前面介绍的一些方法可以通过三栏笔记得到应用。具体方法是，让患者在笔记上面画两条竖线分出三栏，左边一栏记录自动思维，中间一栏记录对自动思维的分析（认知歪曲），右边一栏记录理智的思维或对情况重新分析后的回答。还可有一栏记录具体的情境或事件。三栏笔记法常作为患者的家庭作业。举例如表1-1-3。

表1-1-3　三栏笔记法举例

事件	自动思维	认知歪曲	理智的思维
心慌、心跳快	一定是得了严重的心脏病	贴标签、灾难化	是常见的生理现象，很多原因可能造成，比如紧张、焦虑

5．等级任务安排　应用化整为零的策略，让患者循序渐进，逐步完成若干力所能及的小任务，最后实现完成大任务的目的。例如，一位来访者一直想整理书房，但一想到有整面墙的书便感到畏难而没有行动。在治疗者指导下，她将整理工作分5次进行，这样就不再感到畏难和力不从心了。

【参考案例】　一例强迫症患者的心理治疗

男，31岁。2005年8月于北京大学第六医院首次就诊，主诉"近9年来有洁癖，反复洗手，反复冲洗门把手"。诊断为"强迫状态"，给予氟伏沙明50 mg每日药物治疗，药物逐渐加量，同时合并心理治疗。经过6次心理治疗后，2005年9月患者转诊至我科。从2005年9月28日开始接受每2周一次、每次30～60分钟的心理治疗。

总结治疗经过如下：

第1次：了解病史。1年前与富康车相撞，此后，害怕富康车，怕其尾气污染自己的物品，反复回忆撞车的事，不能停止，洗涤加重。

治疗：描述撞车时的体验——车的样子、驾驶员、有无争执等。想象脱敏——让眼前出现那辆富康车，详细描述车的细节，如破旧、红色、漆是斑驳的、方方的车前灯、玻璃没贴膜、车方方正正、车顶脏旧、驾驶室陈旧、4米长左右、很方、灯发污……

家庭作业：回家继续练习想象脱敏。

第2次：回家后坚持做想象脱敏，感觉不那么讨厌街上的富康车了，不是每次洗手，头脑里都出现"车子"。

治疗：描述目前想到富康车时的感觉——和自己关系不是非常密切，不见到会导致自己撞车（相关感减退40%），但仍不想靠近富康车。但自诉想得多了，就不容易想了。

请患者对红色富康车自由联想：各种颜色，白色，湖蓝，旧的带黑色保险杠，陈旧的红色——富康维修站，湖北襄樊汽车厂——出去玩，停很多富康车——尾气多，噪声大——高速路上也有——车主显得粗鲁——小区里也常见——电视上关于该车的广告——同类型雪铁龙系列，爱丽舍，赛纳——内饰陈旧落伍，多数快报废——外地也看到不少——停车场都有，红色，白色多——后保险杠硬，开起来肆无忌惮……

（指导患者做放松训练，继续联想。让其想象眼前出现一个大屏幕，屏幕上有很多小黑点，小黑点越来越清楚）

问：你看到了什么？

患者答：车，只有车。

（继续放松）

答：小黑点有的是原野、蓝天、草地，有的是灰蒙的、空的，有的是问号、方块。右下角有辆富康车，点有大有小，最大的点（蓝天草地）和富康车交替出现。左边有些点发灰，里面像肥皂泡，有汽车，有的没有，飘来飘去。现在是一个大的肥皂泡，里面有原野。

（想象你进入肥皂泡）

答：往屏幕左上角飘，有时又在原野和蓝天上。希望它落在地上。自己想出来，把肥皂泡打破，觉得它飞来飞去挺烦的，想把它打破，不想出现原野和汽车。

（现在你出来了）

答：向着蓝天呼吸，自己很渺小。

（指导深呼吸）

答：躺下来，看天空，云，远处有红色的影子，时隐时现。（感觉放松时车子少一些）

（继续对那红色的影子做联想）

答：自己又开车碰到它了，它是静止的，自己超过它，到远处了……

（患者脑里萦绕着车，联想均与车有关，反映情绪状态）

家庭作业：继续想象练习，自己做记录。

第3次：回家后做放松想象练习，看到屏幕上有空的气泡，自己进去后飘到蓝天绿地感到放松。汽车出现得越来越少，未出现其他内容。生活中反复洗手关灯锁门等事情少了，最严重时，走一步路都犹豫不决。现在身体放松了，不耸肩了。评估目前强迫对自己的影响从100%降到60%。以前关灯要5~6分钟，现在1分钟。关灯同时想车的问题，希望做到关灯时不想问题。在路上碰到富康车，感到20%受干扰。现在怕富康车尾气弄脏自己的车，要用纸包着开车门，洗车钥匙，想解决。

治疗：了解患者与妻子的关系。目前与妻子一起居住，结婚4年。妻子开始不理解自己（洗澡洗2小时），发脾气，现在自己轻松了，妻子也高兴。目前夫妻有说有笑，感情融洽。妻子不管自己，让自己来治，觉得有希望能治好，或回到轻微强迫的状态。以前说过治不好就离婚。希望妻子鼓励自己，反复申明对妻子无不满。岳父母认为自己内向，和正常人不太一样，和岳父母住一个小区。自己的父母在外省市，妻子是当地人，自己父母不知道自己的病，怕他们担心。当妻子不理解自己时，想和父母说。当妻子能接受后，打消此念。行大，有一弟一妹，均在老家，每月通电话。诉"只要妻子理解自己，其他人都无所谓""其他人不会影响自己的生活"。妻子听自己的，80%自己做主。家务活大部分自己干，她做得慢、不干净。形容家庭关系"融洽但有一些隔阂"，把妻子当孩子。

请患者描述理想中的妻子，提出希望。

家庭作业：回家与妻子沟通，表达愿望。

第4次：逐渐减轻，80%只关一次灯，感到好了6成。写了对妻子的期望，和妻子说了。妻子同意配合，自己心情随之舒畅，精神状态好了。

治疗：鼓励向妻子表达感谢，在引导下患者提出要①不指责妻子粗心忘事，默默帮她做；②正式表达感谢；③与妻子沟通（认为妻子没有压力）——了解妻子的压力。

第5次：感到症状持续减轻，但感觉好转慢。仍怕脏，去超市买东西要去掉外包装，洗手，洗钥匙。对富康车不怎么想了，在路上看到富康车不影响自己开车。心情可。与妻子沟通后了解到妻子担心今后小孩的成长环境，沟通后自己压力减轻了。目前怕脏最突出，怕细菌和富康车尾气。

治疗：让其握钥匙，脱敏。

家庭作业：行为矫正（回家后不要洗澡，准备本子记录三栏表）。

第6次：仍感汗多淋漓，余无不适。诉强迫症状好了60%。上次回家没坚持住，又洗了澡，时间和往常一样（40~50分钟）。平日无勇气尝试脱敏。情绪不错。向医生道歉。

治疗：解释脱敏原理。排列等级：

事件	等级
接触自己车门把手	10
接触自己车门钥匙	9
接触衣服	8
接触车的内饰	7
接触单元门钥匙	6
接触家里的大门	5

协商后从6级开始。

了解患者作息时间安排，找到替代行为，记录内心冲突感受。让其触摸门钥匙，体验紧张－放松。

第7次：做了记录，每天6:00 pm开始焦虑，思考洗不洗澡的问题，每天还是洗了，但自己控制时间，从80分钟减至40分钟。不躲富康车了。

治疗：患者再次确认治疗目标——2～3天洗澡一次，每次洗半小时。下周目标为减少洗澡时间。讨论自我管理表，具体减少哪些内容。指导放松训练。

家庭作业：嘱患者在感到不安时练习放松训练。

第8次：洗澡时间减少了10分钟，搓洗次数减少。碰了东西仍洗手，一天4～5次，每次2～5分钟。希望恢复到病前水平（什么都不在乎）。评估刚起病10分，目前是5分，没病是0分。

目前的问题：对脏敏感，不正常。脏东西有：富康车尾气（1分），车门把手（1分），单元门把手（2分），门钥匙（3分），车钥匙（2分），家外面的东西（3分）。

治疗：一起制订行为策略。①调整治疗目标：接受部分症状。②解释行为矫正原理，鼓励控制洗手次数。

（案例来自北京大学第六医院　黄薛冰）

参考文献

[1] Gyoer Koe KL. Wiegartz PS. 10 Simple Solutions to Worry：How to Calm Your Mind, Relax Your Body，and Reclaim Your Life ［M］. New Harbirger Publications，2006.

[2] 许又新，吕秋云. 现代心理治疗手册 ［M］. 北京：北京医科大学出版社，1997.

[3] Judith S Beck. 认知疗法：基础与应用 ［M］. 张怡，孙凌，王辰怡，译. 北京：中国轻工业出版社，2001.

[4] Judith S Beck. 认知疗法：进阶与挑战 ［M］. 陶璇，唐谭，李毅飞，等译. 北京：中国轻工业出版社，2014.

（姜思思）

第四节 团体心理治疗介绍

一、团体心理治疗

（一）团体心理治疗的基本概念

团体心理治疗是指在团体情境中提供心理治疗的一种形式，是针对需要长期性人格改变的临床服务，在一个较正式组成且保护性的团体中进行，目的是协助个人人格及行为上的改变。

团体心理治疗一般是由 1 ~ 2 位治疗师主持，治疗对象可由 6 ~ 10 位具有相同或不同问题的成员组成。治疗以聚会的方式进行，每周 1 ~ 2 次，每次时间 1.5 ~ 2 小时，治疗次数可根据患者的具体问题和具体情况而定。在治疗期间，团体成员借团体的形成与关系的建立，就大家所共同关心的问题进行讨论，观察和分析有关自己和他人的心理与行为反应、情感体验和人际关系，经过彼此讨论、相互反应、观察指点，了解自己的心理与性格、对人对事的看法，改善自己的行为。

团体心理治疗针对正常人进行，目标是发展成员的技能，预防教育缺失和心理问题；人数可以为 25 ~ 45 人，通常有主题，重在信息和知识的传递，更多是认知层面的学习，不太重视团体动力。

自 1979 年起，心理学家一直在探索团体治疗。与个体治疗相比，团体治疗能在同一时间内让更多患者接受治疗。团体治疗也能为卫生保健机构降低经济成本。因此在帮助那些有类似心理困扰的人时，团体是一种经济而有效的方法。

（二）团体治疗的分类

团体心理治疗有不同分类标准和视角。

按照团体心理治疗的目标分类，可以分为改善抑郁的团体、改善焦虑的团体、情绪管理团体、自我成长团体等。

按照团体成员的特征分类，可以分为妇女团体、儿童青少年团体、家长团体、老年人团体等。

按照团体心理治疗的形式分类，可以分为心理剧治疗、表达性艺术治疗团体等。

按照团体心理治疗的工作领域分类，可以分为医院团体治疗、学校团体治疗等。

按照团体心理治疗的依据理论分类，可以分为精神分析取向、行为治疗取向、认知行为治疗取向、人本治疗取向、叙事团体心理治疗等。

（三）团体治疗的阶段

任何一个团体心理治疗都会经历准备、起始、过渡、工作、结束的发展过程。在整个过程中，每个阶段都是连续的、相互影响的。从事团体心理治疗的心理治疗师必须了解团体的过程和不同阶段的特征，以明确治疗师在不同阶段的任务和工作重点。

1．准备阶段　在一个团体形成前，需要进行大量的准备工作。这些都关系到一个团体能否顺利完成治疗以及能否最终取得效果。具体的准备工作包括。

（1）团体领导：建立形成团体的书面计划，获得有关部门或领导的认可与支持，进行团体前会谈，完成筛选和适应准备工作，针对团队成员的选择进行决定，准备团体需要的物品。必要时安排一次预备性团体活动，说明团体的基本准则，使成员作好准备。

在筛选团队成员时，团体领导者与每位成员单独见面，来判断他选择团体治疗是否合适，并考虑其治疗目标；告诉成员团体是怎样运作的；减少成员对团体的担心；同时也讨论保密的重要性。

（2）团体成员：了解团体可能对他们产生的影响，挑选团体领导者，确定该团体是否适合自己，决定是否参与该团体，明确自己参加团体的目标，想要从团体中获得什么以及如何获得。

（3）团体咨询方案的设计：了解服务对象潜在需要，确定团体的性质、主题与目标；搜集相关文献资料，完成团体方案设计表，规划团体整体框架及流程。

（4）团体形成前的计划：确定团体性质和名称，明确团队目标、团队对象和规模、团体活动的频率和时间、场地；筛选团队成员，建立团队的评估方法等。

2．起始阶段　起始阶段是一个定向、探索和建立关系的时期。这一阶段团体成员最重要的心理需求是获得安全感。团体成员互不相识，都想知道别人的背景和问题。同时成员对领导者也会产生兴趣，想知道他会怎样带领团体。但由于陌生人和陌生情境，成员的行为常常是谨慎的、试探性的、小心翼翼的，轻易不会暴露自己，甚至出现沉默。

在此阶段，领导者的主要任务是使成员相互之间尽快熟悉，增进彼此了解，努力促进信任感；澄清团体目标，建立团体规范和基本规则，逐渐形成合作互助的气氛，建立安全和信任关系。可以恰当使用结识技术、分组技术、建立与强化团体契约或规范的技术。团体契约或规范的确定在起始阶段很重要，以便保证团体心理治疗的顺利进行以及团体成员的主动参与。

3．过渡阶段　过渡阶段是团体过程艰难的转型时期，团体领导者要协助成员处理他们面对的焦虑、抗拒、担忧以及矛盾冲突，以便减少防卫，促进彼此的信任和关系建立，学习如何真实地表达自己，主动投身团体过程。

这一阶段，团体成员最重要的心理需求是被真正接纳和有归属感。团体领导者必须冷静沉着面对，主动、真诚而积极地关心每一个成员，协助他们了解自我防御的行为方式及处理冲突的情境，鼓励成员谈论与此时此地有关的事情，使成员能面对并且有效地解决他们的冲突和消极情绪，以及因焦虑而产生的抗拒，使团体发展到比较成熟关系的阶段。可以恰当使用建立相互信任与彼此接纳的练习、加强团队合作的练习等技术。

4．工作阶段　工作阶段是团体心理治疗的关键时期。团体成员最主要的需求是利用团体解决自己的问题。到这个阶段，团体凝聚力和信任感已达到很高的程度。

成员充满了安全感、归属感，互相接纳，互诉衷肠，开放自我，表露出更多的个人信息及其生活中的问题，并愿意探索问题和解决问题。同时也表现出真诚地关心他人的行为。成员从自我的探索与他人的反馈中尝试改变自己的生活，并得到其他成员的支持、鼓励。此时的领导者也必须开放自我，并设法使成员在团体进行过程中集中注意力，朝向团体目标和个人目标做有益的改变。

5. 结束阶段　结束阶段中，团体成员由于分离在即，一些成员心中充满离愁别绪，同时想利用最后的机会表露自己希望、害怕的情绪，以及对别人的感受。同时成员必须面对自己的团体经验做出总结，并向团体告别。领导者要把握好这个机会，使成员能够面对即将分离的事实，给予成员心理支持，协助成员作出个人的评估，整理归纳在团体中学到的态度、认知、情感、行为，将团体中所学的东西应用于日常生活中，使成员继续改变与成长。可以采用结束预告、轮流发言、领导者总结、作业分享、游戏活动等技术。

（四）团体心理治疗的疗效因子

Irvin Yalom 是斯坦福大学精神病学终身教授，团体治疗、存在主义心理治疗大师。Yalom 在其关于团体心理治疗的著作《团体心理治疗理论与实践》中提出，团体心理治疗是一种非常高效的心理治疗手段，治疗性的改变是一个非常复杂的过程，随着人类各种体验的复杂交互作用而产生。这种交互作用被他称为"疗效因子"。书中提出了 11 个疗效因子。

1. 希望重塑　希望重塑是指经过团体的支持，团体成员会逐渐感到自己可属于某团体，可被别人接受与关心，共同面对问题而感到放心，进而能产生自己对于问题的信心及对将来的希望，并愿意为未来作出努力。Yalom 认为希望重塑是所有心理治疗（包括团体治疗）中非常重要的成分。对于治疗师而言，非常重要的是即时强化团体的力量，强调其他团体中成员的积极成果。

2. 普遍性　当一个人有某种困难或犯错误的时候，往往自以为只有自己一个人不幸才遭遇了问题，只因为自己不聪明犯错误，因而更加重心理上的负担与痛苦。在团体中，经由交谈分享经验，很容易看到他人和自己有相似的处境，而感到有共同感，不用太自我怜悯或责备。Yalom 提出，当团体成员第一次认识到自己不是唯一承受这种痛苦的人时，他们的症状会明显减轻。

3. 传递信息　每个人都有自己生活的局限性，通过团体的经验交换与讯息分享，得到对现状的解释或理解，也可能得到一些应对方法。Yalom 认为传递信息是多数团体的中心特征。分为两类：说教式指导和直接忠告。说教式指导可以被认为是心理教育的特殊形式，用于了解某一诊断或问题的本质、治疗计划的具体内容和具体技术是如何减轻困难的。促进改变的核心是提供一个解释，即帮助他们了解为什么存在问题及如何存在。治疗师的直接忠告也会为患者提供有用的新信息。

4. 利他主义　利他主义是指在团体中，成员不仅获取帮助，也有机会帮助他人。团体成员因别人的建议获益时，提供帮助的成员也因助人行为而受益。团体使那些因受挫而被排斥的个体得到帮助他人的机会，或提供建议，或支持、共情和理解。这使他们明白自己是有价值的、乐于奉献的，能帮助提高自我价值感，而且能抵消因症状产生的病态自我专注。

5. 原生家庭的矫正性重现 在团体中，成员们常不知不觉地去重复表现他们在原生家庭里养成的心理反应及行为反应，重新经历与原生家庭相似的议题，但是所处的团体治疗环境不再是小时候的原生家庭环境，通过体验不一样的经历，而能有矫正性地改变，放弃过去养成的非功能性的或病态性的人际模式。这种人际学习是在意识水平发生的，个体开始认识到如何构建自己的人际世界，并且认识到自己有能力改变它们。

6. 提高社交技巧 如何透视他人的动机、了解他人的用意、向别人有技巧地说明解释、避免误解等，都是现实生活中应学习的社交技巧。在团体中，成员可以从他人的言行中学到技巧，更能够接近他人，并且互相帮助，提高社交技巧。

7. 行为模仿 是指模仿团体领导者或团体中其他人的行为风格。在团体中，成员不仅可以交换认知上的经验，还可以观察并模仿他人的一举一动，包括如何向他人讲话、如何劝别人、如何帮助别人等。

8. 人际学习 每个人都生活在人际关系中，早年的人际互动体验影响了自我人格的形成，也影响了成年后的人际互动模式。团体如同一个社会化的缩影，在团体的人际互动中，成员们更能够了解自己的人际风格，更清楚地知道自己所逃避的人际压力，并通过现实团体情境的反馈进一步矫正。

9. 团体凝聚力 指的是团体成员被团体及其他成员所吸引的程度。有凝聚力的团体，成员间彼此接纳、支持，逐渐在团体中发展出有意义的关系；成员更愿意留在团体中，感到有归属，愿意表达自己、探索自己，与他人发展更深的关系。团体凝聚力是团体运行的首要条件，凝聚力水平会影响团体人际过程的方方面面。

凝聚力本身是一个复杂的团体动力因素，目前关于凝聚力的研究表明，高凝聚力的原则包括团体前准备工作的方方面面：告知成员团体的功能和角色；早期结构性要强；对成员的考虑应平衡人际和临床因素；领导要考虑控制平衡，使成员有机会表达观点和作出贡献。

10. 宣泄 一个人的内心常有许多苦闷的心情、被人冤枉的事，或不能向别人轻易透露的秘密，而没有机会跟别人诉苦或发泄。团体中，制造保护性的环境，使成员可以适当地吐露心事，释放情绪，纾解内在的压抑情绪。

宣泄很必要，但不一定会产生积极效果。同样重要的是对宣泄事件的反应，即为当时特定的情况提供信息及反馈。

11. 存在因子 在团体中，通过不同成员的观察、自我察觉、分享不同的人生故事与体会，成员们会逐渐地不可避免地觉察和理解与人生处境有关的意义和存在感。

这些疗效因子的区分是人为的，但它们是互相依赖的，它们既不独立存在，也不单独起作用。这些因素代表着改变过程的不同部分：有些是认知水平（如普遍性），有些是行为上的改变（如提高社交技巧），有些是情绪感受能力（如宣泄），有些是改变的前提（如团体凝聚力）。治疗过程无穷复杂，可以从体验中获益的途径也是无穷的。

（五）Burlingame、Mackenzie 和 Strauss 的团体模式

在 Irvin Yalom 工作的基础上，德国心理学家 Burlingame、Mackenzie 和 Strauss 提出一种非常简明扼要的团体模式，适用于各种情况。他们建构了一个不同的团体模式框架（图 1-1-2）。

在该模型中，Burlingame 等提出影响团体治疗结果的因素包括：正式改变理论，小团体过程，患者，团体结构和团体领导者。①正式改变理论，即治疗模式。在 CBT 中它对应着方案或咨询计划，设定需遵循的团体原则和技术。它占据重要位置，是模型中的关键组成部分。②小团体过程的原则，指的是个体在某一治疗情境下的人际互动。③患者，不仅包括患者的具体问题，还包括其个人特质和人际特质。例如，个体对其他成员的共情能力，以及基本社会技能等各种因素都会对治疗模式产生影响。④团体结构因素，包括会谈长度和次数、会谈频率、团队规模、治疗环境等。在此还需要考虑团体治疗师的数量，以及是否存在领导层级关系。⑤团体领导者，是其他成分的核心。在很大程度上，团体经历的所有方面都必须经过的一个仅有来源即团体领导者。领导风格与操作决定了正式改变技术是如何在团体情境中运行的。同时，领导者通过团体活动中的即时活动，引导和改变着团体过程。领导者所采取的人际互动方式，以及温暖、开放、共情的水平都能够预测凝聚力和疗效，这些与个体治疗中的治疗联盟是一样重要的。

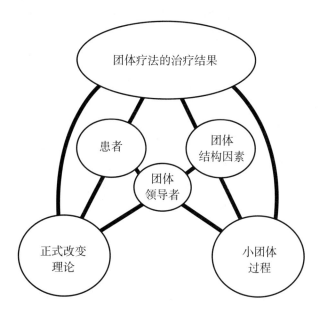

图 1-1-2　影响团体心理治疗结果的各种因素

二、团体认知行为治疗

认知行为治疗（CBT）是一种循证式心理治疗，国际上数百项研究结果表明 CBT 对焦虑抑郁等多种精神障碍有效。传统上，CBT 用于个体治疗。但研究者早在

20 世纪 70 年代就已经确认了团体 CBT 的疗效。团体 CBT 是建立在有效性和低成本高收益的基础上的。

（一）团体 CBT 的治疗策略

团体 CBT 以个体治疗策略为基础；但与个体治疗不同的是，在团体中教授 CBT 技术和原则时，要适应由多个个体组成的群体。

CBT 的技术策略繁多，主要包括认知治疗技术和行为治疗技术及家庭作业。

认知技术可以分为四大类：

1. 确定想法、情境诱发事件和消极情感之间的联系，如记录想法。

2. 运用证据收集和思维扭转使个体的想法更加客观，如证据搜集、认知歪曲等技术。

3. 使用实验验证假设、自动想法，纠正认知歪曲。

4. 探明基本信念和假设。其中认知治疗的三个基本概念——合作经验、苏格拉底式对话和指导性发现构成了上述四类技术的基础。

行为治疗技术包括基于暴露的策略（如情境暴露、角色扮演与模仿暴露、想象暴露和症状暴露等）、放松技术（呼吸放松、肌肉放松、冥想等）、行为自我监控、社交技能训练、问题解决策略等。

家庭作业是团体 CBT 的重要组成部分，使团体成员将前面所学的技巧和策略练习体验进行练习，这能强化 CBT 原则，提供鼓励和积极反馈，有助于解决障碍和挑战。在每次团体治疗时，有必要留出时间，回顾上次的家庭作业。

（二）团体 CBT 的治疗因素

前面所描述的 Yalom 提出的许多团体因素都适用于团体 CBT，或在团体 CBT 中也是明显存在的。

1. 重塑希望和心理教育　通常，CBT 针对具体心理障碍的治疗方案的第一步，是给参与者呈现他们的问题模式，目的是强调改变的可能性。从团体的观点来看，这个过程与重塑希望和心理教育相一致。为参与者提供问题模式，不仅解释了他们的处境，而且提供了降低痛苦的系统方法。在传统的 CBT 中，心理教育和改变策略是分不开的。例如，抑郁的生理 - 心理 - 社会模式强调改变思维内容可以改变情感、行为和生理等因素。团体应该一直强调积极改变的可能性，也可以通过案例讨论增强重塑希望，比如，介绍其他人用相同的方法解决相似的问题。

2. 普遍性　在 CBT 中一个有重要作用的团体过程因素是普遍性。将患有某种精神障碍的个体聚集在一起的时候，通常他们都是第一次遇到和自己有相似问题的人，之前互相并不认识。还有一些个体，他们不愿意和其他人讨论他们内心的经历体验，尤其是在这样一个新的团体中。这是所有团体在开始时都会面临的状况。但是随着团体的进行，在 CBT 团体的初始阶段，成员通常向他人表达他们的惊喜，他们发现竟然有人和他们存在同样一种问题，并参加了同样一个团体。在团体治疗中，让团体成员分别描述自己的困难和背景，能增强这种普遍性。往往经过一轮的自我介绍，团体成员会表示难以置信，大家来自不同的背景，但是竟会遭遇相同的问题。这种认识和归属感，有助于治疗师引入具体的 CBT 策略，并创造和加强团体凝聚力。

一旦团体开始聚焦具体的 CBT 策略，例如思维监控和想法证据检测，其他团体因素便开始起作用，可以用于安排参与者的学习和改变。

3．利他主义　当团体中引进一种新技术时，团体成员会有更多的机会表达他们的利他行为。例如，在搜集证据时，治疗师通常以某个团体成员为例来演示苏格拉底式提问（由美国认知治疗学家 A. T. Beck 建立，指治疗师不与个案争论他们主观的知觉和诠释，只是用一系列的问题先了解个案的观点，并让个案评估自己的想法，进而引发出不同的结论，促使个案得到自己的解答）。治疗师提出的问题，既包括支持某个想法的事实，也包括不支持某个想法的证据。团体成员能够也应该得到鼓励，参与提问过程，形成一个利他的情境。

通过循证式提问，团体成员能够相互帮助，获得新信息或者从不同角度去看待生活中发生的事和想法。如果一个成员的例子经过详细的讨论，他会从多个角度获益，而提出有帮助问题的人也感到自己对他人有价值。同样，看到向他人提问的有益影响，团体成员会倾向于向自己提出类似的有用问题。

此外，治疗师经常发现，关于一种想法的最佳问题，来源于团体其他成员。在会谈刚开始时，就要鼓励团体成员参与这种苏格拉底式的对话。这样不仅产生团体利他的好处，而且还会由于团体成员的广泛参与，产生多种多样的针对自动化想法的提问策略。

4．社交技能和模仿行为　随着深入讨论各种行为策略，CBT 团体不断取得进步，社交技能和模仿行为变得越来越重要。团体会给成员提供很多机会，来实践一个又一个的新行为。应用最多的是人际交往行为，比如，让成员参与某种以前让他感到焦虑的社交互动。从更广泛的意义上讲，多数 CBT 团体会讨论行动计划，着眼于团体成员需要不断尝试的行为细节。正如不断坚持苏格拉底式对话那样，鼓励团体成员提供信息，针对问题开发出更多适应性的行为方式。

此外，如果某个团体成员能够停止自我否定的行为，减少对功能不良补偿策略的依赖，或者参与减少焦虑的暴露练习，那么其他成员也会获得成功的范式。如果操作得当，这些积极的改变可以激发其他成员的目标和希望。

鼓励成员为他人的成功而高兴，并观察这些成功是如何帮助别人取得进步的，这是治疗师需要考虑的重要问题。

5．家庭作业　完成家庭作业在 CBT 团体中是很重要的，治疗师需要引导整个团体，让他们理解家庭作业的重要性和好处。成员完成家庭作业，提供了强化该项治疗任务重要性的机会，由此激发其他成员完成家庭作业的愿望。

6．团体凝聚力和自我暴露　正如 Yalom 的分析，CBT 中的团体凝聚力是一个重要因素，将个体信任其他成员并从他们那里获得支持的感受结合起来。凝聚力的产生本身就是一个复杂的"化学"过程，具体的 CBT 方法是其中需要考虑的另一个变量。

在 CBT 团体中，团体凝聚力显然是一个变化的过程。当凝聚力足够强时，CBT 团体成员经常会交换电话号码，并且为了完成治疗任务提供支持。有时，成员在治疗结束后还会见面，这是团体吸引成员的明显标志，团体凝聚力对 CBT 模式的"吸引力"也很重要。如果团体成员选择在团体时间之外见面和交流，治疗师希望能够鼓励他们使用认知和行为技术进行交流，由此强化在治疗中习得的治疗原则。

同时，很重要的是，信任和支持的团体凝聚力直接关系到自我暴露。每个个体都有自己的"秘密"，或者认知 - 情绪方面的内容，很少向他人透露，更不可能在团体中透露。在其他情况相同的情况下，随着团体凝聚力的增强，团体成员更有可能暴露自己最重要的情感和认知内容。即使这样的暴露可能会使他人沮丧，但是在团体凝聚力的作用下，团队成员仍能暴露高度隐私的信息。当团体成员彼此产生共鸣，并且彼此无条件积极关注，他们越来越可能在整个治疗中彼此接纳。

团体的凝聚力也有可能较低，可能与重要的临床目标缺乏相应的进步有关。在许多 CBT 团体中，由于一些团体成员脱落，而使团体分崩离析。正如高凝聚力的团体一样，凝聚力低的原因很复杂，也很难改变，尤其是团体成员中一个人与另一个人有直接矛盾时。认真细致地考虑各种规则的制订，可以增强凝聚力。例如，提前准备团体成员的组成、领导者的决策和领导风格等，这会减少团体过早解散的可能性。凝聚力也不是一直稳定不变的。如果在团体过程中某些或所有成员都变得困难，或者团体成员在某种程度上消极互动，早期似乎凝聚的团体会逐渐减弱。这时，有必要停下来，解决问题和中途调整。

7. 宣泄和原生家庭的纠正 根据 Yalom 的描述，另外两个团体因素——宣泄和原生家庭的纠正与 CBT 不太相关，主要是因为它们在理论层面与 CBT 的理论模型和治疗策略是相悖的。

首先，大多数的 CBT 实践者认为单独宣泄不可能是有用的。当然，对于 CBT 来说，暴露隐私和让人烦恼的情绪、想法和行为，都是非常关键的。然而，这种暴露通常只被看作是解决问题的第一步，不是最后一步。但即使宣泄并不是暴露的最终目标，CBT 团体还是应该创造一个氛围，让每个个体都感到很舒服，并鼓励个体去表达自己的隐私信息。

另一个与 CBT 不相关的团体因素是原生家庭模式的纠正。这是因为 CBT 强调的是此时此地，不认为多数问题源于有问题的依恋经验，所以 CBT 不以此为中心。然而，一些研究表明在团体 CBT 中的两个方面与早期经验略有直接关系。

第一，CBT 技术关注核心信念，这可能涉及对原有信念来源的验证。这有助于理解这些信念是如何习得的，而不是再体验和解释这些经历。因此，团体 CBT 应该培养一种环境，在这种环境中早期经历能够被分享，在关键的时候能够得到讨论。

第二，正如在 CBT 中要揭示有关情境意义的信念，同样的技术有助于发现有关他人的信念，这些信念是有问题的或自我挫败的。这些"人际"信念或者图式可能会表现在团体中，也可能表现在个体生活的其他方面，也同样会出现在团体成员和治疗师之间的相互作用中。例如一个很难相信他人的抑郁症成员，在团体中也很难相信其他成员和治疗师。在治疗中，这种信念不仅是治疗的重点，同时也可能破坏治疗经验的习得。因为个体怀疑别人是否真诚地帮助他，所以，患者就会保留自己的想法，而不是说出他的怀疑，或者缺乏实践那些习得策略的动机。显然，我们应该创造一个环境，共同分享这种信念，然后通过其他团体成员的实验来证实这些信念，对于那些有不信任信念的个体这是非常有用的。

重要的是，并非所有的团体 CBT 都能用这种方式处理自己人际的信念和核心的信念。例如，在一些焦虑情境下，比如惊恐障碍，治疗方案的设计中很少涉及人际关系。然而，在抑郁症团体、社交恐惧症团体及某些人格障碍团体中，治疗的重点是患者对他人的信念。一种支持的和可信任的治疗环境使参与者分享有关他人的信念。而团体对其信念所给出的接纳和反馈，为患者提供了真正的和重要的学习资源，从这种意义上说，团体的确是重要的微型社会环境，使患者的人际歪曲得以纠正。

（三）CBT 团体的模式

在 Irvin Yalom 工作的基础上，德国心理学家 Burlingame 和他的同事们增加了 Yalom 没有考虑到的三个因素：团体背景构成、患者个人特质与团队领导者。

1．团体背景构成　团体背景构成在多数 CBT 团体中都很具体，虽然没有必要有一个很明确的原则。首先，CBT 团体是封闭的，通常不允许成员随意加入或离开。这样做主要是因为 CBT 的技巧是成套的，需要连续的教授和学习。同时我们也清晰地看到团体 CBT 强调的是内容，而不是过程。团体见面频率是另一个影响连续性的因素。大部分团体平均一周见面一次，一次 1 ~ 2 小时，这是因为学习只有在间隔时间较短的条件下才起作用，如果团体见面时间过长，就会影响学习最优化。

2．患者个人特质　患者特质和个体差异也会影响团体 CBT。现有的有效 CBT 方案是仅仅基于成员的具体问题的。然而在实际应用中，很明显团体成员同时有具体的临床问题与特殊的人格特征。即使根据临床诊断来筛选团体成员，成员之间的人格差异也可能会明显。人格特质反映个体主要的人际风格、自知力，以及对他人的共情能力。同样，与患单一心理障碍相比，多重心理障碍的患者将会呈现出不同形式的症状、情绪和想法。因此，团体治疗师要考虑的是方案的灵活性及任何个体症状和功能失调模式的影响。要根据在团体中的有效性，来调整 CBT 方案和 CBT 过程。

除了具体心理障碍与人格类型的问题外，个体是否适应 CBT 也是一个问题。临床心理学家 Safran 和 Segal（1990）创造了一套评定个体治疗是否适用 CBT 的方法，通过访谈决定来访者与治疗的拟合度。包括描述情感、情绪和认知的能力，与 CBT 基本原理的合适性，主动参与治疗的愿望，形成治疗关系的能力等。这个工具的得分与治疗师和采访者对治疗成功水平的评估呈中度正相关。重要的是要考虑，在团体背景下这些相似因素是否也起作用，团体过程是否还存在其他维度。也就是说，某一个体是怎样与其他成员交互作用的，他给团体带来的人际影响是什么。

患者的动机或改变的潜力是 CBT 团体所要考虑的另一个与患者特质有关的问题。团体治疗中要考虑到患者为 CBT 所做的准备。传统的团体方法强调告诉团体成员团体的功能、他们的角色及责任。

3．团体领导者　最后，Burlingame 的模型认为领导者是联结团体因素的纽带。团体领导者的必要条件是共情、重视合作关系、通过苏格拉底式对话形成指导成员发现的能力。除此以外，领导者也需要团体情境所需的其他特殊能力。有人将 CBT 领导者看成是乐队指挥或导演，他们帮助成员控制行为，但并非是最终产品的一部分。的确，领导者需要对团体因素十分敏感，一方面要平衡会谈过程及对成员的影响，另一方面又要及时地涵盖必要的学习资料。领导者经常在过程与技术间徘徊。他们需要考虑患者经验的相互联系，特别是有助于学习的交互作用。从某种意义来说，最好的领导风格是使技术根植于一个健康团体，或者通过团体案例让技巧在过程中变得鲜活起来。

在许多方面，团体 CBT 中的领导者面临的挑战远远超过传统的团体心理治疗。后者可以全身心地投入强调和深化过程的问题。而 CBT 治疗师则需要在关注团体关系和技术与原则的教授之间达到平衡。在团体治疗中需要做出许多困难的决定，经常需要做出妥协。

参考文献

[1] 欧文亚隆. 团体心理治疗. 理论与实践. 5 版 [M]. 北京：中国轻工业出版社，2010.

[2] 樊富珉. 团体心理咨询 [M]. 北京：高等教育出版社，2005.

[3] Peter J Bieling. 团体认知行为治疗 [M]. 崔丽霞，译. 西安：世界图书出版公司，2011.

（高兵玲）

第五节　治疗师自我回顾与检测
（心理治疗师带团所需具备的胜任特征）

你准备好做团体治疗师了吗？我想很多新手治疗师可能会满心期待，或者斗志昂扬地说"准备好了！"老手心理治疗师可能则平静一些。但我们还是来看看在团体过程中可能出现的问题以及团体需要我们所具备的能力吧。

清华大学心理学系 2016 年的一项质性研究提炼出了心理咨询与治疗的基准性胜任特征和鉴别性胜任特征，并整理了胜任特征模型。我们将在北京大学第六医院实践过程中的思考与之进行融合总结，现分享给大家。

胜任特征是指个体在完成工作中所具备的各项个人特质，基准性胜任特征是指"能够胜任工作的个体所需要具备的个人特质"，鉴别性胜任特征是指"能够将卓越者与绩效一般者区分开的个人特质"（表 1-1-4、表 1-1-5）。

表1-1-4　团体领导者胜任组和卓越组的标准

	受训程度	从业时间	工作频率	知名度与同行评价
胜任组	接受系统的专业学习	1年以上团体领导经验	最近1年带领团体时间超过30小时	受同行好评
卓越组	接受系统的专业学习	10年以上团体领导经验	过去2~3年年均带团时间超过50小时	在国内团体界有较强的影响力，在其所在地区或单位是团体咨询的负责人或学科带头人

表1-1-5　团体领导者的胜任特征模型

胜任特征	基准性胜任特征	鉴别性胜任特征	定义
专业素养	专业知识	专业知识	与心理学及团体相关的理论及实践知识，包括诊断方法及团体技术，以及对知识的应用
分析判断	变化觉察		对变化的感知能力和洞察力
	把握环境		感知及把握环境的能力
	判断力		评估信息和行动措施，做出符合逻辑的、不带偏见的决定
	洞察力	洞察力	在观察活动中不止于表面现象，能够深入认识事物及问题的能力
	观察力	观察力	观察环境或人际互动的能力
思维认知	条理性思维		思维过程有条理
	分析性思维	分析性思维	对所获信息进行评价、整合和比较，从而得出符合逻辑的结论和推论
	全面思考	全面思考	分析和处理问题时根据客观事物所具有的特征，考虑到事物整体的一种思维方式
行为能力	灵活应变		为达成工作目标，愿意并能够调整自己的做事偏好方式
	积极主动		能够在他人要求或形势所迫之前发现问题并在实际工作和学习中积极主动地采取行动，而不是坐等任务
	目标明确	目标明确	有明确的目标
	解决问题	解决问题	解决现存或预见到的各种问题的能力
个人成长	反思能力		以事件或活动为思考对象，对自己及他人的想法、决策或行为以及由此产生的结果进行审视、分析和调整的能力
	压力承受		在压力下或遭到反对时维持稳定表现
	情感表达		能够通过语言或其他形式表现出自己的情感

续表

胜任特征	基准性胜任特征	鉴别性胜任特征	定义
	自我觉知	自我觉知	了解自己，能够认识到自己的状态，并能够觉知到自己的改变
	真诚	真诚	与人相处时真实诚恳，对人坦诚相待
		勇于尝试	对于未知的事物，愿意去冒险，敢于去尝试
		意志坚定	在行动中坚定不移，即使遇重重困难，还能够努力不懈并达到既定目标
		稳定性	想法和行为都具有一致性，受到扰动后能保持原来平衡的状态
积极心态	积极自我评价		是一种积极的心态，具备这种心态的人关注自己的积极面，善于通过各种方式肯定自己的优点，对自我的评价很正面，也容易记得别人对自己的正面评价
	关注他人积极面		习惯关注他人身上的积极的一面，并给予他人支持
	把握环境	积极乐观	用积极的方式看待问题，相信事情会变好
沟通交流	人际理解力		能够觉察、理解和预测他人的想法、情绪和行为，能够觉察自己与他人或他人之间的关系
	沟通能力		围绕目标，根据对象特点，有效交流信息和想法的能力
	同理心	同理心	站在当事人的角度和位置上，客观地理解当事人的内心感受，并把这种理解传达给当事人的一种沟通交流方式
		有耐心	不急躁，不厌烦，能坚持完成一件可能十分繁琐无聊的事情
		倾听能力	能够抓住对话中的重要信息，在对话中表现出积极关注，作出积极的反馈和回应
友善待人	关心他人		把别人或别人的事情放在心上，重视和保护他人
	助人意愿		想要帮助他人
	尊重他人	尊重他人	重视且不侵犯他人的尊严、隐私、权利和意见
	包容他人	包容他人	接纳他人的情绪和行为
管理驾驭	影响力		可以影响他人想法和行为的能力
	指导和培养他人		对他人进行指导，或有意识地帮助他人成长
		驾驭能力	控制、支配团体动力、节奏及团体发展方向的能力
伦理规则	敬业负责		能够清晰地认识到自己的职责，对待工作认真，承担应有的责任和义务
		遵守规则	对规则有清晰、明确的认知，在遇到困难或挑战时能够照章办事

伦理规则：在临床实践中治疗师要注意自己与来访者的界线，比如来访者邀请你吃饭，或者想通过跟你有更亲近的关系获得额外的关注，要电话、加微信、送礼物等之类，这些都是需要妥善处理的。一个界线清晰的治疗师会委婉拒绝来访者不合理的要求，并且告知他这不是针对他个人，而是对所有的人都一样的规则。此外相信他来治疗并不是要发展一个朋友，他要的是专业的治疗，如果有过多的私人接触，可能治疗师就无法很好地帮助他。

管理能力：临床实践中我们发现关系就是最好的影响，来访者对你信赖，你的话语就会有更大的影响力，如果他对你是不信任的，他可能会经常跟你唱反调，治疗的依从性、任务的依从性较低，部分患者服药依从性也会较低，这将大大降低患者的治疗效果。而建立好的关系需要你了解团体的整体动力，能够更好地倾听、共情，并体现自己的专业性。

友善待人：关心他人、助人意愿、尊重他人、包容他人、接纳他人的情绪和行为。在实际工作中，我们会看见有些患者带着很多的愤怒、不满、焦虑不安，这是他目前生活中很大的组成部分，所以作为治疗师要认识到这部分不是针对你的。你需要理解他们的情绪，包容他们的情绪，为他们的情绪命名，告知相关的情绪处理和应对能力。因为我们会看到有的新手治疗师很容易被来访者的情绪所扰动，会有挫败感，感觉自己不好，觉得委屈，"我付出这么多，对你们这么好，怎么你们对我这么愤怒？"这可能也需要做相关的个人体验。治疗师的这种感受是被患者激起的自我怀疑、愤怒。治疗师要通过这个去理解来访者，或许他的生活中就是经常用这样的方式激怒别人，让他人与之远离，与治疗师的表现没有太大的关系，故而治疗师可以反馈给来访者其观察，告知他在重复发火愤怒的应对模式中自己的得失，再看看来访者具体可以做些什么来帮助自己，既表达自己的需求，又将愤怒的目的需求言语化，而不是通过情绪的方式去控制别人，自己反而被情绪控制。

沟通交流能力：人际理解、有耐心、不急躁，能够坚持完成一件可能十分繁琐无聊的事情，以及倾听能力。作为心理咨询与治疗的基础，对这个基本功再怎么强调都不过分。例如，对发言众多的来访者，治疗师更需要专注地听，听与之相关的情绪与需求，反馈给他，让其了解怎么表达，能获得团体更多理解或更能靠近他。而对于团体中的沉默者，治疗师也要去观察其非言语的信息、姿势、表情、投入程度，有时候沉默者会比多言者有更多收获，所以可以适度给予鼓励，肯定他的存在，认可他的思考，给他尝试发言的机会。

积极的心态：也属治疗师个人成长的一部分。意味着治疗师对自己的接纳，看到目前自己所达到的程度，接纳现在的状态，欣赏自己还不错的部分。在这基础上朝着更好的方向发展，这是对自己的关照，有助于自己更有动力地成长。反之，如果治疗师一直用一个理想化标准来要求自己，说自己这里也不好，那里也不好，整体给自己的感觉就会很受挫，不开心，没动力。同理，如果治疗师能够看到来访者好的部分，肯定这部分，来访者也会更有力量朝更好的方向努力，而不是一直自我否定、一直受挫。当然治疗师还要时常抱有信念和希望，相信事情都会变好的，如果没有，那事情就还没有结束。治疗师总结分享康复的案例，对自己、来访者都是一种希望，给人积极的力量。

相信每个人都有自己的资源去处理自己的问题，相信每个人生而有资源。相信团体治疗肯定是有疗效的，相信自己是可以的，相信我自己是有能力去处理面临的问题的。对于来访者而言，焦虑是很好的机遇，给自己一个机会重新考虑自己真正想要的是什么，哪些是他们最想改变的部分，怎么做自己才可以更舒服，并最后作出决定，化为行动。慢慢试错，慢慢调整，行如所念，终得之。

个人成长：带团有一个好处，治疗师会随着来访者的进步自己也慢慢进步，不管是你的专业知识，还是自己的反思能力、抗压能力、情感表达，真诚、勇敢、稳定性部分都会有所增加，新手治疗师不那么害怕那些不是很确定的事情。治疗师拥有更多体会当下，觉察自己的状态、他人的状态的能力，治疗师更开放，更愿意去做更多的尝试。治疗师在带团的过程中，亦会收获因为态度变化带来的生活改变。当然如果遇到自己解决不了的问题、困惑，或者带团中总是有很多莫名情绪波动，寻求治疗师团队的支持、分享反馈或找督导师团队督导都是很必要的，他们能保证新手治疗师避免职业倦怠或职业疲劳、过度耗竭。督导会给治疗师带来力量和支持。

行动能力：积极主动，灵活应变，目标明确，也就是执行力，看到团体目标，并且愿意据此来调整自己的偏好，比如在团体互动中主治疗师可能与副治疗师的引导方向不同，这个时候你需要作出判断，这个是否可以朝着咨询目标走，你可以选择先信赖对方，然后给予帮助一起达到那个目的，或者你看到这个问题抛出来，可能会预见一些相关的困难，你也可以给予说明，并做一定的调整。

思维认知、分析能力、专业素养：这三部分紧密连接，需要在理论学习、技能学习、临床操作、个人体验及督导中，不断地整合自己的知识系统，建立起自己的框架或个案概念化的思维，帮助理解团体的动力，帮助解决来访者的需求，从而更好地完成专业的工作。

参考文献

[1] 肖丁宜，樊富珉，杨芊，等. 团体心理咨询与治疗师胜任特征初探 [J]. 心理科学，2016，39（1）：233-238.

（陈淑燕）

第二章 广泛性焦虑障碍的团体认知行为治疗操作方案

第一节 治疗方案（GCBT-A）简介

一、团体认知行为治疗流程

本团体治疗基本设置为每组 10 ~ 15 人，每周 1 次，每次 90 分钟，共计 8 次。
团体流程：

1. 回顾家庭作业：5 ~ 10 分钟。
2. 心理教育：10 ~ 20 分钟。
3. 分享、讨论：30 ~ 40 分钟。
4. 回顾总结、布置家庭作业：10 ~ 20 分钟。

注意：以上时间分布为大体框架，治疗中可根据具体情况调整，但总的治疗时间设置为 90 分钟一次。另外，在方案中大家会看到多次评估，本治疗方案建立在科研循证基础上，也鼓励大家在使用中注意定期评估检测，收集相关数据以供分析总结和改进。

二、治疗前个人访谈

团体治疗开始前，每个参与者都和至少一位治疗师进行单独的访谈，保证每位参与者在参加团体时至少认识一个人。会谈内容包括介绍团体、介绍治疗安排、概述每次会谈的期待结果，也涉及保密性、参与的重要性，对家庭作业的要求等问题。访谈时要向参与者介绍团体及解释他所有的担忧和问题，消除他们对即将与陌生人一同进行团体治疗的担忧。此外可介绍地点、时间和团体结构。

另外，评估收集来访者信息，填写第一次问卷，根据收集的信息帮助来访者制订暴露等级。

三、广泛性焦虑障碍的团体认知行为治疗（GCBT-A）简版流程

GCBT-A 的方案大纲及简版流程见表 1-2-1、表 1-2-2。

表1-2-1　广泛性焦虑障碍的团体认知行为治疗（GCBT-A）方案大纲

会谈次数	主要内容
第1次	心理健康教育，了解焦虑（包括焦虑的表现与意义、治疗方法等）
第2次	了解认知歪曲（如灾难性思维、选择性注意、非黑即白等）
第3次	认知重建，摆脱条件式负性思维；练习喉式呼吸放松技巧
第4次	放松训练——渐进性肌肉放松
第5次	整合式放松冥想——自我探索及重建，潜意识减压
第6次	整合深入认知歪曲矫正，学习正性自我对话
第7次	针对焦虑源，利用安全岛技术，进行想象暴露
第8次	建立社会支持系统，巩固疗效

表1-2-2　广泛性焦虑障碍的团体认知行为治疗（GCBT-A）简版流程

阶段	简版流程
治疗前会谈	• 解释团体将如何运作以及治疗的期待，介绍团体的规范与规则，并提供实用的信息（治疗时间、地点等） • 回答组员相关问题，说明相关事项 • 分发《家庭作业手册》及《焦虑自助学习手册》（第三篇第一章内容） • 完成初次评估访谈
第1次会谈	• 介绍团体成员（成员自我介绍，分享促使他们加入团体的个人经验） • 解释团体的结构和会谈安排，并回顾团体规则 • 回顾治疗的期待（辨明期待），写下期待见证自己的成长 • 心理教育：广泛性焦虑障碍的关键特征，呈现关于焦虑障碍和广泛性焦虑障碍本质的信息，介绍广泛性焦虑障碍的CBT模型 • 讨论分享：焦虑的三成分模型（用团体提供来强化和鼓励） • 家庭作业：监控焦虑三种成分，阅读"焦虑自助学习手册"篇第二章
第2次会谈	• 回顾家庭作业（利于团体讨论概念，突出共同问题，明确困难，以解决疑问） • 心理教育：想法的重要性及其在情绪中的作用，回顾常见的焦虑性认知歪曲 • 分享讨论：团体成员认知歪曲的例子 • 家庭作业：监控焦虑的三种成分，重点关注想法，识别认知歪曲，阅读"焦虑自助学习手册"篇第三章
第3次会谈	• 回顾家庭作业 • 心理教育：对抗焦虑想法的策略 • 讨论分享：练习挑战和对抗焦虑的想法，进行现实的考虑，介绍想法记录表 • 家庭作业：用想法记录表监控焦虑想法，并练习对抗焦虑的策略。阅读"焦虑自助学习手册"篇第四章

续表

阶段	简版流程
第4次 会谈	● 回顾家庭作业 ● 心理教育：介绍暴露并说明有效原因、暴露的准则 ● 现场练习：每个团体成员从暴露等级中选取一种进行练习，回顾暴露的监测表。简单分享暴露练习的感受 ● 家庭作业：每天进行暴露练习（去解决不明显的回避和安全行为），继续挑战焦虑想法。阅读"焦虑自助学习手册"篇第五章 ● 第2次评估访谈，突出已取得的进展和接下来的目标、建议等
第5次 会谈	● 回顾家庭作业 ● 讨论分享：暴露练习时遇到的困难 ● 心理教育：强化暴露使焦虑降低的原因，暴露中的问题，处理方法及其基本原理 ● 家庭作业：继续使用想法记录表挑战焦虑想法，阅读"焦虑自助学习手册"篇第六章
第6次 会谈	● 回顾家庭作业 ● 心理教育：介绍内部感觉暴露的基本原理，说明内部感觉暴露的指导原则 ● 现场练习：治疗师和团体一起进行症状试验 ● 家庭作业：内部感觉暴露练习，情境暴露练习，继续使用想法记录表挑战焦虑想法。阅读"焦虑自助学习手册"篇第六章
第7次 会谈	● 回顾家庭作业 ● 讨论分享：进行内部感觉暴露练习的感受，解决障碍和难题，完成遗留的症状试验 ● 现场练习：进行内部感觉暴露 ● 家庭作业：内部感觉暴露练习，情境暴露练习，继续使用想法记录表挑战焦虑想法。阅读"焦虑自助学习手册"篇第六章
第8次 会谈	● 回顾家庭作业 ● 健康教育：预防复发的策略 ● 分享讨论：对团体终止的想法和感受 ● 团体成员用等级评定量表监测进展，明确进步和下一步的目标 ● 总结结束 ● 第3次评估访谈，进行治疗终点评估，突出已取得的进展和接下来的目标、建议等

第二节　GCBT-A 第一单元（MODULE ONE）

一、内容

团体建立＋焦虑相关知识健康教育。

二、目的

建立团体凝聚力，了解焦虑的表现及意义。

三、大纲

1. 对治疗的设置、流程及相关细节、治疗原则、治疗师进行介绍（故事）。
2. 团员的相互介绍、自我表露，建立联结，建立团队凝聚力（游戏）。
3. GAD 相关知识，介绍常见的焦虑障碍发展和持续形式（健康教育）。
4. 详细说明与焦虑反应有关的躯体症状（健康教育）。
5. 分享与讨论（1）。
6. 分享与讨论（2）。

四、操作流程

5 分钟　介绍团体治疗相关规则、注意事项

15 分钟　串糖葫芦

5 分钟　安全感评估

30 分钟　健康教育（1）

15 分钟　分享与讨论（1）（结合自身的焦虑情况及自我对焦虑的认识）

15 分钟　故事（1）；分享讨论（2）（对本次治疗的感受、治疗期待等）

5 分钟　治疗师总结及布置家庭作业

五、家庭作业

将今天分享的内容自己做个小结，如起病的原因、经过（发生了什么让你意识到疾病的存在，它如何影响到你的生活）、结果（时间、地点、人物、事件、原因）。

六、自教材料

每日一语。

七、活动前治疗师的准备

准备团体契约、不安全感的自我测试表、每日一语。

1. 签订团体契约　详见资料一。
2. 游戏　串糖葫芦。规则讲解：

我们做一个小游戏，名字叫做串糖葫芦，大家都见过吃过冰糖葫芦吧，一个一个裹着糖的山楂，用竹签串成一串，我们今天都是一个个沾着糖汁的山楂，怎么串起来呢？首先我们从一个成员开始介绍自己，比如自己的名字、昵称、兴趣爱好、工作等愿意分享的个人信息，然后邻座的成员，先重复刚才成员介绍的个人信息，再介绍自己的相关信息，介绍后顺延至下一位成员先回忆重复前两位成员的介绍，然后再介绍自己的相关特点，依此类推，最后一名成员要尝试依次回忆复述前面每

位成员的介绍，最后再进行自我介绍，这样就算完成了串糖葫芦的过程。当然在这个过程中，如果哪位成员忘记了一些信息，其他成员也可以提示帮助。（开始成员可选择治疗师上位成员，治疗师作为第二位接力者，可以很好地起到示范作用）

3. 健康教育相关知识

【认识焦虑】

焦虑是基本情绪，有精神焦虑和躯体焦虑

焦虑是最基本的情绪，绝大部分动物身上都发现存在焦虑反应。焦虑必然伴随躯体表现，人们往往意识不到这些躯体表现是焦虑情绪的流露，而以为自己身体健康出了问题，更进一步加重紧张恐慌。

焦虑是人类面对危险或威胁时的战斗（应对）反应

动物面对危险时有战斗／逃跑反应。焦虑时肾上腺素分泌，个体处于战斗的准备状态，因此身体也处于紧张（应战）状态，此状态的首要目的是保护机体。但当焦虑过于强烈、过于频繁时就成了问题。

日常生活中正常的焦虑和破坏性的焦虑

日常生活中的"威胁"通常被称为压力，面临压力时，人们的反应从轻微的担忧到严重的惊恐发作。当焦虑的程度加深时，人们常感到焦躁不安。焦虑的人常觉得有什么可怕的事就要发生，这种感觉常常伴随躯体症状。

焦虑的躯体症状

(1) 心悸，或心率加快 (2) 发抖或发颤

(3) 胸闷 (4) 恶心或肠胃不适

(5) 发冷或发热 (6) 濒死感

(7) 呼吸困难或透不过气 (8) 出汗

(9) 胸痛或不适 (10) 头昏眼花、浑身无力

(11) 感觉异常（发麻发木刺痛） (12) 现实感丧失（不真实感）

(13) 人格解体（有2个自己） (14) 担心失控或发疯

焦虑障碍最有效的治疗：药物治疗＋心理治疗

药物：SSRI、苯二氮䓬类、α受体阻断剂、其他抗抑郁剂

心理治疗：暴露疗法、认知行为治疗、支持团体

对药物治疗的顾虑

(1) 药物副作用 (2) 药物成瘾性 (3) 不得不吃药的耻辱

治疗的目标之一——症状控制

(1) 焦虑是正常且恰当的人类情绪。

(2) 仅当焦虑失控时才成为问题。

(3) 我们的目的不是治愈焦虑，而是处理焦虑症状和后果。

(4) 焦虑来临时如何应对？

(5) 处理是一个可行的现实的且有意义的目标。

(6) 处理是一个主动的过程。

注意事项：

减轻焦虑的过程是循序渐进的。

挫折并非失败。

抑郁情绪与焦虑情绪往往伴发，不同的焦虑障碍往往共病。

4. 故事 挖掘自身资源

一个乞丐在路边坐了30多年了。一天，一位陌生人经过，这个乞丐机械地举起手说："给点什么吧。"陌生人说："我没有什么东西可以给你。"然后问："你坐的是什么？"乞丐回答："什么都没有，只是一个旧箱子而已，自从我有记忆以来，我就一直坐在它上面。"陌生人问："你曾经打开过箱子吗？"，"没有"乞丐说，"有什么用？里面什么都没有。"陌生人坚持："打开箱子看一看，"乞丐这才试着打开箱子。令人意想不到的事情发生了，乞丐充满惊奇与狂喜，箱子里装满了金子。

GCBT-A 实操录音文字稿（第 1 次治疗）

时间：90 分钟

治疗师：2 位

参加人员：8 位（到场）

观察人员：1 位

记录人：1 位

介绍团体治疗相关规则、注意事项。

治疗师用轻松的语言将大家带入小组的氛围中，副治疗师进行保密原则等团体治疗相关规则的介绍。

一、串糖葫芦（26 分钟）

治疗师进行串糖葫芦游戏的介绍，从自己开始作示范，并引导组员依序进行游戏。

C，来自北京，喜欢艺术。

D，来自河北，长大于北京，喜欢旅游。

F，来自北京，喜欢唱歌和美剧，是一位药师。

B，在北京生活，喜欢泡温泉和打牌。

A，喜欢音乐和摄影。

J，来自天津，喜欢编织和看电视剧（该组员因晚到在游戏中途加入，对于游戏有些担心，治疗师给予解释，其余组员也纷纷表示愿意提供帮助，她身旁的组员也将笔记借给该组员）。

E，来自北京，喜欢与人交往。

I，来自北京，喜欢瑜伽和音乐。

H，来自辽宁，喜欢看剧和音乐。

G，来自江西，喜欢羽毛球和音乐。

游戏中组员都认真聆听别人的介绍，对没有记住的成员予以提醒，但游戏过程气氛稍显沉闷，虽然达到了彼此了解的目的，活跃气氛的目的达成效果不佳。

二、安全感评估（6分钟）

治疗师：好的，接下来，我们进行一个安全感的测试，因为很多情况下紧张来源于不安全感。很多时候我们希望有确定性，希望控制外界，我们头脑中会想：这个时候我们应该如何？不应该如何？但生活中会突然出现很多意外的事情，那我们就会有很多不确定感，而不确定感就会导致不安全感。那么我们人生当中最大的不确定性，大家认为是什么？

众人：死亡。

治疗师：是的，其实我们这个团体也挺有意思，大家的兴趣爱好都比较一致，我们这个团体的同质性还是很高的。是的，我们最大的不确定性就是死亡，那么在死亡之前的不确定性是什么？

众人：健康。

治疗师：对，非常好，是疾病和健康，这是我们最深层次的不安全感，那么再推而广之，我们也会有与人交往的不安全感、工作当中的不安全感，所以接下来，我们每人会拿到一份不安全感测试，大家根据自己的情况进行填写。

（治疗师给大家解释不安全感测试，组员们填写不安全感测试并上交问卷）

三、健教、分享与讨论（28分钟，讨论焦虑定义）+（30分钟，健教与讨论）

治疗师：今天作为第一次活动，大家都看过门诊，都知道我们的诊断叫做广泛性焦虑障碍，大家通过报纸、电视等途径都听说过抑郁了，也有很多名人说自己有抑郁，那什么是焦虑呢？什么是广泛性焦虑障碍？大家是怎么理解的呢？

组员B：我先说吧，这是我的个人看法，不一定对，我觉得焦虑就是，我有的时候突然缺氧，就觉得坐立不安，我觉得就是焦虑。还有惊恐，惊恐就是每一次我在吃速效救心丸的时候，特别难受，比焦虑还要难受。

治疗师：严重的时候就好像心脏病要犯了。

组员B：而且就要去医院治疗了。我的焦虑我也不知道是什么时候出现的，就是一种不安的状态，觉得很痛苦，都赶上死的感觉了。而且焦虑必须治疗。一开始大夫叫我去医院，我没重视，只是吃速效救心丸，当时只是在普通医院进行治疗，但是效果并不好，大夫才建议到六院来。

治疗师：B跟我们说了她理解的焦虑，说得非常好，非常真实。其他人有什么看法吗？

组员C：我也是这段时间有比较严重的症状，而我的很多同学都是学医的，他们叫我来医院，我这个人是不怕有疾病的，我并不在乎到哪去看医生。他们建议我到六院看，我马上也就来了。吃药第二天症状就消失了。我是凌晨2点多出现身体冰凉，心率加快，不能平躺，必须要坐起来，然后就觉得极度悲观、绝望，甚至有想要飞出去的（自杀的）感觉。其实我在之前是吃错药了，我去综合医院的神经内科看，他一听我那几天有点情绪失控，他们说我是抑郁症，也开药给我吃，这样就吃不对了。也不知道抑郁和焦虑是不是有关联。我现在对焦虑的认识是从小经历了太多非同寻常的事，有强烈的自卑，然后实际上内心是对自己的否定，但表现是对外比较强硬的态度，包括对我的孩子，现在想想也特别不对，老是否定人家。然后就是急躁，觉得什么事都要快点做好，那时候并不觉得有什么，现在一想，其实都是焦虑。还有就是否定，否定一切的事情，老是在否定。我现在认识了这些以后，就懂得要接受这些状况，现在就觉得都舒服了，一切都美好了。我有一个亲戚，也不知道是不是由抑郁引起的，现在瘫痪了，还不到退休的年纪，和他比起来，我们真是健康多了，真得好好生活。（许多组员鼓掌表示赞同）

组员D：我这个人的性格特点就是从小比较要强，属于完美主义者，对自己要求比较高，就是特别希望被别人肯定的那种，但是后来有了几次经历之后，我觉得我的能力是有限的，我现在就有一种强烈的自卑，觉得自己不如别人，时间长了之后自己的思维就越来越窄，把自己陷到自己的圈子里了，总觉得这也不如意，那也不如愿，就包括我现在最大的观念就是来自于自身，目前我退休了，因为退休工资比较少，经济也都只靠先生维持了，我现在的焦虑就在这儿，特别呵护我先生，觉得先生是家里顶梁柱，一旦失去他，可能什么都没有了。我想我的不安全感就在这，但真正引发我这个问题的是在我退休的时候发生了一些事，遇到了一些小的障碍，在退休后有一次陪伴孩子的时候，在家就觉得坐不住了，喘不上气了，到综合医院之后，大夫才告诉我，这比较像心理方面的问题，该看看心理科。在看了心理科医生之后做了测试，得出结果是中度抑郁，就吃药了，我现在也主要靠药物控制着。

治疗师：我相信很多其他人也想要分享，但是，（看到F想要分享）那你先说吧。

组员F：我就是特别紧张的一个人，就像考试、上台演讲都会紧张，人多的时候表现自己也会紧张。我是一个性格挺温和的人，不爱发脾气，但是也挺内向的。其实我一直也都挺自卑的，因为我是从河北来到北京的，就觉得一下子从特别偏的地方来到大城市，就觉得什么都不懂，比不上其他孩子，就觉得挺自卑的。到了大学也慢慢适应了，觉得一切也都挺好的，后来结了婚，对先生也比较满意，一切都挺幸福，也挺感恩的。后来是因为第一个孩子在两个月左右夭折了，突然就离开了，我们俩就特别伤心，但也不觉得自己抑郁，因为自己还年轻，虽然伤心也会一直鼓励自己。大概过了四五个月之后，怀了第二个孩子，也不知道是不是因为当时感冒了，怀孕两个月之后到医院检查就发现胎停育了。引产之后过了半年，我怀上了第三个孩子，我也因为担心而请假不上班，在家休息，孩子出生以后其实也都挺好的，但我就是过分地担心，我怕他会不好，然后我就晚上睡不着，越睡不着就越烦，就越焦虑，在整个月子期间就相当于睡觉都睡不好……

治疗师：稍微打断一下，F将自己内心很私密的创伤和我们分享，这是非常不容易的（注视F表达鼓励和感谢）。而且我们也知道，这样的一个打击放到每个人身上都是很受影响的事情，当然我们以后也会讨论遇到这样负性的情绪的时候我们应该怎样应对，有时候我们会对自己说，我们应该坚强一点，应该积极一点，这是理智在说话，但是人不是受理智控制的，虽然我们有大脑，但我们却是受情绪控制的。我先打断一下，因为接下来还有一些内容，那么在以后的活动中我们还可以继续分享。

接下来我就跟大家说一下什么是焦虑，其实症状大家都有，也都差不多，焦虑其实有一个特点，就是都是从躯体上的不舒服开始的……

（治疗师开始进行焦虑的心理教育，详见"健教1：认识焦虑"。在健教过程中，治疗师运用生动的例子进行表述，多次引起组员们的共鸣，而整个过程组员们也都很认真地做笔记。）

到这为止，我讲的这些有没有什么不明白的问题？

组员 A：我想问一下，吃抗焦虑药物，例如欣百达，吃了之后会犯困、头晕、乏力，这个情况是暂时的是吗？

治疗师：这些情况是在服药初期，通常是头一两周出现的，有的人没有，有的人比较明显，基本上一两周之后就没有了，那假如还一直存在，我们就要考虑是不是有其他原因了，有的时候特别难区分，因为我们得这个病的时候就是头晕难受，现在也是头晕难受，有时候我们需要鉴别一下，看是药物副作用，还是因为药物量不够，症状没有完全控制，这就要具体情况具体分析了

组员 B：我想问一下，一天吃一片半的优菲，不算多吧？

治疗师：只要是按照医生医嘱服用就没有问题。

组员 E：我想问下，如何预防以后复发，这个以后是要多久？我容易忘吃药，总是惦记着这件事，有时还是忘了。

治疗师：其实我们为什么要花时间进行心理治疗？就是为了缩短维持治疗的时间。通过心理治疗，我们学会调节个人的情绪，学会处理焦虑的方法，我们就可以不再用药物去预防了，这就是我们做心理治疗的目的，缩短药物治疗的疗程，减少药量，我们就可以不用靠药物来长期维持了。

（许多组员纷纷表示自己的问题得不到外界和他人的理解，别人也都不了解这些事，此时组员自发地有彼此的互动。）

治疗师：有一个很重要的问题是，当外界不了解的时候，会给咱们传达一个信息："你应该为自己负责，你现在造成这个状况是你自己不好，没事找事"。这会进一步损害我们的自我价值感。其实这是一种病，不是我们自己可以控制的。

（此时组员们再次自发地进行互动，对于这个问题和身边的组员分享自己的看法，能感觉到团体动力在此时有了提升。）

四、故事分享与讨论（13分钟）

治疗师：今天很遗憾，我们的讨论还没有充分展开，当然，我们接下来还有机会继续讨论，我有个故事送给大家，这回答了大家刚刚的问题，我们到底是强

调疾病的问题，还是强调我们自身也起到作用？我们该如何掌握这个界线呢？

故事内容详见：挖掘自身资源。

我们想听一听刚刚还没有机会发言的各位的想法和感受。

组员E： 我觉得我们每一个人都不是一个破箱子，我们的内在都很优秀，我们的外表也都很光鲜。我觉得坐我对面的每一个人都是一本书，都是故事，虽然我的爱好里没有读书，但可喜的是我比那个乞丐要勤谨，我和每一个人接触的时候，我都第一时间打开，我都用我的心来打开。（对F）其实当我听到你的事之后，我的心就觉得特别的紧。（对D）我听到你的孩子在法国的时候，我第一个反应就是法国很不安全，我能体会到这个妈妈的紧张和对丈夫的依赖。其实我觉得你们都很坚强，你们的坚强就是满满的金子。刚刚在分享焦虑的定义的时候，我觉得我们老是在预想未来的东西，都是对未来的焦虑。（对D）这个阿姨，我觉得你的不踏实完全没有必要，你想这么优秀的老公一直守着你守到今天，而儿子是你踏踏实实从高中带他出国，其实很多同龄人都做不到你这点，如果你要不是足够优秀的话，两个男人是没法左膀右臂地这么守护着你的。（D也对E表示感谢）我也有儿子和丈夫，他们也守在我身边，其实我也不要求他们如何，我觉得自己不够漂亮，我之前在做一个测试的时候，就把自己比喻为一只孔雀，虽然后来才发现只有雄孔雀才会开屏。我觉得慢慢地一箱金子我们一直都有，甚至与生俱来，但我们也不要破箱子，我们也要把自己打扮得漂漂亮亮。

（大家回应以掌声）

治疗师： 我们还有几位组员没有发言，你们愿意和我们分享一下吗？

组员G： 我觉得我们每个人都有值得骄傲的地方，我觉得如果每个人心情不是很好的时候，是不是可以回想以前，这样是不是会好一些？

（治疗师给予肯定，其他组员也都鼓掌）

组员H： 我在来六院之前，其实我是不想面对自己精神上有些焦虑的，我在别人看来都没有一点焦虑，我也不想让别人看出我有焦虑，其实我在碰到黄大夫的时候，我觉得她更走进我的心里，我觉得治疗师能像阳光一样照进我的心里，所以我还是比较重视今天的心理治疗的。所以无论如何，我都会去看，愿意去学，然后和大家一起渐渐地走出来。

组员D： 我觉得她说得特别对，就像我，我只要每天走出去，其实就好了。

组员I： 我对故事的理解是我们要珍惜当下，无论我们的当下给我们的是什么，我们都要在当下把它解决了，而不是等到那么多年以后才来后悔。我觉得我们要感受当下，过去已经过去，未来焦虑也没有用，我们就去感受当下身体的感受，可能对这个疾病也有好处吧。

治疗师： 说得非常好（组员们给予掌声），J好像还没有发言，愿意分享一下吗？

组员J： 我还是先听着吧。

治疗师：刚刚大家理解的角度都非常好，有的是我以前也没想到的。好像还有 A，愿意分享一下吗？

组员 A：我感受到焦虑是一个问题，我也反思了自己为什么会这么过度焦虑，其实我怀孕的时候是双胞胎，医生判断是比较危险的那种，我就一直处于一种焦虑的状态，一直到生孩子的时候，孩子是早产，孩子在保温箱里待了一段时间，当时就是很焦虑，但也没有意识到会是一个问题，一直到去年孩子要上小学，我为了孩子上学要买房子，我就去炒股，就因此落下了毛病，和人讲话会比较紧张，后来回想，其实钱和房子并不是那么重要，而快乐是最重要的。

五、总结及作业

治疗师：我们今天有点超时了，其实如果能够再多谈点，可能更好。那么今天是我们的第一次，我们在彼此认识之后，了解了一下有关焦虑的一些知识，也分享了一个故事，我们可以想想故事里的金子对于我们来说意味着什么。其实我们来这里进行治疗就是为了帮助大家发掘自己身上的金子，其实我们每个人并非没有能量或者资源。确实，我们受到疾病的影响，我们要面对它，我们需要治疗，那么治疗本身就是一种自救，除此之外，我们还要发掘其他的资源。

那么我们今天的治疗就到这，如果大家没有其他问题的话，一会给大家健教的资料，同时我们也需要完成家庭作业：①今日内容的感悟；②回顾自己焦虑发生的经过、影响、原因、时间、地点，我们下次活动会讨论。

资料一：团体设置及契约

团体设置

团体名称：广泛性焦虑障碍的团体认知行为治疗

团体设置：1 次 / 周，90 分钟 / 次，共计 8 次

团体形式：封闭式半结构化的同伴成长小组

活动时间：周六上午 9：30am ～ 11：00am

活动地点：×× 活动室 / 治疗室

团体规模：8 ～ 10 人（1 ～ 2 位治疗师）

团体契约

1. 遵守保密原则，尊重每位成员的隐私，不在团体以外的场合讨论成员的事情。

2. 遵守尊重原则，所有的发言都是自愿、自由、安全的，可以选择说与不说。

3. 遵守真诚原则，团体中大家真诚体验每个活动，相互开放学习，每一个发言都是发自内心的感受。

4. 遵守准时原则，做到不迟到、不早退、不缺席（如有特殊情况，请假说明，请假次数不超过 3 次）。

5. 遵守不评判原则，团体活动汇总只针对事情进行讨论，做到不批评、不指责他人，没有好坏及是非对错的评判。

6．认真完成家庭作业，如果3次未完成家庭作业视为主动放弃治疗。

7．团体活动期间禁止成员发生团体以外的关系，如私下组织见面、恋爱关系等。

8．讨论过程中不允许音频、视频记录，除非征得全体成员同意。

我已认真阅读上面相关条例及设置，并同意遵守以上条款。为自己与大家营造一个尊重、真诚、安全、理解、温馨、开放的氛围。

签字：

资料二：不安全感的自我测试（《自我训练 - 改变焦虑和抑郁的习惯》，约瑟夫·卢斯亚尼）

1．与陌生人在一起时我觉得害羞和不自在。

2．我更愿意待在家而不是出去冒险。

3．我希望自己变得更聪明些。

4．我常常很悲观。

5．我经常希望自己变得更好看些。

6．我觉得自己不如别人。

7．如果别人了解真实的我，那他们对我的看法会与现在不同。

8．在与他人的关系中，我挺黏人。

9．我常常害怕与他人关系太亲近。

10．如果我不担心这么多的话，我一定比现在快乐多了。

11．我有许多害怕不安全感的自我测试。

12．我隐藏自己的情感。

13．如果某人很安静，我可能会认为他对我不满。

14．我常常想知道别人到底怎么看我。

（上述问题回答"是"的个数为1～5个，缺乏安全感的程度可以接受，通过自我训练可拓展个性；上述问题回答"是"的个数为6～10个，说明中度不安全感，自我训练可改变你对世界的看法和你对生活的体验；上述问题回答"是"的个数在11个及以上，需要重建思维和感知方式。）

资料三：每日一语

● 焦虑的特点包括指向未来、大量灾难化想法，由言语而非由图像组成。

● 焦虑包括建设性焦虑和非建设性焦虑。建设性焦虑指导你采取直接的解决问题的方法来减少未来的威胁。非建设性焦虑让你精神瘫痪，并且使问题无法得到解决。

● 焦虑影响你的想法、行为、感觉以及跟他人的关系。

● 自我管理，让你保持准确记录焦虑的日记，这是帮助你控制焦虑一个很好的方法。

● 监测你的焦虑，保持记录你焦虑的内容、焦虑时间和焦虑程度。

● 人们趋向于为一些特定的主题焦虑，这些主题包括财政、健康、家庭、人际关系和安全。用你的自我管理记录去记录那些你经常焦虑的事情，这些恐惧就是你的核心焦虑。

第三节 GCBT-A 第二单元（MODULE TWO）

一、内容

小组继续建设 + 焦虑中的认知探索

二、目的

进一步提高团队凝聚力 + 了解不同认知（思维方式）对焦虑的作用

三、大纲

讲解认知行为治疗的三要素，认知 - 行为 - 躯体如何相互影响，认知想法如何引起情绪、躯体及行动上的变化，行动的变化又如何改变大家的认知想法，进而改变躯体感受。

对认知、行为和躯体症状进行解读与分析。找出核心信念。

四、操作流程

5 分钟　回顾家庭作业及一周以来的感受、进步及困难

15 分钟　团队建设游戏（2）

30 分钟　健教（2）

25 分钟　认知策略练习

10 分钟　分享讨论

5 分钟　布置作业 + 治疗师总结

五、家庭作业

负性思维探究及转换练习。

目标设定

1. 设定现实的目标。

2. 设定短期的目标和长期的目标　为了取得一种成功和掌控的感觉，要设置一些短期的目标；为了让这些短期目标明确，在你的脑中必须有一些长期目标。

3. 把你的目标制订得尽量详细。

4. 设定有意义的目标　记录焦虑情境的细节、想法、念头、身体症状及感觉。

六、自教材料

每日一语：详见资料二。

七、活动前治疗师的准备

负性自动思维探究表，每日一语。

游戏：盲人走路游戏介绍

首先两两分组，可以让成员随意找自己喜欢或感兴趣的想了解的成员组队，两个人一组，一个当 A，一个当 B。分工后将 A 定为领导者，B 定为闭眼的人，在 5 分钟时间内领导者带着闭眼的人走，要保证闭眼的人的安全，不要摔倒，领导者是闭眼的人的眼睛和腿，告诉他 / 她有什么障碍物，前面有什么东西，是什么样子、什么质地，闭眼的人尽情感受过程就好。5 分钟后治疗师拍手示意停下来，A、B 两个人交换，重复上述过程。

健教（2）：焦虑的认知

人们总是难以容忍不确定性和未知。因此人们倾向于通过想象和拼凑已知的情况来创造出"已知"。而当人们这么做时，通常会产生消极的想法，想象最坏的情况。

焦虑产生的认知过程：认知探索

1. 回忆最近一次引起你焦虑的情境，写下当时的细节。

2. 那个时候你是怎么想的？

3. 你有没有产生什么灾难性的念头？

4. 当产生灾难性念头后，你当时有什么感觉？

5. 躯体症状达到高峰相当快（大约 5 分钟），之后下降。而焦虑会持续增加。认知的改变可以停止这一过程。

6. 负性的认知是焦虑恐惧抑郁的"食物"。负性自动思维是一种习惯，或是一种"瘾"。

调整认知、减轻焦虑的策略和技巧

1. 减少导致起火的燃料　认知上，控制或转移灾难性的念头。

2. 熄灭火焰　认知上，增加积极的想法。

3. 重建　用这次经验中学到的技巧，在下次同样的情境下作出认知改变。

保持：3 步向前，1 步后退

1. 意识到有些期待是不现实的，如"我一定要做到永远没有焦虑发作"。

2. 接受这个观念——有些事情你无法改变。

3. 改变你能改变的事情。

GCBT-A 实操录音文字稿（第 2 次治疗）

时间：90 分钟

地点：北大六院

治疗师：2 位

参加人员：10 位（到场）

观察人员：3 位

记录人：1 位

一、回顾家庭作业及一周以来的感受、进步及困难（约10分钟）

治疗师邀请新成员李先生（第一次缺席）做自我介绍，大家表示欢迎。

治疗师（回顾上次治疗）：上次我们做了第一次小组治疗，大家相互认识，了解了焦虑的基本知识、焦虑的具体表现，包括非常突出的躯体表现、如何治疗以及相关的一些知识。给大家布置了一些作业，请大家做了一些记录，包括焦虑在什么情境下出现、当时什么感受、什么原因让焦虑总是出现等，不知道大家在过去的一周怎样？

组员 C：我吃完药就不怎么焦虑了。

治疗师：没有什么可焦虑的事情了？

组员 B：慢慢想，想开点呗。

治疗师：这个很重要，我们一会儿也会讨论怎么想就能想开，有时候焦虑的时候我们怎么想也想不开，身不由己。那么，其他人呢？

组员 G：我发现有一些小事情，不是持续很长时间，比如说工作，我是从2009 年开始带团队，本来是很内向的人，也不太愿意主动跟人交流，让我带领一个团体，有时候下属工作也达不到你的要求，那个时候，随时随地都想着团队的一些事情，还有家里的一些小事情，孩子出生之后，现在上小学，总是担心作业，催好几次，还是拖着，这个事情还是会有些小焦虑。其他的也跟大家分享下，之前休假了，好久没有这么做梦，梦到好多蛇，这么大的，还有这么小的，现在好像对这件事情没有什么了。

治疗师：梦到蛇，给你留下了很深刻的印象，如果有时间，我们也会探讨梦，大家可能不太了解，我的另外一个特长，就是分析梦（笑声）。有一本书《梦、自我、现实》分析了 100 个梦，也有蛇的内容。但是每个人的梦，结合到不同的情况，也可能会有所不同，有时间我们也会做一些探讨，感谢小 G 给我们的分享。

组员 F：上周就挺焦虑的，我们家准备换房子，是不是跟这个有关系？

治疗师：大家呢，觉得是不是有关系？

组员 F：换房子需要有很多事情，得卖了再买，有一个衔接的过程，还有就是现在吃氯硝西泮，别人给了一些，当时没看，后来看到 2 月份就过期了，这个是不是就没有效果了？

治疗师：可能还是有一些生活事件，我们有很多人，吃完药情绪稳定一些，但遇到事儿以后有波动，遇到事情，仍然保持稳定，这个才是真的好，假设平时挺好的，遇到事情波动，还是没有完全好。

组员 C：我是这周写这个（作业）的时候，有点拒绝，本来我生病以后，非常乐于跟别人分享，现在大家都焦虑，我不希望别人走我的路，别去错医院，一定一开始就上这儿，但9点钟开始写的时候，身体又出现症状。

治疗师：好，如果大家还希望分享的话，我们可以留到以后。我们先来做一个游戏，让大家进一步互相了解，让陈大夫介绍一下这个游戏怎么玩。

二、团队建设游戏：盲人走路（约20分钟）

副治疗师：2个人一组，一个当A，一个当B，大家先组队吧。

治疗师：大家就近或者对谁感兴趣、想更多地了解都可以组队，一会儿我们来玩"盲人走路"的游戏。

（组员结成两人小组；副治疗师讲解游戏）

治疗师：在这个过程中，我们会给大家制造障碍，比如椅子这会儿在这儿，一会儿可能搬到那儿。

（开始游戏）

（结束游戏，全体成员再次回到座位）

副治疗师：刚才大家都很投入，肯定会有很多想法和感触，有没有人有想说的？

组员B：我先说，当A的时候感觉刚才特别好，我挺爱帮人的，她扶着我的时候吧，虽然她付出了，但我这步子迈得小了，胳膊都有点酸，别的没有。

组员C：我说，之前生活中始终是A，一下子知道很多事情，特别享受B，A带着我的时候，我特别信任她，甚至步子比她大，上次就对她印象很好。

组员E：我接着说吧，一开始当A，由于天性吧，会把曾经看到的、之前没有看到的都告诉B，因为我从小到大就没计划，任何外力和胁迫都不会看到想要的结果，有了这个工作以后，发现沿着一条路走的时候，会看到不同的风景，会把看到的原本都告诉阿姨，但是随着时间的推移，好像变成一种潜意识，会越来越紧张，虽然说她一直肯定我、鼓励我，但是我想说的是，她确实有反应紧张的状态，她的紧张会反馈给我，我要说得更详细，让我看着前面10米，甚至20米，我以前都没有计划性，现在完全改了，这次活动，说感受也好，我觉得并不是性格影响情绪，而是走在这条路上，多看了、多想了、多分享了，可能收获更大。

副治疗师：我听到你感受到A紧张，你就把更多的东西呈现给她。

组员E：对，好像是一种责任。

治疗师：非常好，我注意到一个有意思的现象，我们说不紧张，但实际上，会有点小心翼翼，当然有可能有，有可能没有。当A的时候，我们很愿意去帮助别人；当B的时候，多多少少，尤其是在初期，会有点不敢迈步。我们并不是不信任，我们很信任，但还是不敢迈步，这种不敢迈步，主要让大家去体会两个层次的感觉，首先体验不控制的感觉。我们都习惯控制，比如规划、生活、刚才说到的团队建议、我们的职业、孩子，一步步地去规划。当我们不控制的时候，不习惯了，失控怎么办？房子怎么办？孩子怎么办？让大家体会失控的感觉。其次呢，让大家体会完全信任别人是什么样的感觉，我知道，大家在生活中都是很有能力的人，什么事都自己干，觉得对方可能干不好，我得自己干。但是呢，让大家体验自己不干，让别人来帮自己干，放松，信任，放手，完全相信别人。我建议大家可以看看，自己能干的事情先放一放手，信任别人，看看别人会做得怎样。

三、健康教育（约8分钟）

治疗师： 刚才都非常好，我们接着往下进行。上次我们讲了焦虑的基本知识，面对什么样的情境，反应都不一样，那么跟什么有关系呢？比如跟大家提到的例子，一升职就开始焦虑，那么会有两种不同的想法，一个想这是机会、很好的挑战，这是个积极的信念，可以展示我的能力，接下来会有积极的情感，有勇气想去挑战。跃跃欲试、想去挑战。认知带来这样的行为，还会带来一些感觉，就像跑步冲刺的时候，浑身充满了劲儿，全身处于一个很好的状态，这个时候没有时间焦虑、担心、去琢磨。

那么还有一种认知，我能力肯定到不了，有这个困难、那个困难，我肯定完成不了，我肯定失败，不是今天，就是明天，这种认识情况下会产生什么样的情绪呢？害怕、畏惧、紧张、焦虑。这样的情绪会带来怎样的行为和躯体感觉呢？失眠、睡不着觉、喘不上气、吃不下饭，产生很多负性的情感和行为，包括一些躯体感觉。所以，认知非常重要，很多情况下认知不是我们想改就能改的，我们可以探究看看，平常我们怎么想自己的，这些认知叫做自动思维。今天下雪，我要穿得多点，这是有意识的思维。如果平时老觉得我身体不好，我要感冒，老是穿得特别多，这个叫自动思维，不是我们有意识地想的，是不知不觉、自然而然地这么反应了。我们有的人天生乐观，有的人天生悲观，除了气质类型，还有从小到大的家庭环境、我们成长经历、自我发展等，到了二三十岁，开始不自觉地以某种方式去反应。说到这儿，大家都理解没有？就是以一个习惯的方式去反应。比如别人对我好，有的人心安理得，有的人受不了，就紧张，恨不得加倍还给别人，有这样的人吧？别人对自己不好，还能原谅，别人对自己好，就受不了。这中间，有很多自动思维。我们是怎么做出这样自然的反应的？其实是有一些过程的，只是我们自己不觉察，包括有人一上班，就焦虑地喘不上气、肚子疼，这中间也有自动思维。

我们常见的思维错误有哪些呢？非此即彼。什么是非此即彼？举个常见的例子，比如考试，要么就考好，要么就考坏，没有中间的，这个人，要么喜欢我，要么讨厌我，没有中间地带，要么是我的朋友，要么是我的敌人，我们可以想想，有没有这样一种情况？这件事要么就好，要么就不好。还有"极端化"，我们把事情想得极端，比如今天这个事情没有做好，领导没有表扬我，还深深地看了我一眼，没有表情，脸上没有笑容，于是我就开始极端化了——我给领导留下了非常非常不好的印象，这不行了，这印象扭转不过来了。容易把不好的事情极端化，比如这个也干不了了，那个也干不了了，我以后身体就算完了，这辈子都不行了，别人都能出去玩，我只能在家呆着了。

还有"贴标签",想着我来看病了,不好听,我的人生不行了,从此以后就是一个患者,给自己贴标签,贴不好的标签。

"以偏概全",即觉得这件事情不好,所有的事情都不好,这件事情失败了,所有的事情都失败了。孩子今天没有考100分,就想着,完了,这孩子怎么办呀?初中怎么办?高中怎么办?这一辈子怎么办?以偏概全也是我们常见的自动思维。

而最糟糕的是,我们觉察不到。通过练习,我们可以识别我们的潜意识。很多时候,情感主导我们的行为。我们现在要做的是,跟边缘系统对话,让我们的理智与情感对话,正确引导这种自动思维。

四、认知策略练习(约30分钟)

治疗师:大家手里有一张纸,常见的与焦虑相关的负性自动思维,我们举出了一些常见的想法,左边是典型的想法,很多人都有,大家可以在右边"相信程度"中给自己打一个分。如果在50%以上,提示我们容易出现这方面的自动思维。可以有意识地加以改造,大家可以自己看一下。大家边看,我边说,那么我们怎样用不那么极端化、不那么非此即彼、不那么以偏概全的思维来取代这些负性思维呢?比如说,我们接下来仍然分组,分成三组,大家一起做这个练习,怎么用好的、正性的思维来取代负性思维?比如说,"我必须得到每个人的赞扬,才能喜欢自己",怎么用相对来说客观的、正性的思维来取代负性思维?

组员E:不会每个人都喜欢你,你也不会喜欢每个人。

治疗师:对,很好。还有什么?

组员C:别人角度不同。

治疗师:可能喜欢我某一方面,不喜欢另一方面,对吧?

组员B:应该能包容。

治疗师:允许别人不喜欢自己,或者首先自己喜欢自己。

组员G:别人可能了解不了你。

治疗师:嗯,不喜欢我不代表不接纳我,可能是不了解我。

组员K:我觉得有时候,特别在意别人的想法,认识到这个特别不好,还控制不了。

治疗师:那我们需要想想,在意别人的想法,后面的自动思维是什么?

组员E:小时候想得到妈妈的认可?

组员K:可能是想得到别人的赞扬吧。

治疗师:帮你分析一下这后面的自动思维,别人喜欢我,我才能喜欢我,别人接纳我,我才能接纳我,别人说我好,我才是好。这就是你的自动思维。如果想改变,我认为我好,才是真的好,我喜欢我,别人才能喜欢我。这就是一个认知的替代。自动思维,常年累月,这么多年我们天天都在练习,现在突然用新的思维取代熟悉的思维,是非常困难的。第一步先认识到,回家再慢慢、慢慢去练习，接下来，我们分组，一起探究自己的自动思维，可以是列出来的，可以是没有列出来的，我们怎样取代负性的自动思维？接下来我们有20分钟时间讨论。

（大家分为3组讨论）

五、分享讨论（约17分钟）

治疗师： 大家谈论得怎么样了？这个呢，大家第一次接触，可能会有点摸不到头脑，怎么去探究自动思维？怎么去识别？怎么去替代？这是一个很复杂、很难的事情，这个需要长期的联系，我们今天只是给大家做了一个示范，而更重要的是，治疗结束之后，回去以后，每天反复地练习，可能是1个月、2个月、更久的时间，才慢慢地发现，自己的个性不知不觉地改变。大家经常问一个问题，"个性能不能改变？""江山易改，本性难移"，也不一定完全正确，并非不能改变，只是改变起来非常非常地难。我们刚才分成3个组，请大家介绍一下，感受怎么样？

组员 I： 我说一下我们组，大体比较集中，为别人着想，希望别人喜欢自己、认可自己，会有点压抑自己内心真实的感受，为大家着想，怎么对别人好，其实要先把自己照顾好。

组员 H： 如果别人冒犯我，我会报复他们，不知道别人会不会这样，我以前老是往前冲（谈到之前感觉受到的委屈）。

治疗师： 感谢 H 的分享。

组员 E： 其实每个人都有可取之处，不喜欢别人的地方，恰恰是自己的阴暗面。

治疗师： 等于可以从这个人身上得到动力。

组员 K： 不能承受别人看不自己，脸皮特别薄。

治疗师： 可以把自己的自动思维写在本子上，慢慢地去练习怎么替代、怎样才能喜欢自己、我有什么优点等，一步一步来。其他人有什么要分享的？

组员 C： 如果不确定一些事情，那么就无解吧。

组员 F： 不去想它，想让老公来操作，我本身也比较内向。

组员 B： 不管怎样，车到山前必有路。

组员 A： 可以找中介。

治疗师： 焦虑也是正常的，别人遇上这样的事情也会焦虑，越是成功的人，忍受不确定的能力也就越强。还有没有分享的，有愿意分享一下的吗？（过了一小会儿）J 有要分享的吗？

组员 J： 没有，比较喜欢倾听。

组员 B： 这（发的表）上面有"如果犯错误，就应该自我批评"。

治疗师： 犯一个错误，可能有自身的原因，也可能有外界的原因，不是说自我批评不对，而是还要从外界来看，分析外界的原因。

六、布置作业和治疗师总结（约 10 分钟）

治疗师：嗯，一个半小时的时间过得很快，请每一个人用一句话来总结今天的感受，来结束我们的治疗。

组员 B：理清了思路，先发现负性思维。

组员 G：刚才玩游戏的时候，体会了怎样充分地信任别人。

组员 H：换一个角度想问题，世界很不一样。

组员 J：（未发言）

治疗师：我们同样感谢 J，坐在那里，倾听我们，也是支持。

副治疗师：感觉大家很真诚，很温暖。

组员 B：……今天感受到每个人的不同。

组员 F：买房子的事情，大家的意见都很好，不那么焦虑了。

组员 K：我觉得得多喜欢自己。

组员 E：我想有一天……

组员 C：跟您一样……

治疗师：最后我想总结一下，感谢大家的参与，大家都很投入，需要大家回家后练习负性思维的探究和代替，（表格）左边是负性思维，右边是代替的思维，慢慢地，大家会发现有所变化。下一次，我们会讨论怎么巩固认知替代，焦虑出现的时候，怎么让身体放松。今天就到这里，让我们给自己、也给别人一些掌声。

（大家鼓掌）

资料一：负性自动思维探究表（表 1-2-3）

表1-2-3　负性自动思维探究表

典型假设的例子	相信的程度（0 ~ 100%）
我做每件事都必须完美	
如果我在某事上失败，那么我就是一个失败者	
我不能承受失败	
我必须得到每个人的赞扬才能喜欢自己	
如果有人瞧不起我，那我也应该瞧不起自己	
我不能承受别人瞧不起自己	
你必须用自己的人格给别人留下印象	
如果我不完美，人们不会喜欢我	
有些人比其他人好	
如果我不确定一些事情，那么它们可能无法得到解决	
在你做决定之前获得所有信息是重要的	

续表

典型假设的例子	相信的程度（0 ~ 100%）
我不应该抑郁（愤怒、焦虑）	
别人应该照我的方式做事	
如果我犯错，那么我就应该自我批评	
如果人们冒犯我，我会报复他们	
其他1：	
其他2：	
其他3：	
其他4：	

资料二：每日一语

● 坚持是控制焦虑的关键。改变不会在一夜之间发生，它是不懈努力的结果。

● 慢性的、不受控制的焦虑会影响人的很多方面。要了解你的焦虑的个人成本和益处。在你致力于改变之前，确保你仔细考虑焦虑的成本和益处。

● 为掌控你的焦虑列一份利弊清单，有助于你决定这样的改变是否符合你的最大利益。

● 一旦你决定改变，那就要致力于投资成功所需的时间和精力。通过订立一份契约声明，你会下定努力应对焦虑的决心，并作出承诺。

第四节　GCBT-A 第三单元（MODULE THREE）

一、内容

1. 继续学习认知策略。
2. 学习控制躯体感觉。

二、目的

1. 巩固认知监测及替代技巧。
2. 学会控制躯体焦虑。

三、大纲

1. 发现自身优点，重新认识自我。
2. 继续进行认知思维的纠正，打破惯例，分析与识别常见的负性思维习惯。

3．学习自我交谈的三个步骤：区分现实与想象；摆脱条件放射性思维；活在当下。

4．学习放松技术；通过呼吸控制身体感觉；掌握与练习喉式呼吸。

四、操作流程

10 分钟 家庭作业反馈及一周回顾

10 分钟 游戏

25 分钟 认知自我训练（健教 3）

30 分钟 学习控制躯体感觉（健教 4）+ 呼吸练习

15 分钟 分享讨论

5 分钟 布置作业 + 治疗师总结

五、家庭作业

识别焦虑，记录紧张焦虑时的认知 - 行为 - 躯体上的反应，进行呼吸与放松的练习与记录（自我训练记录表 + 呼吸练习记录表）。

六、自教材料

每日一语。

花瓶与人脸图片（焦虑和抑郁是自己的选择）。

七、活动前治疗师的准备

1．情绪 - 认知监测表，紧张 - 呼吸监测表，每周一语。

2．游戏 3：洗车游戏介绍

首先让成员们面对面站成两排，一端的第一名成员从中间走过，分别对两边的人说"你好"，对方回应"你好"，并说出对中间成员的正面评价或对方给你的感受，如很舒服、很踏实、很漂亮等。站在两边的人，"洗"从中间走过的成员，该成员继续往前走，依次进行这个环节，得到每个人的评价，回归队尾一侧，进入洗车队伍，另一端的成员站到中间，进行"被洗"。

3．健教（3）：可以通过自我训练改变焦虑的习惯

习惯需要被打破：

（1）习惯从本质来讲，是讨厌改变的。（马克·吐温说："戒烟是最容易的事，因为我都戒了上万次了。"）但是，习惯可以被打破。

（2）静态的物体总是会抗拒运动，人、焦虑、抑郁也是如此。最初的努力总是特别难，但随着恰当的鼓励、促进和指导，惯性最终会屈服于动力。

矫正条件反射式的负性思维：

GCBT-A 实操录音文字稿（第 3 次治疗）

时间：90 分钟

地点：北大六院

治疗师：2 位
参加人员：10 位（到场）
观察人员：3 位
记录人：1 位

一、回顾家庭作业与一周以来的感受、进步及困难（约 10 分钟）

治疗师（回顾上周的情况）： 大家这个星期发生了什么好的事、不好的事？分享一下。

组员 A： 房子涨价了，涨了 20 万。

（大家就此进行议论）

治疗师： 那大家有什么开心的事？

（大家两两议论）

治疗师： 咱们还是一个大组，先不进行分组讨论哈。

组员 B： 突然发现自己两个打架的性格。一方面感觉很舒服，另一方面，一牵扯到写作业，就联系到原来最痛苦的部分，还是有点拒绝，还是有些怕，不敢写。

治疗师： 不做作业的时候、过自己的小日子的时候还好，一做作业的时候就不舒服？

组员 B： 我就是有反应，所以这几段没有写。

治疗师： 嗯。别人呢？有类似的感觉吗？

组员 B： 我是比较重的，可能是。

组员 C： 我也是有一点点，一想到股票，就觉得有些紧张。

治疗师： 那大家完成这个作业的时候呢？

组员 D： 我就是感觉还挺不错的。尤其是在集中注意力的时候。集中注意力完成之后，我感觉自己平和了很多，在这个状态之中。尤其是这个星期，我感觉恢复得挺好。但还是一运动就比较累，如果看看书、养养花、浇浇水就好一些。但是这个星期，我家又买了一个小狗仔，它经常又拉又尿，需要不停拖地，但通过这样我感觉好很多，促进血流循环，冒冒汗，感觉好很多。

治疗师： 看来小 D 这周过得不错。其他人呢？过得怎么样？

组员 E： 我想趁此咨询一下，因为我正好在调整吃药的状态。然后这个星期我感觉工作很忙，下班的时候，吃完饭特别容易岔气。不知道跟这个病有没有关系，还是真的岔气了，尤其是要上来气又上不来的感觉。

组员 I： 是憋气那种感觉吧？

组员 E： 不是憋气，是岔气的感觉，有点上不来气的感觉。我不知道是病还是真的岔气了。

治疗师： 你觉得呢？你觉得哪种可能性大一些？

组员 E： 我觉得病的可能性大一些吧，因为确实是比较忙之后出现的，而这两天放松一些了就好一些了

治疗师：（表示肯定。接下来回顾上次内容，复习上周练习情况）

好，回家之后，大家的练习做得怎么样？

我们上次提到，大家在思考问题的时候会有一些习惯性的想法或做法，或者是极端化呀、贴标签呀，或者是非此即彼呀，大家这方面的练习感觉怎么样？有什么感受吗？

组员 B：我虽然不能写，但我一直在思考这些练习，我觉得帮助非常大。

治疗师：能举个例子吗？就是发现了怎样的自动思维？又是怎么替代的？

组员 B：我还是因为一些具体的事情吧，也是过来以后才有更进一步的认识，才知道太多太多都是我自己的原因。真是过多了，过于担忧，甚至于……其实都是自身的原因，知道这个了，发现确实是很多东西都是没有必要的。放下就好。

治疗师：嗯，非常好。

组员 B：我觉得真的，生命身体是第一，你身体立住了，房子那些事不是有你老公吗？我现在是完全都放下了，把身体搞得棒棒的，然后你再跟他共同处理。

组员 G：我现在特焦虑，因为我睡觉睡不好。

治疗师：睡觉睡不好，指什么？

组员 G：我老想着这个。

治疗师：你老想着这个，是什么情况？

组员 G：就是我焦虑的症状是心急、嗓子眼发凉，但不是这种情况。就是睡觉睡不好。

治疗师：我们睡觉睡不着、想不通，就是焦虑的表现。我们之前讲的身体发紧、岔气，这是躯体焦虑的表现。但别忘了，还有精神性的焦虑。紧张担心、思虑过多都是精神的表现，而且还会有很多灾难性的想法，我们容易把事情往灾难情况里想，觉得很可怕。

组员 G：我还做梦，梦见我买了一特别破的房子。然后老公搬进去之后，说你这儿怎么这么破、那儿怎么那么破。

组员 I：我想说一下，我觉得我俩心情都会受环境影响，现在秋天嘛，悲秋，虽然没有林徽因的长相，但情愫差不多。然后这个礼拜，12 月 1 号那天，这个雾霾重的，我透不过气来。这从来没有过，因为我的焦虑就是腿疼，从来没有过心跳加快、憋得慌，但我知道我阴天会难受，但没有这次这样，就觉得特别恐怖，像拍大片一样，感觉银幕上的东西变成了真的。我会戴口罩，我把那天的 QQ 留言都给改成"让大家注意环境保护"，那天我写的所有文案，第一行都是 2015 年 12 月 1 日北京市入冬以来雾霾最重的一天，但我后面写的都是好事。给各部门的文案都是这样，第一句不好，之后都是好事。然后转过脸又觉得腿又疼了，但不是那么疼，之后就心慌难受，这几天口罩都没戴，口罩没戴是因为霾退了。后来 2 号、3 号，我是那么喜欢太阳的人，把窗户全打开，把门都打开，让所有的人都能晒到太阳。后来我把 QQ 留言也改成"如果你的办公室在阳面，就把空调关上吧，因为我们的蓝天确实来之不易"。我好久不开车了，把家里的温度也设定得低一些。我不知道这是不是有点夸张了？

治疗师：嗯，非常好。大家怎么看？

组员 J: 我想分享一下，我出院以后，做梦，总梦见好像能飞起来似的，已经第三回了。

治疗师: 嗯，非常好。是飞得很轻快自如？还是？

组员 J: 起来了，离地了。

治疗师: 还有谁有过这样的经历？

组员 K: 哎呦，我终生、始终缠绕在这个梦里。

治疗师: 关键点是飞得起来还是飞不起来。

（另外 2 位组员继续分享关于飞翔的梦）

治疗师: 大家都很有潜质，有很多潜能没有被开发。我们说，在梦里飞得起来是比较轻快、平静、自信、能掌控局面的象征。所以，大家一定要去做发掘，都非常有潜质。还有些人做梦是飞不起来，想飞不行，发现大家都能飞得这么好，是个很好的现象。

二、游戏环节——洗车

治疗师: 好，今天我们的回顾就先到这儿。下面我们进行游戏环节，可惜 F 还没有到，其实这个游戏是特别适合大家的。我们先请副治疗师介绍一下游戏规则。

副治疗师: 这个游戏的名字叫"洗车"，大家排成两队，中间有一个人走过，分别对两边的人说"你好"，对方回应"你好"，并说出一个对中间那个人的正面评价，或对方给你的感受，如很舒服等。然后中间这个人继续往前走，依次进行这个环节。走到最后，归队，进入洗车队伍，另一端的成员站到中间，进行"被洗"。

治疗师: 洗车的时候，主要是站在两边的人洗中间的人。对他 / 她说一句什么呢？为了让车洗得闪闪发光，要说一句在团体中感受到的中间那个人的优点。我们要说一下我们所感受到的他人的优点。最后我们把这个人洗得闪闪发光。让他再回到队列中。

大家排队，进行游戏。

游戏结束，大家坐回大组。

治疗师: 非常有意思的游戏。主要是一些关于自我的图像，有一些是我们自己有的优点，但自己没有注意到的，有些可能有些夸大的评价，但没有关系，这些都是帮助我们更清晰地认识自己。副治疗师有什么要分享的？

副治疗师: 没有什么要分享的。我就是想知道大家在游戏过程中，是怎样的感觉？每个人，用一句话总结一下。

组员 A: 感觉很温暖，大家像一家人一样。

组员 B: 大家都享受其中。不论是赞扬别人，还是被赞扬。

组员 C: 很喜欢。我很喜欢这个游戏，比别的游戏还喜欢。

组员 D: 我觉得更了解了自己和别人。

组员 E：我觉得和大家有了更多共鸣。我觉得平时我们都自己带着药，我们把自己当患者。但像阳光、自信等特点，其实我们一直都有，只是在平时被自己或别人认为是过分要强等。我看到有阿姨含着泪，也是因为有了共鸣，重新发现了属于我们自身的优点。

治疗师：很不错啊，我们在外面的人都想进去洗一洗了。

副治疗师：是的，每个人都像闪闪发光的金子一样。我也希望大家都能看到自己身上的好，在意自己的好。

三、健康教育 3——可以通过自我训练改变焦虑的习惯

我们今天还要继续进行认知思维的纠正。我们上次也提到，改变认知思维的习惯是非常困难的，不是一朝一夕的事情。因为习惯是一种惯性，不需要借助外力的推动，现在我们要去打破这种习惯，那会容易吗？会自动发生吗？在我们了解这个原理之后，能自动改变吗？这个过程是需要付出努力，并且不那么愉悦的。可能会有些难受，因为要放弃习惯的东西，换成新的东西。那我们接下来继续这个过程。

每个人手里会有一个表——《负性思维常见的逻辑错误》（表 1-2-4），上次我们讲的是大的原则性的错误，这次我们具体到每一个具体的想法。比如，人身攻击，我们有时会想，我们工作上相处得不好，他对我不好，因为他是个坏人；或者，我们相处得不融洽，因为他是个坏人。我们不是就事论事，而是就事及人。这样，我们不是在解决具体的事情，而是攻击、评价我们接触的人。这样，我们以后就没有办法再和这个人接触、共事。所以，我们需要去做的是就事论事，而非人身攻击。这是其中之一。

我们今天的时间比较紧张，就由我给大家阅读并解释列表中提到的负性思维常见的逻辑错误。

（副治疗师提前把资料分发给组员）

表1-2-4 负性思维常见的逻辑错误

逻辑错误	例子	我是如何犯这种错误的	错误原因
人身攻击	他犯了错误，因为他是个坏人		
依赖权威	我父亲认为它是错误的 我们小的时候，可能父亲、母亲、老师会告诉我们，我们就去怎么做，比如我们要严于律己、宽以待人，每件事情要付出百分之百的努力，那之后我们就要继承这个信念，会从父母那儿得到判断，就要先吃烂葡萄再吃好葡萄，这并不是说我们真的去吃烂葡萄，但我们会先吃苦再享受 有些信念是从父母那儿继承来的，依赖权威。因为别人说什么，所以我们要怎样怎样做，而不是自己真正的想法		

续表

逻辑错误	例子	我是如何犯这种错误的	错误原因
习俗	通常人们都这么做 比如别人都要早起、都要跑步、晚上都要学外语，我为什么不能这么做？我肯定偷懒了、我不上进，这叫做遵照习俗		
情绪	我思考它的时候不高兴，这个问题一定本身就有问题 比如，刚才提到换房子的事情，我一想到这个事情就紧张，所以这个事情是不好的 情绪化是指我们做一定事情的时候会带入情绪		
恐惧	如果这样做，一定有不好的事发生 像我们惊恐发作的，就最容易出现了。如果我去拥挤或密闭的环境，就一定有不好的事情发生 如果我去挑战以前没有做好的事情，就一定会有不好的事情发生。再去想炒股票的事情，就一定有不好的事情发生。这些就是恐惧，恐惧会束缚自己 就是某些事情我就是不能干，干了就肯定不好。或者看到一只黑猫、看到一只黑狗，就是不好。所以走路的时候十分警惕小心。还有出门就得周三出去，周四出去就不行。这都是人为地给自己划分界限		
同情	同情是好的，但是过度同情不但会妨碍自己，也会妨碍别人。我不能这样做，如果我这么做就会影响别人 甚至有人觉得我就是不能追求快乐，假如我去追求快乐的话，就会影响别人，或者是剥夺了别人的快乐，或者是把自己的快乐建立在别人的痛苦上了，或者是我追求自己的快乐就不能体谅别人、照顾别人了。有时我们会这么想，比如有孩子了，我不能去拼命工作了，假如我去拼工作了，就不能照顾孩子了，就不能对自己好 这就是过分同情		
害怕被嘲笑	如果我这么做，别人会认为我是失败者 如果我去上前发言、争取某个上镜机会或者我当众表现自己、开年会的时候当众唱歌，别人会嘲笑我，别人会认为我是个失败者，就会有这样的担心。因此，有的时候，我们不好尽情地去表现自己		
妥协	如果我这样做，别人会生气 有的时候会有这样的想法。比如我们看电视，看什么？《芈月传》，老公想看球，看《芈月传》的话老公会生气，算了，我还是跟他一块看球吧。这就是妥协		
事后检验	我没能解决问题，我一定是个白痴 比如我没能做好这件事情，或者团队中的问题没能解决，说明我没有能力 事后用结果来评价自己，实际上有可能是过度苛责自己 这是事后检验		

续表

逻辑错误	例子	我是如何犯这种错误的	错误原因
赌博者错误	我肯定会有好运或者我已经输掉了很多，所以应该转运了。就是说，我已经这么倒霉了，所以我应该有好运了。可能因此会去过度冒险或者说，我已经输了这么多了，那么下次很有可能会成功。可能有赌博的心理，而不是客观地实事求是赌博心理		
联系	他和坏人在一起，他也是坏人我每次看到这个人的时候，我都会摔一跤，所以他也是坏人，会给我带来厄运或者我做什么事情，每次我失败的时候，同事就会有什么事情，那么我不能和他接触了或者我一到什么大厦就会紧张，那我就不能去这个大厦无关的联系		
缺乏想象	我想不出他这样做的任何理由，他一定是疯了和人相处的时候，觉得这个人简直不可理喻，或者这个环境不可理喻，一定是这个环境出什么问题了。但是我们没有去想、去分析可能有其他的原因无论是人也好，还是事也好，任何一件事情都有它的前因后果，而我们只是去排斥它们，而拒绝了进一步探讨的可能。缺乏想象		
错误的三段论	三段论是什么意思呢？因为 A 导致 B，B 导致 C，所以 A 导致 C那错误的三段论呢？比如说，没有哪个真正的男人这么做，他这么做，所以他不是真正的男人我们会这样推论。但我们可以看到，我们的前提是错误的。有时我们也会给自己设置这样的前提，即没有好人会这样做，我这样做了，我不是好人大家可以自己联想自己的例子，回家去做这个练习		
相对论	过于相对任何事情都是相对的，任何人都可以有不同的观点，所以不存在绝对的真实。这会导致什么问题呢？过于怀疑，而不愿去相信正性的、美好的东西		
灾难性崩溃	如果你做错了一件事，其他所有事情都会做不好、都会崩溃。大家有没有过这样的感觉？因为某件事情没有做好，那可能所有事情都做不好。如果今天晚饭没有做好，那就说明我连顿饭都做不好		

续表

逻辑错误	例子	我是如何犯这种错误的	错误原因
相关 =因果	把相关性等同于因果性 我们会看到这样的例子，很多吃了这个药的人都会这样，我也吃了，我也会这样。比如，有些人吃了安定类的药物会成瘾，我吃了，我也会成瘾 相关性和因果性是完全不一样的，中间有很多其他的影响因素。有些人做了电休克出现了记忆的问题，那我做了，也会出现记忆的问题		
小样本	因为我的一个朋友在"双十一"的时候在淘宝上买了一个东西，但不好，所以网上购物是不可信的，再也不能去网上购物了 或者，因为我的哪个朋友网上银行出了问题，所以网上银行不可靠。因为我的哪个朋友去旅游的时候摔断了腿，所以旅游是很容易摔断腿的		
强迫性选择	要么是 A，要么是 B。要么我就从此好起来、过上了幸福快乐的生活；要么我就永远都好不了，过着紧张痛苦的生活。不是 A 就是 B，但是却忘了，还有很多其他的选择		
混淆偏好与必须	我希望变得富有，我希望变得健康，我希望变得轻松，我希望变得幸福，所以我必须富有、必须健康、必须轻松、必须幸福		

治疗师：我非常快地讲了一下，大家有没有什么想法？

组员 A：关于灾难性的思维，就是担心有些事情会给自己造成很灾难性的打击，如亲人突然去世、自己突然不行了，那这该怎么克服呢？

治疗师：关于灾难性的思维，是想象之中担心有可能会发生，还是现实中已经发生了？（担心会发生）这是很关键的问题，大家怎么看？

组员 B：我曾有过一种经历，就是连下床扫地都做不好，这是现实发生的，然后担心自己还能做什么。

治疗师：大家就这两个问题，有什么想法？有可能发生灾难性的毁灭性事件吗？或者现实中发生了的不好的事情，对自己产生毁灭性的影响了吗？

组员 C：说到亲人去世，我现在正在经历。父亲前段时间病重，后来有一天突然去世。当时听到时心里很难过，后来很快就平静下来了。我觉得跟这几年的治疗有关，好像想开了，只想去回忆父亲对自己的好，而且趁着现在，要赶快对还活着的亲人好。这件事反而变成好事。

治疗师：我们很多时候都会遇到不幸，坚强的人遇到不幸会坚强面对，弱小的人只会逃避。我们要做坚强的人。

组员 D：我怀孕期间（那会儿还不知道自己怀孕），爷爷突然过世，我特别伤心。后来知道自己怀孕，悲伤的情绪好了一些，他们也说走了一个，又来了一个。后来孩子没了，我不知为什么特别怨恨爷爷，觉得是爷爷带走了孩子。

治疗师：刚才大家都分享了自己的经验。分两个方面——想象中的和现实中的。想象中的呢，是过度灾难化了，我们过度去强调不好的部分，尤其是想象中发生的事情，特别可怕。有一个关于"第二只靴子"的故事。大家听说过吗？晚上睡觉，他楼上的邻居脱靴子的时候总是要把靴子扔在楼板上，他就听到两个声音，第一声"啪"落在天花板上，第二声"啪"落在天花板上。有一天呢，只扔了一只，他就等第二只了，第二只迟迟不落，他就等啊等啊，等到第二天一大早，跑到楼上敲门，"第二只靴子呢？你赶紧扔了它！我好睡觉！"想象中的更可怕。曾经有个心理学家弗兰克·维克多，是犹太人，根据自己在集中营中的经历写了本书——《意义治疗》（活出生命的意义），也指出想象中的恐惧尤其可怕。因为如果真的发生了，我们可以去想办法解决，在想象中，你不知道它会在哪儿发生，也没办法去解决它。

假如是现实中发生的，我们要去接受，如何接受呢？我们有一个自我交谈的步骤。

假设性的自我交谈有三个步骤：第一步呢，是把现实和想象分开。当我们为一件事担心时，可以问问自己，这个想法是想象中的还是真正发生的。哪些是事实？哪些是想象？分清现实和想象。第二步，是摆脱条件反射性思维。刚才提到，扫不了地了，就觉得自己什么也干不了，这是犯了什么思维逻辑错误？（条件性思维）是哪个条件性思维在起作用呢？（连扫地这种小事都做不了，什么也干不了了）这是一种自动出现的思维，我们把它记录下来，然后怎么去改变呢？扫地做不了，但你可以帮助大家打印需要的列表呀，这也很有价值。扫不了地不代表你是个失败者，你可以做别的呀，也可以做得很好。第三步，放下。大家都听说过一个概念，活在当下。活在当下最重要的概念是随它去，我给大家讲一个禅师的故事。有一个人对生活充满了疑惑，打算去寻道，去寻访很多人。有一天在路上，远远地看到一位禅师，担着一个担子，一看就是个高人，他决定上前寻道。于是问道："禅师，怎么才能解脱呀？"禅师什么也没有说，只是把身上这个担子放下了。放下担子，这个人就理解了。然后他又问了个问题，那解脱之后会怎么样？大家觉得呢？担子一扔，直接走了？不是，解脱之后如何呢？禅师还是什么都没有讲，只是把担子重新挑在肩上，继续前行。解脱之后并不是没有变化，而是更能去承受这些担子。担子是必要的，我们的人生永远都有担子。卸下担子，你歇一歇，但是解脱之后我们依然挑着担子继续前行。

还有，大家有没有学过跳舞？大学接触跳舞的时候可能有了解，"滴答滴，滴答滴"，三步，刚开始学的时候，是不是都是看着自己的脚，生怕自己踩到别人、会走错？学会之后，还看吗？不会看了。当我们太专注于自己舞步的时候，我们就忽略了音乐。当我们全身心地享受音乐的时候，我们的脚自然就跟上了节拍。这个叫随它去。包括游泳。游泳的时候想着我是先伸胳膊、伸腿，再呼吸等，很费劲。但当你享受在水里的感觉时，你自然就漂起来了，人在水里是可以自己漂起来的，只要你别折腾。这也是随它去。

好，这些就是自我交谈。

自我交谈有三步。自我交谈还有注意事项：首先，要改变掌控局面的想法。掌控局面的想法往往是条件反射式地自然出现的，我们并非是完全抵消这些自动的思维，让它一点也没有，这样又过度了；而是识别这些思维、抑制它们、调整它们，让它们别误事。这就是改变掌控局面的想法。其次，改变习惯是很困难的，就像一只脚在油门上，另一只脚一定在刹车上，所以很可能是前进两步后退一步，这个星期好一些，下个星期就差一点。我们要有耐性。这些是自我认知方面的矫正。给大家发了两个表。其中一个是《情绪-认知监测表》，在这个表中，有在什么情境下出现哪些情绪、精神上的焦虑和躯体上的焦虑、出现哪些自动反射式思维、我们用怎样的想法去替代它、矫正它。关于这一部分大家还有什么问题？

组员 A：这个表是怎么填？每天还是怎样？

治疗师：建议大家有时间的时候、愿意填的时候填，因为如果说每天填，大家可能会觉得有压力，总觉得自己还有作业没有做。什么时候做呢？当你想做的时候，当你觉察到自己焦虑的时候。

四、健康教育4——学习通过控制呼吸来控制躯体感觉

治疗师：好，之前我们讲到，紧张的时候通常我们有过度呼吸。觉得憋气、喘不上来气、手脚发麻，人在紧张的时候通常呼吸是越来越浅的，像我这样（模拟紧张时的呼吸），浅快呼吸。这样呼吸不好的地方是什么呢？通常吸得过快时，吸进去的气体不足，呼气过度，当我们过度呼出二氧化碳，会出现呼吸性碱中毒。如果大家看美剧，会发现，一个人紧张的时候会做什么呢？套一个塑料袋，为什么？塑料袋里的二氧化碳聚集，会增加二氧化碳的吸入量，减轻碱中毒。在呼吸性碱中毒的状态下，我们会怎样呢？就会手脚发麻、头晕、氧气不足，进一步地血压升高、心率加快，加重躯体焦虑。所以呢，紧张时，我们可以先从呼吸做起，先调整呼吸。

大家有表吗？我给大家一分钟的时间，大家看一下自己的呼吸频率。一呼一吸为一次。

好，大家的呼吸频率是多少？（7～30次/分）

通常来说，我们在平静时的呼吸是12次/分；在什么情况下会快？紧张的时候，可以到20次/分、30次/分，有些人惊恐发作时，要打110的那种情况，可能会到40次/分。在平时，大家有意识地去锻炼、减慢呼吸时，尽量控制在12次/分以下。可以看表，但可能会引起别人的好奇。另外一个办法是自己数数，吸气的时候数三下，呼气时也数三下，吸气是吸入能量，呼气是呼出负能量、获得平静。好，吸气1、2、3，呼气1、2、3。有的人一提到深呼吸，反而不会呼吸了。今天教大家一个新方法，喉式呼吸。

练习喉式呼吸

大家练过瑜伽的话可能有接触，喉式呼吸是瑜伽中的一种呼吸方式。有些呼吸方式是为了获得能量，而喉式呼吸呢，主要是为了获得平静，减慢心率、降低血压，还有对调节我们的睡眠有好处。第一节中提到，交感神经是让我们兴奋、做好战斗准备，而睡眠时主要是副交感神经在发挥功能。喉式呼吸能提高副交感神经的功能，因此有助于睡眠。它的好处是，无论什么人、什么地点、什么姿势、站坐开车等，都可以做。怎么做呢？大家看我。

首先，有意识地让喉部紧张起来；吸气时，大家听，会发出类似"si si"的声音，这个时候喉部是紧张的。这个声音是怎么出现的？是气流通过关闭的喉门、冲击咽喉壁发出的。这个在瑜伽中叫做"海潮的声音"，像大海涨潮、落潮一样。（笑）我们刚开始学的时候，也笑来着。但后来发现真的有用。有时我开车的时候，也会有意识地做。呼气的时候大家听，类似于发出"哈"的声音。大家感受一下，喉部紧张的感觉。

这样做的好处是什么呢？当喉部紧张、关小声门时，自然就减少了吸气，呼吸自然就延长了，自然就超过数5下的时间，达到深呼吸的效果。另外，在呼吸时想象气流、海水冲击咽喉壁，发出大海涨潮落潮的声音。

大家练习。不要太快、慢一些。不要憋气。

大家感觉怎么样？（组员：很放松、感觉要睡着了。）

大家一起练习，直至每个人学会。

实在学不会的，练习每分钟12次呼吸，其他都不用去想。

与深呼吸不一样的是，深呼吸时容易腹式呼吸。每个人都可以去选择更适合自己的呼吸方式。但喉式呼吸有缩喉的作用，能帮助大家放松身心。当然，不一定非此不可，可以选择最适合自己的方式。

五、布置作业和治疗师总结

治疗师：回去之后，大家需要完成两个作业，一个是《情绪-认知监测表》，另一个是喉式呼吸，随时随地都可以去做，比如排队时紧张、有时觉得累了等，都可以去做，做五个十个都好，但注意不要憋气。

不会喉式呼吸的，就数表，一分钟12次以下，7次、10次更好。

再做3个喉式呼吸，咱们就结束。

这次咱们学了喉式呼吸，大家要去练习，随时随地都可以做。

资料一：常见的负性思维的常见逻辑错误（表1-2-5）

表1-2-5　常见的负性思维的常见逻辑错误

逻辑错误	例子	我是如何犯这种错误的	错误原因
人身攻击	他犯了错误，因为他是个坏人		
依赖权威	我父亲认为它是错误的		
习俗	通常人们都这么做		
情绪	我思考它的时候不高兴，它一定有问题		
恐惧	如果这样做，一定有不好的事发生		
同情	我不能这样做，会影响别人		
害怕被嘲笑	如果我这么做，别人会认为我是失败者		
妥协	如果我这样做，别人会生气		
事后检验	我没能解决问题，我一定是个白痴		
赌博者错误	我肯定会有好运或者我已经输掉了很多，所以应该转运了		
联系	他和坏人在一起，他也是坏人		
缺乏想象	我想不出任何他这样做的理由，他一定是疯了		
错误的三段论	没有哪个真正的男人这么做，他这么做，所以他不是真正的男人		
相对论	任何事情都是相对的，任何人可以有不同的观点，所以不存在真实		
灾难性崩溃	如果你做错了一件事，其他事情就会随之崩溃		
相关＝因果	很多做了 X 的人都是这样，他也做了，他也是这样的		
小样本	我的 2 个朋友做 X 失败了，所以不能做 X		
强迫性选择	我必须在 A 或 B 中做一个选择		
混淆偏好与必须	我希望变得富有，因此我必须富有		

资料二：情绪 - 认知监测表（表1-2-6）

表1-2-6　情绪-认知监测表

日期/时间	发生情境	出现情绪或感觉	具体的想法	矫正想法
例如 2015.10.25	下周要面试，临睡前突然心跳加快，觉得自己没有复习好	焦虑，担心，恐惧，慌张，心跳加快，紧张	我没有复习好，肯定过不了 （绝对化思维、灾难化想法，以偏概全） （找到具体的认知歪曲并进行改正）	不一定吧，也许会有好运气 不着急，我还有一周的时间准备，现在不用那么担心，好好复习我就可以考过了

紧张 - 呼吸监测表（表1-2-7）

表1-2-7　紧张-呼吸监测表

日期/时间	发生情境	紧张的躯体感觉	呼吸的频率、持续时间	效果
例如 2015.10.25	下周要面试，临睡前突然心跳加快，觉得自己没有复习好	心跳加快，呼吸急促，身体僵硬，胸部压得慌，憋气，感觉快不行了	103次/分 5分钟	喉式呼吸后没有那么紧张了，好像肌肉放松了点，然后就开始有困意了 焦虑评分中7～9分

资料三：每日一语

- 你的神经系统由一个加速器（交感神经）和一个刹车系统（副交感神经）组成。如果你感到特别焦虑，证明你的脚在踩油门，制造很多不愉快的症状。
- 放松技术如渐进性肌肉放松、腹式（膈肌）呼吸、引导想象、冥想，可以激活你体内的刹车，让你的神经系统放松下来，起到抗击慢性压力的效果。
- 记住放松是一种技术。持续的练习可以提高你安抚自己和抵挡焦虑的能力。为了使得效益最大化，建议每天花 20 ～ 30 分钟练习这些技术。
- 通过不同的技术练习找到哪一种是对你最有效的。同时尝试将你经历的症状与之进行匹配。
- 在放松练习期间，保持被动的态度。你越努力想要放松，你会越难放松。

第五节　GCBT-A 第四单元（MODULE FOUR）

一、内容

认知策略的进一步深化；处理身体紧张，控制身体。

二、目的

进一步掌握呼吸技术，学习渐进式躯体放松。

三、大纲

1. 认识焦虑情绪下出现的三级反应：躯体反应，认知反应，行为反应。
2. 细化各级反应的主要表现形式。
3. 区分焦虑产生的内在因素及外在因素。

4．学习练习渐进式肌肉放松技术。

5．运用所学知识及技术现场模拟练习。

四、操作流程

10 分钟　作业反馈＋一周回顾

15 分钟　放松技术讲解（健教 5）

20 分钟　治疗师指导下放松练习

15 分钟　游戏 4：关闭和打开

10 分钟　分组自我练习（视情况可与上一环节合并）

15 分钟　分享讨论

5 分钟　总结＋留作业（认知深化——人生需要思考的 7 个问题）

五、家庭作业

人生需要思考的 7 个问题：详见资料一

渐进式肌肉放松训练

六、自教材料

每日一语：详见资料三。

七、活动前治疗师的准备

1．毛绒玩具，放松训练音乐，阶段性评估表，每日一语

2．游戏 4：关闭和打开

先让组员故意在椅子上蜷缩身体，抱住某物品（焦虑／病症的象征，指导组员体会被焦虑束缚的体验）。随意点选另一组员帮助自己打开身体，并取走物品。可以用语言或其他肢体方式（注意不可暴力或不合体），过程中，蜷缩的组员直到感到身心较为轻松，才可打开身体，交出物品。

3．健教 5：放松训练

放松是控制焦虑症状的一项重要技巧，但需要练习一段时间后才能逐渐放松。

放松技术

基本原理：当一个人焦虑时，他（她）会出现三部分反应。

（1）身体：心率加快、出汗、肌肉发紧等。

（2）行为：逃避、赶快离开。

（3）认知（思维）：负性想法"我要崩溃""解决不了"。

以上每部分的反应程度及顺序每个人都不一样，一般是先身体紧张，然后是负性思维，反过来又加重身体紧张，陷入恶性循环。

所以，我们首先通过放松来处理身体紧张，反复练习之后我们可以学会控制身体。

步骤:

1．识别紧张　可以帮助我们预测或及时发现我们的紧张,以便当即处理。

(1) 你身体的哪些部位容易紧张?

(2) 这些部位紧张时的感觉是什么?

(3) 哪些内在因素导致你紧张? 愤怒或挫折? 孤独? 无自信? 害怕?

(4) 哪些外在因素导致你紧张? 别人对你说话的方式? 大的噪声? 排长队或者等红绿灯? 他人的注意?

2．放松技术　渐进式肌肉放松。

GCBT-A 实操录音文字稿(第 4 次)

时间:90 分钟

治疗师:2 位

参加人员:10 位(到场)

观察人员:2 位

记录人:1 位

一、回顾家庭作业及一周以来的感受、进步及困难(约 10 分钟)

治疗师(回顾上周的情况): 今天是第 4 次团体了,希望大家在每一次的团体治疗中都能有收获。过去一周大家过得怎么样?

组员 A: 我还是觉得浑身疼。最近一直在练习喉式呼吸。

治疗师: 练的效果怎么样啊? 有遇到什么困难吗?

组员 A: 我过去闭气比较多。现在能集中了。

治疗师: 就是不闭气不憋气了,一屏气的时候其实也是紧张的状态,那通过练习,现在觉得放松一些吗?

组员 A: 能放松了。

组员 B: 我是比较明显的。最近每天早上我都会做乱七八糟的梦,一睁眼就不知道做得什么了,但心率比较快,一测发现心率快,我就做喉式呼吸,心率马上就慢下来了。

治疗师: 那很好啊。大概做几次,心率能降下来呢?

组员 B: 6 ~ 8 次。平时晚上做,做 3 次就困了。但我想问问您,您的气是怎么发的?

治疗师:(示范) 嗯,非常好。这确实是需要不断地练习。

组员 C: 我也是。做几次,就觉得睁不开眼、犯困。但后来做好像没有第一次做那么明显。感觉伴着音乐效果更好一些。我吸气的时候感觉是海水在涨潮,呼气时想象海水退潮。跟着这种节奏走的时候,感觉还挺好的。我这几天好像只有一天晚上睡得不太好,其他时间都睡得很好。

治疗师: 还做梦吗?

组员 C: 不怎么做了。那天没睡好也是因为喝了一些红酒。

治疗师： 大家都说酒，尤其是红酒，少喝一些能助眠，但其实酒是会影响睡眠结构的，延长浅睡眠，缩短深睡眠，影响睡眠质量。

组员D： 中午吃了优菲，是不是不能喝酒？

治疗师： 不管是中午吃药还是晚上吃药，最好都不要喝酒。

治疗师： 其他人呢？或者一些其他事情，很影响我们自己的一些事情？分享一下？

组员E： 有天突然发现，同学聚会，我很紧张，带着一盒药过去，后来发现丢了一盒欣百达，我想着要么自己减减量，要么自费买。

治疗师： 情绪很受影响吗？

组员E： 没有。当时经理他们很多人还帮我来着。

治疗师： 药最好不要减量，尤其是突然减量。

组员F： 我说一些开心的事情，我这周状态特别好。上次咱们练习了负性思维，但我觉得我自己好像不存在这样的类似问题，不需要做这方面的练习。我原来也做梦，晚上吃药睡眠会好一些。但梦的基本都是关于工作的事情。

治疗师： 嗯，I怎么样啊？

组员I： 我这周状态不太好，没怎么做练习。一直看着小狗、拖拖地什么的。注意力全部放在小狗身上，没精力去看这些，没练习。我把喉部呼吸法教给我老公了，没一两分钟他就睡着了。

治疗师： 他倒练得挺好呀！其他人呢？

组员G： 我工作用脑太多了，我感觉工作几天心脏就不舒服，特别紧张。

治疗师： 那紧张的时候怎么做呢？

组员G： 因为办公室人挺多的，不能做这个练习。

治疗师： 其实，是可以做的。无论什么场合、什么时间、什么姿势都是可以做的，当然不用刻意去发出喉部这种声音来。我们之所以告诉大家发出这种声音，是一种标志，喉部呼吸可以发出这种声音，但不用刻意追求这种声音。自己只要是用喉部呼吸，把注意力放在喉部，延长呼吸，就可以了。什么场合都可以做的，开会的时候，和大家坐在一起的时候。无论何时何地都可以做。

组员G： 好，我试一下。

组员H： 我有天下午做了会儿练习，练了一个小时吧，呼呼出汗。

治疗师： 做的时候反而出汗了？主观上觉得减压了吗？

组员H： 没觉得。我平时做这个，也老出汗。

治疗师： 那出汗，你觉得是一种好的感觉还是不好的感觉？

组员H： 好，感觉挺舒服的。

治疗师： 那不错，血脉畅通了啊。K呢？有什么想说的吗？

组员K： 我还是不会练。但我最近睡眠好多了，最近睡得好了。

组员A： 我和她一样，以前负面情绪不明显，主要练呼吸了。我以前都做一些平和的梦，但我昨天晚上做的是噩梦。

治疗师： 好，我们有时间的话，再讨论你的梦。我们上一次练习的是喉式呼吸,喉式呼吸是呼吸的一种。让人放松的呼吸有很多,有些人用腹式呼吸,有人用喉式,有人用其他的,甚至有220多种的呼吸方式。为什么上次介绍的是喉式呼吸呢?因为相对来说,它比较容易掌握,比较能够平衡呼吸。我们上次讲到,为什么焦虑的时候容易手脚发麻、头晕眼花、血压升高、看东西模糊等?是因为我们往往呼吸过多过快,为什么我们没有推荐腹式呼吸?因为腹式呼吸如果练得不对,会造成大脑中的氧气过多、二氧化碳过少,造成人为的呼吸性碱中毒的状态,因此会出现一系列上面说的头晕、眼花、发麻等表现。什么是喉式呼吸呢?其实非常简单,把喉部当成一个门、一个声门,关了一半,关窄了,窄了会怎样?气体进出自然就慢了,呼吸自然就放慢了,以此调整呼吸的节奏,调节体内氧气和二氧化碳的浓度。很简单,就是把门关一半,关一半气体进出自然就慢了。如果确实掌握不了喉式呼吸,或者体会不到那种感觉,只要放慢呼吸节律就可以。可以掐表,一分钟不要超过12次。就是,吸气1、2、3、4、5,呼气1、2、3、4、5。默默地数着,差不多就是12次。那我们再一起练习一下。

我们先放松。先把腿放平,肩膀放松,把注意力关注在自己的喉部,有意识地关闭一部分,让它有些紧张。慢慢地吸气、呼气……大家慢慢做,吸气的时候想着海水慢慢地涌过来,涌入我们的身体;呼气的时候想着海水慢慢地退去,退到海天交界的地方,直到看不见为止。把身体里的所有气体、废气都慢慢排出去,排到天地尽头。海水慢慢地涌上来,气体慢慢地进入我们的身体,灌注到身体每一个细胞,直到吸不进空气之后,再想象海水慢慢退去。

好,大家可以再做5个左右。

做5个左右,我们睁开眼睛。很好,大家不要睡着了。

组员 B: 我觉得有点闷,是不是因为紧张?

治疗师: 是的。是因为紧张。既要喉部紧张,又不要使劲憋着它,适度紧张而已。有一点啊,大家别窝着,窝着容易憋气。还有一些其他要点,过会儿再讲。身体一定要打开的,只有喉部是紧张的,其他部位都是打开的,身体是直的,肩膀是放松的,否则气就会窝在这儿。

二、健教 5——放松技术讲解

好,今天我们会做一个游戏来练习整个放松技术。在做游戏之前,我们要先讲一些东西,然后结合我们的学习去做这个游戏。

关于认知的矫正,关于我们对待事物一些习惯性的、极端的看法,大家回去之后继续练习。当然不用每天都练,但遇到事的时候,比如这件事情我的情绪反应比较大,我们就尝试着改变,用不同的角度来看待这件事。那样放松技巧更容易些,可以随时随地地练习。今天我们要学习的是渐进式的肌肉放松。呼吸是我们的工具,用呼吸来干什么呢?让我们全身放松。

之前我们讲过焦虑时会有三方面的反应,大家还记得是哪三方面的反应吗?

紧张焦虑时，首先是身体的反应。身体的反应是不受控制的、不由自主出现的，比如我们熟知的心率加快、肌肉发紧、呼吸急促等，这些是不受我们意识控制的，在你还没有觉察到你的紧张时，身体就已经出现了这些反应了。比如说我们要上台讲话，快轮到你时，就开始心跳加速，那么这个时候就会出现一个认知、一个想法，这个想法相对来说来得更慢，比如"哎呀，我又紧张了，这个情景我解决不了，我会出丑，我快崩溃了，我受不了，再呆一分钟的话我会失控了"，就会出现认知思维上的反应，有解决不了、要失控了等感觉。再有就是行为，赶紧躲开，赶紧逃开、离开，在地铁上赶紧离开地铁，在飞机上赶紧下飞机，这是当时行为上的反应。当类似的反应反复出现时，我们就会回避，类似的场景我们就不去了，地铁不能坐了，自己开车不能开了，飞机不敢坐了，不敢出门旅游了，下周要年终总结上台讲话，提前一个星期就开始焦虑了等。出现认知行为反应之后，通常怎样？我们的身体会更加紧张，不由自主就屏住呼吸、不呼吸了，一憋住就更加重恶性循环。那我们要处理什么呢？因为认知不是一时半会改变得了的，是长久形成的。但一般来说，身体比较容易控制。当身体不紧张的时候，我们的认知一般也会放松下来、不紧张了，接下来我们的行为也会松弛下来，不再逃避。所以，其中一个环节是我们如何处理身体的紧张。身体紧张有两个特征，可以帮助大家去识别，一个是呼吸的浅快或者是憋着或者堵在嗓子眼，大家可以回想一下；喉式呼吸虽然是把声门关闭一半，但是呼吸不受阻，只是减慢了速度，气体是在流动。还有一个是肌肉紧张，你不自觉地会手攥紧、肌肉发紧地疼，有时会紧张得脖子梗着疼，头疼是头部的肌肉在紧张，胃疼也是胃部的平滑肌不由自主地在紧张。这些是肌肉的紧张。

那我们怎么办呢？呼吸不能过快，也不能过深，否则会造成吸入氧气过多。

另外我们要识别紧张。很多时候自己跟自己讲，不要紧张、我不能紧张，但其实紧张这种状态已经出来了，但自己不知道。

第一步，我们要识别紧张，我们要思考几个问题：首先，我们回顾一下，你身体的哪些部分容易紧张？当这些部位紧张时，感觉是什么？每个人可能都不一样。你识别这个部位之后，先有意识地把注意力放在这个地方。刚才大家已经描述了这些部位紧张时的感觉是什么，当出现这些表现时，自己就先去处理这些症状。大家可以把这些问题记下来，等回家之后，把每个问题都核实一下。

接下来我们要想一个问题，哪些内在因素、自身的原因会让自己紧张？比如说是在愤怒的情况下，别人对自己很无礼、侵犯到自己、自己很愤怒的情况下就出现类似的感觉呢？还是在受到挫折的时候，想干一件事投入很多，但怎么都干不出，很挫折的情况下出现类似的感觉呢？我们要去分析。有人是在愤怒或受到挫折的情况下出现类似的感觉，有人是在孤独的时候出现，一个很普遍的现象是需要人陪，一个人在家的时候就容易出现。有的人自我感觉不好、自卑、觉得自己没有价值的时候，觉得自己不如别人、自己怎么这么笨、这么没用，在类似的负面、不自信的时候出现。有的人是在害怕的时候出现，有些是具体的害怕，比如我去一个地方感到害怕；有的是抽象的害怕，如领导交给一个任务，或者自己需要应对一个复杂的任务，觉得我肯定完不成、做不了的时候。我们可以想一想，我们每个人是在什么情况下出现的？大家可以说一说。

组员 D： 睡觉以后，早上起来觉得特别乏特别累。睡得好的时候感觉好，有的时候做梦很多，觉得乏累。有的时候，自己害怕的时候，包括拖地的时候，腰部特别乏。有的时候坐地铁也会。

治疗师： 你刚才说的这些，要把它们记下来。有内部的因素，有外部的因素，要把它们区分开。区分的目的是更加容易地去识别。回去记录的时候也要区分。大家看一下，先看内在因素，在哪些内在因素的影响下自己更容易出现紧张？

有些人在外在因素下更容易出现紧张。外在因素也可以引起紧张，比如别人对自己说话的方式，如有人觉得对方说话特别没有礼貌，特别趾高气昂、颐指气使，或者特别支配等，自己就会很紧张。还有些人是对大的噪声、嘈杂的环境，如人一多一乱就开始紧张。有的人是排长队或者等红绿灯的时候会很紧张。还有是别人注意自己的时候会紧张，别人不注意自己时没事、很放松，一旦成为焦点人物或者察觉到别人看着自己就开始紧张，有吗？（有）我们习惯于自己成为别人的焦点。

我们讲了内在因素和外在因素。那在我们小组中，有哪些内在因素和外在因素？大家可以分享一下。

组员 B： 外在因素，是总觉得自己没成功过，做什么事都不行。（讲述自己的工作、婚姻等不愉快的人生经历。）

治疗师： 我理解的是长期外界的负面事件导致内心的负面想法，觉得自己不成功。我们每个人都有这种需求。但我们要看看，我们能改变环境的时候改变环境，改变不了环境的时候也可以满足自己的需要，看还有什么其他方式能满足自己。其他人呢？有哪些导致紧张的内在和外在因素？我们区分清楚，就可以在以后更好地识别它们，并及时应对。

我们今天的时间有限，但回去之后大家都要按照这个方式去总结一下。因为我们小组治疗就一个半小时，可能很愉快放松，但如果不持续做这个作业，不持续改变，那 7 天之后可能仍会回到原点。或者可能我们 8 次小组治疗结束之后很好，但一个月之后又回到原点。所以需要大家每天回去之后都要练习。

接下来我们要做渐进式的肌肉放松。大家不要觉得只有放松才是重点、才需要学，不是这样的，如果没有之前的铺垫而只有放松的话，效果可能不会明显。

那现在我们开始做渐进式的肌肉放松。

每个人都像我一样，手里的东西可以放一放了。坐得很舒服，两条腿平着放在我们的前面，舒服地坐在椅子上，我们可以轻轻靠在椅子上，但不要窝在上面。注意我们的肩膀，肩膀是最容易紧张的地方，让我们的肩膀放松地轻轻靠在椅子上。胳膊也不要使劲，轻轻放在我们的腿上。接下来，我们闭上眼睛，全身放松。

首先，我们做几个呼吸。能用喉式呼吸的就用喉式呼吸，不能用喉式呼吸的我们就放松、减慢呼吸的频率。我们一起来，做 5 个。我们深深地吸气，想象海水，把所有新鲜的气体吸入我们的身体里，再缓缓地呼出去。吸气的时候想象带着深深的能量，进入我们的身体，进入我们的腹部，进入我们的血管，进入我们的手指，每一个手指。气体流动，甚至到达我们的脚趾，每一个脚趾去感受气体的到达。呼气的时候，想象气体交换之后，慢慢地排出去。每一个细胞的废气都被排到很远很远的地方。海水慢慢地退去。新鲜的能量又慢慢地进来。保持这种呼吸的状态，让海水自由地涨潮、退潮。尽管我们不去注意它，但每天大海都在这样运动。这是大自然自然发生的状况，我们的呼吸也同样如此。那我们把呼吸交给大自然，让它自然地去运动。

我们把注意力放在头顶，想象每一次吸气的时候都有新鲜的清凉的充满能量的气体进入我们的大脑。让我们的头顶去放松，从头皮开始逐渐去放松，到我们的耳朵，到我们的后脑勺，到我们的前额。去想象，开始放松了，舒展了。现在把注意力放在眉毛上，放在眉间，眉间都慢慢舒展开，我们每一个人都不皱眉，眉间逐渐舒展。额部的肌肉放松，眉间的肌肉放松，现在我们把注意力放在我们的眼皮上，让我们的眼皮也放松，轻轻地搭着，不使劲。眉毛不使劲。接下来让我们的脸部肌肉也放松。我们的嘴放松，不使劲。不咬着牙。让我们的下巴放松。对，整个的面部非常平和，也很柔和。我们停在面部，停留一下。大家体会一下放松的感觉。好，非常好。

我们接着往下走，下面把注意力放在脖子上，脖子的后部。脖子是非常容易紧张的部位，让我们的脖子既不后仰，也不前伸，我们让脖子的每块肌肉都放松下来。让我们的呼吸气体到达这个部位，去体验放松的清凉的感觉。非常好。我们再来到脖子的前面，前面的肌肉也放松，伴随我们的呼吸。非常好。下面来到我们的肩膀，这是非常容易紧张、承受重负的部位。让它松下来、滑下来。让我们的肩膀滑下去，体会没有任何压力、很轻也很放松的感觉。很好。

我们再往下，放松我们的背部。大家想象，是每一个细胞每一个肌肉都在伸展，都很喜悦，都很宁静，我们不使劲。很好。对，完全是松弛的。我们再想象我们的腰。工作中承受了很多的压力，我们让压力也放松。腰部的肌肉也在自主地呼吸。非常好。我们再来到前面，我们的胸也放松。很好。我们再来到我们的肚子。上腹部，胃，最容易痉挛的地方，让它松展、放松，好像不是自己的，去谢谢我们的胃，陪伴我们这么久。也感谢我们的身体，让它休息。好，接下来来到我们的臀部，它坐在椅子上，承受我们的重量，感谢它，并且让它也放松，不使劲。臀部放松之后，来到我们的大腿。如果感到紧张，让它松弛。来到我们的膝盖，欣赏我们的身体，感谢它，去照顾它。来到我们的小腿，让小腿放松。来到我们的脚，它很松弛地踩在地上，去体验和地板相触的感觉，让每个脚趾都松弛下来。这时候呢，全身都暖洋洋的，都放松了。好像身体不是自己的。又好像，是一根羽毛，非常轻，没有重量。一根羽毛存在于天地之间，非常轻，没有任何负担，似乎自己也不存在了，甚至可以飘在空中。假如身体还有某个部位紧张，来到这个部位，感谢我们的身体，请这个部位放松下来。非常好。

好，大家体验一下这个感觉，这个就是全身放松的感觉，脑子里什么都不想，所有想法都消失了，只是与身体共处。好，大家保留一会儿。如果可以的话，意识慢慢地回来。如果可以的话，活动活动手指，活动活动脚趾，慢慢地睁开眼睛。

（大家活动，睁开眼睛，意识回到小组）

好，每个人都能体验到放松吗？还是说怎么都放松不下来、很紧张？有吗？大家都能体验到放松吗？

组员 A：腰有点放松不下来。

治疗师：好，那你回去自己做的时候，可以在腰这个部位花更多时间、停留更久一些。其他人呢？

组员 B：当您说睁开眼睛的时候，感觉睁不开。

治疗师：这是真正放松的状态，感觉到眼皮发沉、睁不开，说明什么？说明你确实真正放松了。

组员 C：我是最后的时候，手有些动不了，慢慢地，慢慢地，才恢复一些。

治疗师：嗯，可以慢慢地先动一点点，再逐渐恢复感觉和活动。

组员 D：我一开始想着呼吸的时候怎么都放松不了。后来不想了，就特困。我觉得我是昨天"双十二"拍东西拍的。

治疗师：有个很好的现象是什么呢？刚开始练习呼吸的时候，我能听到海水般潮汐的声音，后来慢慢，我听不到了。恰恰这是非常好的现象。我们一开始借助呼吸让我们放松。但实际上真正放松下来之后，我们就不去关注呼吸了。呼吸对你来说特别困难，你就可以直接跳过这一步，进入下面的放松环节，也不是不可以。有很多种方式。那大家回去之后，就按照这个顺序，让全身每一块肌肉都放松。

但我注意到一个现象，当说开始放松了，W 和 L 的眉头就皱起来了。我说了好几次，舒展舒展，但眉头还是皱着。所以不是一次就可以做到的。平时就要多提醒自己，舒展眉间，不要皱眉。大家发现了吗？其实我以前很容易皱着眉头，睡觉的时候也皱着眉头，是个紧张素质的人。但通过练习，现在已经可以做到不去皱眉头了。但是现在有两个弯，是因为以前皱得太多了。（笑）以前半夜醒来，都会看表。因为总是很紧张很焦虑，花了很长时间才慢慢纠正过来。所以大家一样可以做得到。

三、游戏 4——关闭和打开

好，接下来，我们要做游戏了。我们准备了一个毛绒玩具。这个游戏怎么玩呢？游戏叫做"关闭和打开"。我们一会儿选一个人，因为时间有限，不能每个人都玩。我们自愿报名。一个人到中间去。之后击鼓传花，传到谁，谁就上来帮助他打开身体。在中间关闭身体的这个人，要把毛绒玩具紧紧抱在怀里，这是安全感。既往，我们习惯于用关闭、紧张来应对我们的挫折，这就是我们安全的东西。在中间的这个人，先让自己紧张起来，蜷缩起来，去体会紧张关闭的感觉。帮助他去打开的这个人，可以运用我们学过的技巧，呼吸也好，身体肌肉放松也好，去帮助他打开放松。中间这个人不可以作弊，不能说其他人来了，就啪地把自己打开、放松了。要真正地去放松、松弛下来。这时，帮助的人才可以把毛绒玩具拿走。中间这个人彻底放松、心甘情愿了，才可以把毛绒玩具拿走，这是彻底打开放松了。在这个过程中，其他组员也去体会紧张和放松的感觉。我们大概玩儿 1 ~ 2 轮吧。

谁自告奋勇来当紧张的人？

击鼓传花，传到谁，谁来帮助你。

击鼓传花，可以跳过我和副治疗师。

（一人自愿做关闭者，另一人做打开者）

治疗师：你可以用我们学过的技术或其他的方式去帮助她，其他人也可以提供场外支持。你练习一下紧张的感觉，关闭自己。

（游戏结束）

四、分享讨论

治疗师（问关闭者）：我问一下啊，你在整个过程中的感觉是怎样的？确实体验到真正的放松了吗？

组员 A：是的。

治疗师：开始我们说阿狸（毛绒玩具）代表安全感，但当她的语言等技巧起作用之后，就不需要这种外在形式的安全感了。当内在安全感建立之后，就不需要外在安全部分了。B（打开者），你的感觉是怎样的？

组员 B：我的感觉是，我去做这个就不行。无论是语速、语调等，都不行。尤其是咱们这个小组都是成年人，我的对话模式都是现在这样的。突然我意识到她抱的是阿狸，我也进入这个状态之后，我会闭上眼睛，想的是小 A，但自己的角色变成妈妈了。因为我每天回家都是这样的，所以我儿子相当放松，我们之间也是各种玩闹。把自己当成和一草一木一样的存在，就逐渐放松，不去关注语速语调，就比较自然地去做了。

治疗师：非常好。其他人呢？其他人在观看的过程中有怎样的想法、感受？有没有想要分享的？

组员 C：我觉得再让她放松的时候，是不是可以从头顶逐渐往下放松。或者观察一下她平时都是哪块紧张，重点在这部分，让她逐渐放松，松开阿狸。

治疗师：这是个不同的方式。妈妈的方式，爸爸的方式，有情感的，有技术的。其他人呢？有没有观察到什么？体验到什么？想到什么？

副治疗师：我觉得这个过程特别有创意，就像一个故事。另外，感觉也挺好玩的，特别是让她把阿狸拿下来的过程。我也在想，如果我们的目标不是拿下来阿狸而是让她放松，过程是不是会不一样。

组员D： 我想的不是这个。我想的是，我们的沟通交流过程还是缺少关怀、支持。我觉得这个过程应该首先是关怀。因为我最近的体会是吃错药差点飞出窗户，就是家人的支持帮助了我。这个很重要。

组员E： 我在D的基础上说两句。其实我们在做这个游戏的过程中，D的语调是上扬的，这和真正的紧张是不一样的，这是在装紧张。我们两个有很多的情感共通，也有助于刚才的游戏。

我想到，我平时腿疼腰疼，在小组里有黄主任、陈大夫在，我就好了、感受不到疼，晚上回到家或者工作时，你们不在我身边，腿疼腰疼还在，但你们还是你们，我还是我，只是分隔在不同的时空，我如果能像在这里一样不去不去理会它，那一天我就真的好了。

治疗师： 你是说，把这个病也当成一个游戏？

组员E： 对呀，而且我希望自己能像D一样，笑着面对焦虑。

治疗师： 非常好。大家的分享就把刚才的过程更加具像化了，我听着也有很多启发。其他人有什么感想？

组员F： 我就感觉在他们做的过程中，想着去体会，去融入，去专注，如何将身体自然而然地放松，症状自然而然地不见了。就是顺其而然。

组员D： 我有个问题。我学过游泳，我在水里放松得很好。

治疗师： 很好。那也是一种放松。你也可以去体会那种感觉，可以帮助你更快地放松下来。因为我们今天还有一个评估，不继续发言了。

五、总结和家庭作业（认知深化——人生需要思考的7个问题）

关于刚才大家的发言，我还有两点要说。

我们有人爱自己，有外在的爱和支持非常好。但是呢，假如没有外在支持的时候，怎么办呢？谁来爱自己？（组员：自己爱自己）对，自己来爱自己。其实，很多时候，我们对自己都很苛刻。我想说的是，为什么我们不能像妈妈对待自己的孩子那样对待自己的身体呢？我们去照顾它，呵护它，它有时比较任性，比较调皮，就是要紧张，我们为什么不能像妈妈那样去对待它呢？去接纳它，去爱它呢？没有人爱的时候，一定要自己去爱自己。

实际上，像D说的，长期以来，没有人爱我们，没有人支持我们，所以非常孤独，说到这儿，想起之前我写过一个小诗，就送给大家我去年写的一首诗。

《**转红尘**》
他们去西藏朝圣
我在城市
寻求　我的神
他们把力量带给山
再领回来

我的神 栖在我的影里
注视我，把光打向各处
相比转山
我更愿，转红尘

　　很多人选择去西藏朝圣，寻求力量，其实是他们把力量带给了山，又领了回来。我在城市里呢，也有我的神，它就栖在我的影子里，注视着我，并把光打向各处。我在城市修我的神。相比他们去转山寻求力量，我更愿在红尘中修行。它就在我的内心最深处。

　　结束之前，有7个问题需要大家去考虑。每次小组治疗之后，我们都有家庭作业，转移注意力、放松、认知重建等，大家要坚持去做，就会有收获。一定要去练习。

　　这次是人生需要思考的7个问题：大家也可能平时想过，也许没有想过。大家需要继续去想。不会发给大家，大家要自己去记录。

　　1. 我是谁？

　　2. 我为什么在这里？包括周六上午，大家来到这里。

　　3. 我的生活目标是什么？为什么有这个目标？

　　4. 我生活的目的和意义从何而来？有没有内在的支撑？每个人可能不一样。

　　5. 我喜欢自己的生活方式吗？是非常好？如果不是的话，我对此采取了什么措施？

　　6. 我生活中的哪些方面，最使我感到满意？

　　7. 是什么正在阻碍着我去做我最想去做的事？

　　大家回去之后，要想想这些问题，可能会更深化我们的治疗。解决了这些深层的问题之后，对我们的治疗会更有意义。我们焦虑有一个最原初的意义，是什么？生存焦虑。

　　那我们今天的小组治疗先到这里。

　　结束之前，给我们每个人、也给自己一句感谢，一个掌声。

资料一：生活的意义

人生需要思考的7个问题

（略，见上）

资料二：阶段性评估

　　和我治疗前的情况相比，GCBT对我的焦虑的改善结果如下：

　　（使用0～100%来评价你的改善情况）

● 对焦虑和焦虑的管理有了更多的理解。　%

● 能够区分和认识焦虑症状、恐惧和认知。　%

- 对思维和行为对感觉的影响的认识有所增强。 ％
- 能够分辨出负性和灾难性的认知，能够运用学会的认知和行为技巧去管理。 ％
- 控制和管理焦虑问题的能力增强了，包括惊恐发作和恐惧。 ％
- 能够运用认知 - 行为技巧去减少复发。 ％
- 学会控制压力，提高生活质量。 ％
- 更好的决策能力。 ％
- 对自己更好、更温和。 ％

取得的其他结果

1. ＿＿＿％；

2. ＿＿＿％；

3. ＿＿＿％。

总体来说，在我的焦虑问题上我取得了＿＿＿＿＿＿＿％ 的进步。

资料三：每日一语

- 想法可以左右你的感受，关键是，如果你感到焦虑，这很可能是因为你存在着一些消极的、容易引起焦虑的想法。
- 通过把引发焦虑的想法写下来，你可以更好地识别它们。
- 重温常见的认知歪曲列表，识别你思维中的认知歪曲。
  - a. 高估威胁
  - b. 心灵感应
  - c. 全或无思维
  - d. 灾难化思维
  - e. "应该如此"陈述
  - f. "如果……会怎样"思维
  - g. 选择性失明
  - h. 过度概括
- 应对技巧：使用认知的方法清除你的认知歪曲，用更加实际、理性的反应代替那些引发焦虑的想法。
- 练习，练习，练习！为改变你的不合理思维、减少焦虑而不懈努力！

第六节　GCBT-A 第五单元（MODULE FIVE）

一、内容

通过冥想，引导组员练习呼吸 + 想象式放松技术。

二、目的

巩固呼吸技术，学习想象式放松技术，让组员体验如何放松。

三、大纲

1．复习呼吸放松技术及肌肉放松技术。

2．技术升级，呼吸放松技术及肌肉放松技术相结合，同时加入冥想技术。

3．冥想整合人的内在资源，达到内在平和。

四、操作流程

15分钟　作业反馈＋一周回顾（"人生需要思考的7个问题"讨论）

10分钟　健教6（上）

40分钟　治疗师引导下冥想

10分钟　健教6（下）

10分钟　分享与讨论

5分钟　总结＋布置作业

五、家庭作业

练习呼吸想象放松

自我觉察练习

自教材料

每日一语：详见资料一

六、活动前治疗师的准备

冥想音乐、香薰炉、精油、《独一无二的人》、每日一语。

健教6（上）

冥想的介绍：

开发右脑。冥想通过人的右脑来实现成长，实现内在平和 - 人际和谐。

冥想整合人的内在资源，探索新领域，碰触生命力所在的部分。

冥想不是一种智力的过程。

冥想是一个机会，体验完全与自己在一起的奢侈。

冥想的步骤：

1．自我感知，开通直觉。

2．自我生理的联系，呼吸。

3．积极的自我意念。

冥想的目的："放下"而不是"去除"负性思维情绪。

身体是你居住的圣殿，在你和你的身体之间建立联结。（私人圣殿：那里的一切都符合你喜欢的样子——愿望杖，智慧盒，"我"之书。）

重构我们不再需要的东西，并用一个祝福让它离开（因为它在过去满足了某种目的），给我们的心理储藏室腾出空间。

冥想（呼吸＋想象式放松）指导语：

舒适地坐在椅子上，闭上眼睛，完全放松身体，可以靠在椅背上，但背要挺直，头和颈在一条直线上，体会呼吸深入、缓慢和平静。

下面练习喉式呼吸，我们一起做 10 次。深长地呼吸，想象海浪从远方前来，又缓缓退去，听到海浪（气息）与喉部摩擦发出的类似海潮的声音。

（观察指标：观察组员呼吸逐渐平稳深长。进行渐进式放松。）

我们把注意力集中在头顶、眉间、嘴、脸部、后颈、肩关节、上背部、腰、前胸、腹部、上臂、前臂、手指、臀部、大腿、膝盖、小腿、脚趾……

（观察指标：组员表情身体放松，呼吸平缓，进行冥想放松。）

你看见前面有一个小瀑布，流着清凉的水。你走到瀑布下，水从头顶慢慢流过额头、眉毛、眼睛、鼻子、嘴、下巴，你觉得整个头非常清爽。水继续流过你的脖子、肩膀、胸口、腹部、腰部、臀部、大腿、小腿……你觉得你所有的烦恼、悲伤、痛苦都随着水溜走，从脚底流到地下，化为大地的肥料。

通过呼吸和身体，感觉到自己的存在，感觉到自己是独特的、有价值的、可爱的、珍贵的。我们可以从天地宇宙间汲取能量，也总是拥有选择和改变的可能，我们可以允许自己去学习和尝试。冥想是一段全心和自己在一起的时光，很多细微的感觉会在身体中流淌。这时能够感受到自己是一个活生生的、充满无限可能的生命存在。

如果发现自己有任何的紧张，请向它们说声感谢，谢谢它们让你知道了这份紧张，然后放松，让这些紧张和能量随着呼出的气息一起排出体外。

如果身体是放松的，吸入的空气自然就可以去到所有需要它的地方；如果身体是僵硬的，它就会限制吸进来的空气在体内的流通。放松就是你在休养自己的身体并赋予它力量。放松和呼吸都能增强你的活力。

你可以想象自己的呼吸是带着色彩的。

再次让自己感受呼吸正试图接近某个未放松之处。这意味着你把注意力指向内在，与你的脚踝或膝盖交流，并通过呼吸向它传送能量。

意识到呼吸是你与生命力的连接。仿佛你的身体是一个容器，对每一寸气息都愿意接纳。当紧张随着呼出的气息排出体外时，你也创造了一个新的空间来容纳吸入的气息。

来自身体任何部分的紧张感都是一个信息，或者说是身体发出的求助信号。

深深进入自己的内在，欣赏自己的生命力。

当你呼吸时，你就使自己的身体变得开放、接纳。当有紧张感存在的时候，你能够觉察它，承认它，欣赏它带给你的信息，然后放松它。

更深地进入自己的内在。想象着一个圆圆的光球在自己头顶，散发着温暖、关怀的光芒。看到自己全身被光芒笼罩。你吸一口气，把光从头顶吸到平时身体最紧张或最疼痛的部位，光对你这个部位的细胞轻轻地、温暖地微笑；你自己也对这个部位的细胞轻轻地、温暖地微笑。(接下来把光带到各个不适的器官……)你看到自己身体上也出现光环。光环的出现是因为所有的电路都被接通了,这样的光辉带着色彩与温暖并且能够帮助其他人也见到光明。想想被光环环绕的你是温暖、明亮、多彩多姿,并且你的内在是和谐的。想象你的内在正以一种好的方式流动,而你显现于外美好温暖的光彩正反映出你内在的安宁与和谐。

补充:"我"之圣殿——图书馆有一排镜子,第一面看到童年的场景,第二面少年,第三面青年,第四面现在;地下室有一排储藏盒,放下最束缚自己的东西,可能是某个人、某段经历、某种情感、某种紧张、身体的不适、挫折、痛苦、愤怒、不甘心等,或者是某种束缚自己的爱和美好……走出地下室,来到后花园,继续放松。徜徉在花园小径里,看到各种姿态的绿树、郁郁葱葱的青草,鼻子闻到时浓时淡的花香,听到远远近近小鸟的歌声;感受到若有若无的微风。尽情享受与自己相处的、不受打扰的时光。来到一条曲折的小路,小路的尽头有温暖的白光。光里面站着一个人,这是未来的自己。未来的自己看着自己,你也看着他。你看到3天后的自己,他的后面是1周后的自己、1个月后的自己、1年后的自己;他们在远方默默地看着自己。你看到他们是什么样的?你想对他们说什么?做什么?他们对你说了什么?做了什么?

继续放松,慢慢收回意识,活动手指、脚趾,慢慢睁开眼睛。

(注意处理冥想过程中情感起伏较剧烈的组员。)

健教 6(下)
冥想是"大脑断电"游戏

大脑像一个守门员,阻碍了我们和身体的联系以及内在生命力的联系。大脑"断电"之后,觉察身体每个部分的信息。

如何增加自我的觉察?(家庭作业)

没有任何外界的负面事件值得你以负面的方式去回应。

你是宇宙里的一个人,因此你能够扎根下去,从而接触到来自地心的能量,也能够凭直觉接触到来自天上的能量,能与他人连接。

让自己想象一下3天以后的情形,你有了一些新的经历,也会放下一些旧的东西。再展望1周之后的情形;再看到6月之后的自己,注意那时你可能会在哪里,在什么样的场景中,你希望自己怎样。

《独一无二的人》

我相信自己是一个独一无二的人

与其他人

有相似也有不同

没有一个人完全像我

所有那些我给予他人的礼貌、爱和能量

也都给予自己

因为我是一个独一无二的人
值得欣赏和深深的自我尊重

资料一：每日一语

- 焦虑行为会减少焦虑并且暂时地让你感觉更好，你为应对焦虑所做的任何事情都可能被认定为焦虑行为。
- 焦虑行为能持续是因为当你实施这些行为的时候你会感觉到暂时的缓解，但是，从长期来看它们会维持你的焦虑，因为它们证实了你的担忧，并且会阻止你发现你焦虑的那些事情即使没有焦虑行为也不会发生。
- 追踪你的焦虑应对方式会帮助你确定你自己的焦虑行为模式。
- 永久地消除你的焦虑行为，是你克服焦虑症中关键的一步，继续这些行为，即使是零星短暂的，也会维持你的焦虑。
- 一旦你消除了一个焦虑行为，你可以计划那些能够带给你愉悦感或掌控感的活动来填满你额外的自由时间。特别注意那些你焦虑或者有焦虑行为的时间段，用令人愉快的或者带来成就感的活动来填满那些时间。

GCBT-A 实操录音文字稿（第 5 次）

时间：90 分钟

治疗师：2 位

参加人员：9 位（到场）

观察人员：2 位

记录人：1 位

治疗师： 今天我们主要的内容是帮助大家学习冥想式的放松，喉式呼吸练得怎么样了？在冥想过程中帮助大家，不要过多地去思考，焦虑的人过多地去思考、去控制，我们换一种方式，换一种去觉察感知领悟的方式，换句话讲，思考的话通常是左脑，刚才说前额叶，主要是思维；右脑，主要跟音乐啊、艺术啊、想象啊、直觉啊息息相关。其实我们在做一件事情的时候，大家可以想一下，所谓成功人士，不光是左脑发达，他们的右脑，即灵性、直觉、一闪而现的灵感更加重要，所以有的人比较杰出，比较优秀，但是成不了顶尖的人才。所以我们说，右脑的功能还是非常重要的，冥想就是着重于右脑的开发。我们一会儿冥想的时候，大家不去想冥想是这么做的，一二三四五，我把他记住了，回家就可以照着去做了，我们不是做科学实验，我们做的是一个艺术的体验。在冥想当中，大家跟随我的指导语，完全地去想象，完全地去放松，去感知就好了。在此之前，我们也练习过怎么去放松。接下来我们就尽量选一个很舒服的姿势，把所有的东西都放下。然后可以把灯关了，也不用关太多。我们先把手机调成静音。（音乐起）我们选一个非常舒服的姿势。

冥想（呼吸＋想象式放松）指导语：

我们靠在椅子上，非常舒服的姿势，感觉全身是放松的，现在呢，我们开始喉式呼吸，能够喉式呼吸的喉式呼吸，开始吸气，缓缓地呼出，好，再一次开始……想象海水涨潮，从远方前来，又缓缓退去，非常好，想象海水在天边，缓缓地前来，又缓缓地退去。非常好。接下来集中在我们的头顶，想象头顶是非常放松的，想象我们的额头，不皱眉，额头是放松的，面部是放松的，不咬牙，整个面部放松下来，注意力来到我们的肩膀，想象肩膀放松，肩膀是最容易紧张的地方，注意力来到我们的背部，让背部的每一块肌肉都松弛，舒展每一块肌肉，注意呼吸，来到我们的腰部，腰部也是放松的，非常好，注意力来到我们的胸部，舒展我们的胸廓，自然地呼吸，放松的感觉，来到我们的腹部，放松我们的腹部、我们的胃，保持放松的感觉，来到我们的臀部，轻盈地坐在椅子上，虽然有支撑，但是是放松的，来到我们的大腿，来到我们的小腿，来到我们的脚，每一个脚趾，放松的感觉，接触大地的感觉，走路有力量，自由，放松我们的手指，让每一个手指头也是放松的，现在我们的全身已经放松下来，停留在这种感觉里。那么现在我们舒适地坐在椅子上，感觉自己的存在，这种存在是放松的、坚定的，是自己真实的存在，感觉到自己是独特的、有价值的、有爱的、珍贵的。我们从宇宙天地间汲取着能量，体会这种全身心的放松，我们可能会感觉热，或者麻，或者松，这些细微的感觉，更多地我们感觉自己是一个活生生的充满无限可能的生命存在。如果发现，此时此刻，身体有任何的紧张，请对它们说，谢谢，感谢它们让你知道了这份紧张，然后，放松，让这些紧张，随着呼吸，随着呼气，一直排出体外。如果身体放松下来，吸入的空气自然可以去身体里所有需要的地方，假如身体还有某一部位是僵硬的，它会限制吸进来的空气在体内流通，那么发掘它，感谢它，把它呼出去。感受我们的呼吸在体内流通，我们的气流有色彩，选择你喜欢的颜色，这种美好的颜色随着呼吸在体内流动，可能还会有声音，好听的声音也在体内流动。让自己感受，呼吸正在接近紧张的部分，再一次地放松身体，可以想象我们的膝盖或者脚踝，让呼吸与它交流，通过呼吸为它传送能量，此时，呼吸是我们与内在交流的途径，仿佛我们的身体是一个容器，对每一寸气息都愿意接纳，当紧张随着呼吸的气息排出体外时，我们创造了一个新的空间，来容纳新鲜的气息。来自身体任何一个部位的紧张，实际上都在发出信号，提示我们对自己的关注、接纳、爱。深深地进入身体，欣赏自己的生命，让生命进入自己的内在，欣赏自己，感谢自己，看到自己被光环笼罩着。光环的出现，是因为身体所有通路被打开，这样的光环，带着色彩和温暖，它能够帮助其他人，同样看到光芒，想象被光环笼罩的自己，温暖、明亮、多姿多彩，内在是和谐的，想象你的内在，正以好的方式流动，那么你表现出来的外在的美好温暖反映出你内在的安宁和谐。保持这样的状态，更加深入地走向我们的内心，这时我们的眼前会出现一所房子，我们最近的内心居住的地方，这是一所高大的豪华的，还可能是简陋的朴实的房子，还可能是一间小小的草屋，是我们内心居住的地方。接下来，我们走进这所房子，环顾四周，看是一所什么样的房子，什么样的地板，什么样的颜色，什么样的感觉。闭上眼睛，我们在这个内心的房子里，我们发现一间小屋，开门进去，发现是一个图书馆，架子上有很多书，这些书都是"我之书"，记载的都是我的经历，从出生、1岁、2岁、少年期、青年期，我们的欢乐、痛苦，我们从架子上取下一本书，看看书上写的是什么，也许还会取下另一本书，我们看到的不管是什么，这间图书馆，储藏的都是既往的经历，或者美好，或者痛苦。放下书，离开图书馆，我回到我们身体的房间，大厅里，我们会看到有一个长长的楼梯，通向地下室，内心更深层次的地下室，从来没有进去过，但是我知道它在。我们慢慢地一步一步地走进地下室，看到地下室有一排空的盒子，盖子是打开的，我们放一些东西进去，我们所有的情绪，不好的经历，困难的体验，纠缠的，所有一切，把它一一放在空盒子里。痛苦、焦虑、紧张、挫折、失败，对自我的不满，对他人的怨恨，通通把它们留在这些盒子里，最后盖上盖子，锁上锁。这些是既往陪伴我们的一部分，我们并不抛弃它们，但是我们把它放下，把它留在过去的经历当中，是记忆的一部分，但是目前我们不再需要它时时陪伴，转过身去，我们会发现另外一个盒子，一个很小的、金光闪闪的、精致的小盒子，是内心的智慧的盒子，轻轻地打开它，里面有解决我们目前问题的方法，打开它，看看是什么。非常好，我们现在得到了内心智慧的指引，我们重到地下室，来到身体之宫，感谢我们的身体，感谢内心的智慧，这时我们发现，在身体的房子里，有一个小门，推开这扇小门，来到我们心灵的花园。非常漂亮的花园，有绿树，有小草，有鲜花，有小路，我们呼吸芳香的气息，感受放松的感觉，与自己独处。在花园看到一个人，这个人笼着着光，这个人就是未来的自己，笼罩在阳光里，宁静、快乐、自信、有力量。他看着你，你也看着他，想象在你眼里，未来的这个安静有力量的自己是什么样子，想象三天后的自己是什么样子，三天后的自己会有一些新的经历，也会放下一些旧的东西，再展望一周后的自己，再往里看，是六个月之后的自己，想象六个月之后的自己会在哪里，在什么样的场景之中，你希望他是怎么样的。对现在的自己说，你是宇宙里的一个人，你能够扎根下去，接触到地心引力，也能够凭直觉，接受来自天上的能量，与他人很好地连接。对未来的自己微笑，请他等着你，目送他离开。

继续放松，慢慢收回意识，活动手指、脚趾，慢慢睁开眼睛。

每个人的体验是不同的，我们来分享一下，有什么样的体验？

第七节　GCBT-A 第六单元（MODULE SIX）

一、内容

通过自我交谈，进一步掌握认知识别及矫正。

二、目的

进一步练习认知矫正，学习自我交谈。

三、大纲

1．回顾相关知识，学习整合，探索自我。

2．积极的自我交谈。

3．快、慢思维的转化。

4．摆脱条件反射式思维的想象示范。

四、操作流程

15分钟　作业反馈＋一周回顾

15分钟　游戏5：动物变身

30分钟　健教7（了解并学习自我交谈，以促进人格整合，增进自我价值，学会自我控制）

30分钟　分组练习

10分钟　分享与讨论

5分钟　总结＋布置作业

五、家庭作业

自我交谈训练日志

巩固练习放松技术

六、自教材料

详见资料二。

七、活动前治疗师的准备

1．自我交谈训练日志、每日一语

2．游戏5：动物变身

如果自己是一只动物的话，想象自己会是一只什么动物。它叫什么名字？在哪里？和谁一起生活？它每天做什么？它看起来过得怎么样？你有什么话对它讲？它有什么话对你讲？

（解析：动物是自我人格的投射，我们有多重人格；有的人格积极，有的消极，有的理性，有的感性；各有优缺点。理性的可能乏味，感性的可能情绪化……要认识到不同人格，促进不同人格间的沟通整合。引入"自我交谈"。自我交谈可以让自己在受到不安全感和自我怀疑的困扰时，仍然能够保持自我。用"自我交谈"的方法，即便身体里的负面部分出了问题，正面部分仍然可以指导自己恢复健康。）

3．健教7：自我交谈

什么是不安全感?

首先提问:什么是不安全感?(结合第一次的测评)

字典解释:不安全感是缺乏信心或把握。

有人说:这是一种压力,让人觉得不安全。有实质的,以物质条件为代表的,如环境、金钱等;有抽象的,如自我价值感、尊严、爱等;有综合的,如身体上的反应等。

总的来讲,感到不安全是对未来的危险、攻击或是无助的一种预期,伴随着不自信。

不安全感有自己的声音,它们是怀疑、恐惧和消极,是通过我们之前讲过的条件反射式思维表达出来的。(提问:什么是条件反射式思维?请组员举例——副治疗师)

什么是自我交谈?

你能听到自己内心的声音吗?当你对自己说"我肯定好不了了""我的一生太失败了""这件事我肯定做不了"时,你实际是在对自己说话,不是通过嘴,而是通过自己的意识。

自我交谈时,一部分你在说,一部分你在听,并且把说的话当做事实加以接受。这样,想法就影响了情绪。如"这件事我肯定做不了",会产生沮丧、失败的情绪。[众口铄金,三人成虎(《战国策·魏策二》):庞葱与太子质于邯郸,谓魏王曰:"今一人言市有虎,王信之乎?"王曰:"否。""二人言市有虎,王信之乎?"王曰:"寡人疑之矣。""三人言市有虎,王信之乎?"王曰:"寡人信之矣。"]

如何改变?

自我交谈时的三种反应:

1. 反复的条件反射式负性思维——听信并接受。

2. 反复的条件反射式负性思维——不听,转移注意力,不理。

3. 积极的思维——听。

人的思维有两种:慢思维和快思维。慢思维是理性、逻辑分析的思维;快思维是"无意识思维""条件反射式自我交谈"。(有哪些条件反射式负性思维?)

"自我交谈"的作用:

1. 帮助我们把消极的、缺乏安全感的思维同正常的、健康的思维、分开。

2. 摆脱受不安全感驱使的思维而选择有益的思维模式。

3. 促进自信,提升自我价值。

自我交谈注意点:

1. 对于焦虑的个体,自我交谈时注意"活在当下"与"穿越时空"。

举例:"要是我生病了怎么办?那我现在的工作就保不住了……(一系列负面结果)"—负面情绪—负面行为。特征:活在对未来的恐惧担心中,很少关注当下。

举例："端着一杯饮料走在阳光下，人们从身边经过的纯粹的喜悦"。

而穿越时空不是重温过去就是投射未来。

2．思维先于情绪。

3．负性思维是一种习惯，任何习惯都可以摆脱。

4．健康的思维方式是选择的结果。

5．一个好的教练就是一个好的激励者。

自我交谈的步骤：

1．将事实与想象分开，学会倾听。

需要反复练习才能培养出倾听内心对话的技巧。问自己以下问题：

我的反应和想法是事实还是想象？（事实是有客观依据、可以证实的；想象则无。）

我听到的这个声音是生疏的、理智的或通情达理的，还是悲观的、过分情绪化的、焦虑的、缺乏安全感的？究竟是我，还是焦虑的反应在控制我的想法？

2．摆脱条件反射式的思维。

视觉图片：紧急刹车和换频道；喂鸽子。

注意不安全感的三个警告词：怀疑、害怕和消极。

3．自我交谈步骤：随它去/积极交谈。

视觉图片：浮在水面

GCBT-A 实操录音文字稿（第 6 次）

时间：90 分钟

治疗师：2 位

参加人员：11 位（到场）

观察人员：3 位

记录人：1 位

一、回顾家庭作业及一周以来的感受、进步及困难（约 10 分钟）

治疗师（回顾上周的情况）： 我们先分享一下，过去这一周过得怎么样？好的事情、不好的事情，一起来分享吧。

组员 A： 我就是犯了一次焦虑，和我第一次犯焦虑的情形差不多，第一次是有一个失足的孩子去世了，就犯焦虑，这次是看到了巩俐的经纪人死了，55岁，焦虑的那劲儿就要上来了，就有点儿多愁善感还是悲天悯人啊，这样我以后就会注意点，还有上次就是您让我们冥想的时候，要翻书的时候，我的脑子里好像就出现一个人，这是我的一个熟人，当时没说，就想说那盒子的事了。

治疗师： 如果有时间，那个可以进一步探究，为什么看自己的时候出现一个熟人？

组员 A：不是让看两本书吗？一本是自己，一本是其他人。

治疗师：好的，那其他人呢？别人有没有什么要分享的？

组员 B：我是近一两个月早上起来肢体有点麻，然后我现在就是每天晚上睡之前就做放松冥想，然后早上起来就真的改善很多，睡眠也好了，诶，你们做了吗？

众人：做了。

组员 B：现在的感觉怎么说呢？

众人：离不开的感觉。

组员 B：现在就是一种很自觉的、一定要有的（习惯），感觉特别舒服，现在就差您那音乐，我找不到那么适合的音乐。那个简直太适合了。

治疗师：没问题，那个可以发。

组员 C：我冥想的时候就是从来不往外"蹦人"，或者自己变成什么。

组员 B：然后我昨天是这样子，一说写作业，我就想再复习复习，之前也写了一些，也还是一样，一坐下肢体就有一种不舒服的感觉，我就赶紧起来了，然后就自己跟自己说先放松一下，然后再回去做，我觉得真是这样，一会写点作业，一会放松一下，就是想慢慢地接受，然后再慢慢地建立自己的适应力或者是什么能力。

治疗师：非常好，就是引导大家从两方面进行，一方面大家用认知去探索，但是认知探索会很累，去想象会很累，另一方面我们是放松，放松这个很容易掌握，也比较舒服，两者结合起来，你认为进行不下去了，也没必要勉强自己就一定要进去，咱们还没到那个阶段，就放松一下，再试试，这样非常好。其他人呢？

组员 D：我这一周吧，就是总体特别忙碌，但是身体上确实是有一些不舒服，基本上都没问题，就是心理上。然后有一天早晨就是气短，但我路上就会用一些呼吸的方法，因为呼吸的方法除了您教的，我自己之前也有锻炼，所以也经常会用，反正也管用，但是可能就是有一个时间段，我最大的困惑就是没发生什么事情，没有开心、不开心，就是很平淡，然后就只是因为很忙碌，身体就会那个什么，包括这些负性思维，自己也没那么想，然后昨天晚上就突然发现，因为我这人很敏感，别人和我说什么，我就会去想，但我总觉得我想的都是别人不太好的出发点，我确实是一个不太积极、消极的人，我不知道跟这些有没有什么关系。

治疗师：那没有发生什么事，是确实没发生什么事还是发生了什么，你并没有把它放在心上？

组员 D：我觉得吧，因为我比较性急，干活比较着急，越着急越容易那个什么，很多事情，我觉得我已经放下，已经不引起我的困惑，但它还存在

组员 E：对，我觉得就是，D 的一些想法是不是属于那种，我不太清楚，我自己有时候也是不太高兴，但是却不知道为啥，上次和您交谈，您说可能还没发掘出来，我是认为自己对于一些模糊的点，什么时候让我自己不高兴了，

紧张了，然后把这个东西模块化，把这个东西慢慢地具体具象地去分析，然后一点一点地找到原因，我是这样的，发现一点，就是不知道哪里不舒服，但是你有时候时时地留意自己，你会观察出来，然后把这个东西模块化，然后感觉因为什么不开心，具体什么时间，又因为什么，然后时时观察自己，就会把这个东西逐渐地挖掘出来，然后你就会慢慢地想开，就会想得很好，就是具体化、聚焦化，然后去解决。

治疗师：大家进步都非常快。

组员A：我还得再说两句，第一个就是我发现，我退休以后，我比较喜欢买《×××××》这个杂志，我们家先生也爱看，然后我每星期就盯着买，也送一本《知音》，然后觉得挺好，我也挺爱看，里面全都是正面和负面的情感，特别特别的多，每篇都是，看得我心里焦的，反正以后就不能看那东西了。还有一点就是，我在本周还老玩魔方，玩一次就会好一点，我自己控制就是玩三次两次的，是不是玩游戏情绪也会好转？

治疗师：别过度，那F有没有什么分享？

组员F：我觉得负性思维的探究，还是要集中一点精力去找个事情，然后再按照我们上次发的那个过程，不断地去发现你过程中的思维，然后再看正向的思维是什么样子，就是关注日常生活中很影响自己的情绪的东西，关注之后再去想着怎样去正向地思维，就会感觉到自己的焦虑会有改善，会有成长。刚刚她们说的那个过程我好像也摸索到了。

二、游戏环节——动物变身

治疗师：好，因为时间有限，我们暂时不再做进一步的分享，我相信每个人都有自己的体会，也都很想跟大家来讲。好，那么今天我们其实也做一个整合，大家也看到我们的治疗实际上是一步一步地深入了，那么在进行脑力劳动之前，我们先放松一下。

治疗师：我们今天玩的游戏叫做动物变身，可能以前玩过，也可能没玩过，我们今天玩这个游戏，那么怎么玩呢？我们假设自己是一只动物的话，想象自己会是一只什么动物。有人笑了，一会我们会轮流发言，每个人都要讲，这个动物叫什么名字？住在哪里？它和谁一起生活？它每天都做什么？它看上去过得怎样？平静的，满足的，还是挣扎的？你有什么话对它说？它有什么话对你说？我们思考一下，然后大家一起分享一下。

治疗师：好，那我们从哪个顺序开始？谁想好了或者谁愿意先说也可以。

组员A：我先说，我着急（大家笑），你一说的时候我就想到马，可能我比较喜欢马，所以马一下就跳出来了，然后名字也是第一时间想到的，叫做马可，我觉得是一匹雄性的马，应该是在牧场，我去瑞士，就喜欢那里的风土人情，应该是和牧人在一起，它的生活状况应该是平静的、身体健壮的、安稳的，工作状态也是按部就班的，我想跟它说的是："我从它那里学到了让内心一定要充满坚持的力量，坚定地相信自己，自己做好自己的后盾，真正出现困难的时候不要害怕。"它要跟我说的也基本是这样的概念，觉得我还不够扎实，还没有那种力量。

治疗师：A想的是一匹马，主要是从内心去寻找力量，马也是非常有力量、非常稳健的。B呢？

组员B：我想的是一只老虎，名字就叫泰戈尔，生活在森林里，然后和其他的一些动物们每天过着自由自在的生活，如果有猎物出现，可能会激发它的虎性吧，生活过得很自由自在，随心所欲的，我和它说的话就是："过着你的自由自在的生活吧，想怎么生活就怎么生活。"它跟我说的话就是："不要有太多的压力，要像我一样，自由自在一些。"

治疗师：也同样是很有力量的动物，我体会到的是表达一种要实现自我的意志，不受环境的束缚。

组员B：我本人骨子里的性格就有点类似。

组员C：我想的动物是一只牛，我给它取的名字叫做大黄，然后过得怎样呢？就是任劳任怨，就是循规蹈矩的生活，对它说的话就是"做自己，然后坚持"。它对我说的是"像我一样，踏踏实实做人，规规矩矩做事，走自己的路"。

治疗师：它和谁一起生活呢？

组员C：我觉得生活就是动物也有它的家庭嘛，就是和主人、伙伴一起生活。

治疗师：C说了两点都很重要，就是有外在的次序，有束缚，但在这个束缚之下仍然是走自己的路、过自己的生活，两方面的一个平衡。

组员D：我把自己形容成一只小老鼠，胆子特别小，干什么事都偷偷摸摸，我和猫生活在一起，它随时都在纠错，所以什么都是偷偷摸摸的，胆子比较小，还比较慵懒。就叫它小玲吧，我和它说"还得继续好好活下去"，它跟我说"其实你做得都挺对的，你还是应该坚持自己"。

治疗师：这个也是我们内心的声音，E呢？

组员E：我觉得我就是一只猴子，猴子吧，就是无忧无虑，很活泼（治疗师提醒，它叫什么名字？）叫做乐乐，（治疗师提醒，它和谁一起生活？）跟它的家庭。（想对乐乐说什么？）就是让乐乐还像以前一样的快乐。（乐乐想对你说什么？）就是要我也像它一样。

治疗师：好，F？

组员F：说实话，我没想到自己要做什么，第一反应是狗，但后来又想到了马、牛、羊，反正就是这类的吧，后来我就把它定位成草原上的一种动物吧，就叫我家第一只小狗的名字——兜兜，它和谁生活？开始没想这个，后来又想了一下，应该是爱人吧，然后和一群小伙伴，打打闹闹，特别开心，然后也能成为焦点，大家的核心。对它说的是"希望它能找到自己"，它对我说的是"不要想太多，也不要对别人要求太高"。

治疗师：有一种有意思的现象，就是草原的情境已经出现两次了，马呀、牛呀也都出现了很多次，这还是很值得分析的，我们接下来可以来进行分析。G？

组员 G：我认为自己可能是一只孔雀，以前小组分组，经常有同学评价我是孔雀的名字就管它叫玉儿吧，在国家森林动物园，每天就喜欢开屏，几乎每天就是这样子过的，给大家展示。它对我说的是"希望你过得更好，可以过得更好"，我对它说的话是"其实你很漂亮"。

治疗师：就是要展示出自己最美好的一面，H？

组员 H：我一开始想的是兔子，后来想到的是老虎，想想还是按照兔子来吧，它的名字是英文名，刚开始我想它自己一个在山腰上生活，后来是一家三口，每天就是过着很平凡的生活，找草吃，到处走，过得也是很平常。没有很清晰的对话，如果有的话就是可以到山顶上看看，或者说我想让它去山顶看看，然后就是觉得连接比较少，可以互相自由地去寻找，可以自己一个人活动。

治疗师：也是非常自由自在的，很好，对了，还有 I？

组员 I：这个游戏我以前做测评的时候也经常给人家做，可能我是一只大孔雀。但是从小到大，我都会把自己当成一只小白兔，这只小白兔从小也没见长，就那样。名字就叫淘淘。它妈妈住哪里，它就住哪里。淘淘现在已经结婚了，它现在就会和另一只小灰兔，还有一只小小兔在一起。所以我们家就是我叫小兔，我老公叫做灰哥，我儿子叫做小小灰，其实从他出生就一直叫小小灰，很多人都以为和灰太狼有关系，其实没有。其实是有我小白兔、有了灰哥才有了小小灰，然后从这周开始，我儿子就不叫我妈妈了，叫我小兔姐，我老公就说他差辈了，问他管灰哥叫什么，他说大灰狼。然后有一天我让我老公给我倒杯水，他就说妈妈不对，你得叫灰哥。我们仨就是这样，然后每天做的事情就是淘淘做淘淘的事情，所以我现在就是带着一大一小，按照以前的思路玩下去，就是玩。然后淘淘是一只小白兔，虽然很弱，应了那句话"女子本弱，为母则强"，今天我儿子问我"妈妈你还抱得动我吗？"我就说"没有抱不动的时候"，只要他想抱，我就能抱得动。我对淘淘说的是"我看着你很开心吧，看到你能一直像现在这样很开心"。它对我说的是"有一天，在只剩你和灰哥的时候，你心里还有小兔，我还一直陪着你"。就像今天凌晨的时候，我儿子喝完奶跟我说，"妈妈你帮我刷瓶吧"，我说"灰宝，妈妈现在还在睡觉，妈妈爱你，但你也要懂得尊重妈妈，什么时候最高兴呢？就是妈妈为你付出，如果妈妈想灰宝对妈妈最好，那该怎么做？"他就说"妈妈白天再刷瓶"。所以我想淘淘对我说和我对淘淘说的都是一句话"只要我们都在为对方付出，我们就不缺爱"，就是这样。

治疗师：也是很精彩的分享，其实这也是一个内心的自我探索，为什么我们会选择去变身成一个动物呢？实际上，这是我们的一种投射。一个人可能会有几百种人格，大家有没有看过一部电影叫做《致命ID》，是一部国外的电影……（介绍了电影）其实我们有很多人格，有很多活动是在潜意识里发现的，有的人格积极，有的消极，有胆小的声音，有强有力的声音，有牛、有马的声音，有猴子的声音等，对于我们来讲，消极的声音可能在疾病的时候占主导，总是有消极的声音、怀疑的声音、害怕的声音，对我们讲"你好不了""环境很危险""你会有麻烦",总是有这样的声音,因此我们需要让积极的人格也发出声音,假如我们和别人相处,别人总说"你不行,你离开我们活不了……"如果周围都是这样的声音,我们可能信以为真,那么做出来可能也是这样,就是不行,就是没有信心。如果我们在一个环境里,父母、家人都在说"你很好,你又成功了,没有你我们都活不了……"假如周围的人都这么说的话,我们也会信以为真,别人夸我们的时候,我们会感觉很好,不知不觉就会往这个方面发展,所以不同的对话会带来不同的情绪反应,我们今天的主要内容是学会积极的自我交谈。

三、健康教育6——自我交谈

治疗师：什么叫做积极的自我交谈呢？积极的自我交谈的好处、优势在于什么呢？我们这么多的人格,即使几个人格出了问题,我们也能积极地发现自己的力量。利用积极的方面发挥更多的作用,那么怎么来进行自我交谈呢？

大家还记得我们做了一个不安全感测试吗？每个人不一样,有的人安全感强一些,有的人不安全感强一些。那么大家觉得什么是不安全感呢？

组员A：随时随地都可能有危险,或者随时不在自己的掌控之内,随时会出现突发状况。

治疗师：担心会失控。

组员B：主要是对未知,已知的都没有问题,就怕未知的。

治疗师：其实我们这个小组特别好,特别有灵性,就是大家甚至不需要引导就已经接近真相了,只要稍微点拨一下就可以领悟。

那么我要和大家说的是,尤其是对于焦虑的人来讲,不安全感是针对未来的恐惧、担心、怀疑,总是担心未来发生什么不好的事。那么相反,抑郁是针对过去的,会纠结于过去,后悔。那么最好的状态是怎样的？

众人：活在当下。

治疗师：对,因此我感觉带咱们这个小组是一种享受,并不会累,也是个人的一种回馈。那最好的状态,我们不要穿越时空,我们活在当下是针对焦虑抑郁的最好状态,之前的一个小组,有一个大学生分享他的一个状态,有一天他买了一杯饮料,端着饮料边喝边走在大街上,突然之间,他就感觉到阳光照在自己身上,身边的行人也没打招呼,突然之间感觉特别安宁和喜悦。这样的喜悦并不是得到了什么,而是因为存在于世界上,能够喝着饮料走在街上的一种生活的喜悦。他没有想过去,他还在住院,也没有考虑将来,什么时候复诊、拿药,会不会复发,只是他活在了那个瞬间。因此,我们活在当下是非常重要的。

那么不安全感对于焦虑的人来说是对未来的一种预期,总是担心未来会发生不好的事情,那么伴随的就是不自信,那么怎么识别不安全感呢？有三个红灯——怀疑、恐惧、消极,假如出现这三个红灯就意味着不安全感出现了,心里的胆小的小老鼠开始发出声音了,而有力的马退而求其次了。这个时候的对话是不受控制的，也就是无意识的条件反射式的自动思维，那么这个自动思维运用的是什么逻辑呢？大家谁还记得我们之前讲过的负性思维常犯的几种错误？

组员 A：扩大化。比如说对你不好，然后还有一个叫灾难性的想法。

治疗师：什么叫灾难性想法？

众人：就是混淆事实和想象，以点概面。

治疗师：我们还有什么常见的思维错误？

组员 B：极端。

治疗师：什么是极端？

组员 B：比如说没有那么厉害，但是一想我可能什么都干不了又退后了，又逃跑了。

治疗师：极端。还有什么？

组员 C：依赖，依赖长辈。

众人：感觉什么错了，我必须检讨，逻辑错误。

治疗师：大家还是做了作业。

组员 A：比如说别人批评我了就是我不好。

治疗师：这个有很多，大家可以再去看，再去记，因为你知道这个之后，你才能识别你犯了什么错误，刚才大家都说得非常好，有扩大化。本来是一个小点，你把它扩大化，成为一个整体，一件事情不好，整个环节都出了问题，就是以偏概全。还有呢？就是绝对化，刚才大家都提到，绝对化、极端化，和扩大化是一个意思。还有非此即彼，不是好就是坏，没有第三条路，没有中间这条路，要不就是非常好，各方面都好，要不就是各方面都坏，没有灰色地带。还有什么呢？贴标签，你看我也诊断焦虑，我肯定什么事物都不行了，或者说我一件事情没干好，我就是一个失败者，从此就挂着失败者的标签到处走，给自己贴标签。条件化。要是这件事我没成功就会怎么样，要是什么就会怎么样。

人的思维有两种，一种叫做快思维，一种叫慢思维，这个很有意思。这个是我们的心理学家提出来的，但是他得了什么奖呢？他得了诺贝尔经济学奖，我们心理学家得了诺贝尔经济学奖。这是一本书，大家感兴趣可以去看，叫做《人的两种思维——快思维和慢思维》，是美国一个叫丹尼尔的人写的，他得了诺贝尔经济学奖，提出来我们任何时候都有两种思维。我们去分析，就好像做数学题一样，这件事情前因后果怎么样？我们用逻辑思维去分析，这个是理性的思维，这个会比较慢。还有一种思维一瞬间就发生了，不受我们控制，无意识自动发生，这一部分就叫做快思维。而我们通常的快思维就是负性的思维、条件反射性的思维。我们现在要做什么？

最开始的阶段，运用我们的理性，运用我们的慢思维，逐渐去替代之前的负性的快思维，达到了一种什么样的效果？指导我们这种理性的、正性的慢思维，有点拗口，成为我们的快思维。一开始会很难，因为我们的负性快思维已经成为习惯了，我们要求改变这个习惯，大家要每天坚持练习，练习过程当中，遇到困难时就运用我们的呼吸放松的技巧一步一步地来，最后能够把正性思维变成我们的快思维。

接下来，我们就看怎么去做、怎么去改变，大家肯定很想知道怎么去改变。在自我交谈的时候，会有三种反应。当我们负性的自我，比如说胆小的小老鼠说话的时候，开始发出负面声音的时候，开始有批评、非此即彼、贴标签、以偏概全，我们会有不同的反应。一种反应就是听信，说你不能成功，你注定会失败，你应付不了这个事，这个时候我们一听就信了，由此就说我是不行的，我成功不了，我注定会失败，我跟别人相比我就是没有能力，这个是负性的反应。

还有一种理性的思维，反复地说我们怎么样的时候，我们不听，置之不理，转移注意力不去理会，当负性的思维告诉我们将来会发生不好的事情，或者说你过去的生活一团糟，它把我们的注意力引向了哪儿？（停顿）引向了未来和过去。那我们不听，我们要关注当下，一旦关注当下，我们就转移了注意力，我们就不再跟它继续对话了，它说它的，我们干我们的，它就没意思了，它就不说了。你要是去听，就好比它跟你说话，它就没完没了，不停地说。

不知道大家喂过鸽子没有，一开始去广场，鸽子在那儿飞，我们拿一种面包屑往那儿一扬，鸽子就飞过来了。鸽子会越飞越多，你喂得越多，来的就越多，假如我们不喂呢，过一会儿鸽子就飞走了，就不理你了，我们给予它的关注就是那个面包屑，你不去喂它，它自然就飞走了。还有一种反应，是更高一层的反应，我们积极地去说，积极地思维，这个时候我们听，这就是良性循环。

大家可能会觉得说起来挺容易，其实好多都不懂，怎么去做呢？能不能做得到？不一定能做到，做起来还是挺困难的，我们要看怎么去做。自我交谈的步骤，第一步我们要学习将事实与想象分开，刚才是有人提到了这一点，把事实和想象分开，这个是很重要的。当负面声音开始说话的时候，首先我们要问自己几个问题，问什么问题？

第一个问题，这个声音究竟是事实还是想象？那怎么去区分呢？事实是有客观依据，凡是事实都有客观依据，可以证实，这叫做事实，而想象没有。没有依据，直接就是一个结论，这个叫做想象。

第二个问题，我听到的这个声音是真实的、理智的、通情达理的，还是悲观的、过分情绪化的、焦虑的、缺乏安全感的？缺乏安全感有三盏红灯，哪三盏红灯？

众人：扩大化、绝对化、怀疑。

治疗师：那个是思维的错误，怀疑、恐惧、消极是很容易鉴别情绪的反应，出现这三盏红灯时就处于不安全的想法，有可能是出于想象，所以自我交谈的第一步是区分现实与想象。

第二步，摆脱条件反射式的思维。怎么去摆脱呢？就要运用我们之前学到的技巧，要自我暗示，自我暗示其实很难，我们反复想一件事的时候，我们想停止的时候，其实停不了，要有一个体会，我不是不想，但是做不到，不是不想，但是不由自主，我们怎么来控制呢？给大家几个工具，利用视觉图片，我们上次做冥想，大家会发现什么呢？冥想的时候，视觉意象非常容易出现，你去看书，书上不一定有字，但是书上可能会有图片，视觉图片可以帮助你。给大家几个视觉图片。

第一个办法是我们想象有一个红色的刹车。大家见过红色的扳手、刹车吗？开车会有手刹，我们就可以直接想象一个红色的扳手，一个刹车，红色的，非常引人注目，你得要停车了，大家可以想象一下，能否想象出一个红色的扳手栩栩如生地出现在眼前？我们要建立这个视觉意象。出现负面想法的时候，我们大脑当中一定要出现红色的扳手往后拉，告诉我们要拉刹车，能想象到这个红色的扳手出现在眼前吗？这个能够帮助我们。这时候你告诉自己别想没用的，出现红色的扳手拉一下。

第二个办法，换频道。假如我们打开收音机，收音机里边一个频道没完没了、唠唠叨叨地说一些不好的话，我们拧一下收音机的按钮换一个频道，大脑当中去换一个频道。这个可以去学习，这些可以在冥想加上自我暗示的基础上进行，相对来说会更容易一点。我们通过冥想获得了自我引导的能力，进行这一步的时候，相对来说会容易一些。

组员 D：就是在换频道，怎么控制自己想象的图片？我觉得对于我自己是有效果，我很想说一下。自己脑子里想事情不能停下来的时候，我就想象眼球看到现在这个场景，就是眼睛是被胶水粘住了，空间当中出现了一个细小的点，特别细小的点，可以忽略的点，确实有这个点存在，我们边呼吸边去冲着那个点，集中意识在这个点上，然后就马上会停止任何的想象，我觉得这个方法特别好用，反正我自己是这么用的？

治疗师：别的还有什么好办法。

组员 E：就好像把两个耳朵堵上的那种。

治疗师：堵上耳朵。

组员 F：完全可以做到。

组员 G：有的时候，我一感到有焦虑情绪的时候，就体会把塑料袋套在脑袋上那种感觉，那种感觉特别的难受。

治疗师：那怎么办呢？你不是更难受了？

组员 G：当时你想的东西特别多的时候，就是以前什么事、将来什么事，全都来了，你就想这个，我一想这个就感觉这种难受劲比那个还要难受。

治疗师：这么想完之后你感觉好还是不好呢？

组员 G：我感觉还行，都想出哪些东西了。

众人：绝对不是窒息，他还是想象可以出得来。

治疗师：你套塑料袋之后，短时间内会有另外一种难受，把你之前的难受给驱散了，然后你这种难受一取开塑料袋你又屏蔽了。

组员 G：对。因为往常套上它们想法能缓解的时候，我会老这么想。

治疗师：当然我们每个人可以去想更加适合自己的方式，不过我只是提一个建议，你可以去参考，你套一个塑料袋当然也行，如果有另外一种很尖锐的难受驱赶你那种难受，我们不妨换一种。比如说换一个安全的帽子或者说你不妨换一个温暖的小黑屋，你进入这个小黑屋，它很温暖，很安静，很包容，你待会儿，你可以试一下。就是我们会有自己的视觉图片。视觉图片主要的目的就是打断之前负性的交谈，让小白鼠到洞里去，我们不要你，你在那没问题，但是你要出声。

第三步，我们不光是不听它的，我们还希望做得更好，做得更积极，我们还要让积极的、内心的、那匹有力量的马发出声音来，我们还要积极地去交谈。积极交谈也有两个图片，一个图片就是浮在水面，大家都游过泳，游泳的第一步都是要全身放松，我们浮在水上，要浮得起来。当然这个其实也可以放在前面，放在转换频道这一方面。浮在水面上，不使劲了，随它去，你不去理它，它说它的，把它放下。还有一个图片就是我们上次做冥想提到的，呼吸的光。呼吸到最后放松的时候，随着我们气息进入身体，它是有光的，它带着光进入我们身体的每一个细胞，它滋养我们身体的每一个部位，我们想象这个呼吸会带来能量的光。这个光进入我们的身体，帮助积极的、正面的、有力量的自我发出声音来。

我们之前做过呼吸，其实引导大家关注的点多数都在呼上。呼是什么呢？呼相对来说是放松的，当我们需要放松的时候，我们更多去关注呼气；当我们需要能量的时候，我们关注吸气。同样是呼吸，这个时候我们更多地把注意放在吸气上，这样你做 10 次会觉得轻松了，假如你很紧张的时候，我们的同事去演讲发言，他会关注呼气。呼气的时候做 10 个，我们会逐渐放松下来，这个时候借助这种能量视觉的图片，我们让积极的那一部分自我发出声音。讲到这一部分，大家有没有什么问题？

D： 刚刚讲上一步的时候，就是咱们刹车包括换频道这种，我在想这种情况算不算压抑自己，本来可以释放，但是把它刹住了，算不算压抑？

治疗师： 这是非常好的问题，大家怎么看。

B： 释放不了，只能往灾难去了，我觉得这个我是愿意接受的。

治疗师： 负性的声音要发出的时候，你不去理会它，它会不会越攒越多，很有可能像洪水一样越攒越多，哪天就突然爆发不受控制了。大家怎么看？

G： 我觉得不会。本来这些负性的就不是一个真实的，其实这些负性本来就是一个病态的东西，不是说真实发生或者说真正的东西。

治疗师： 为什么不是真实的？

G： 就说负性思维是真实的，但是这些事不是真实的。

B： 我觉得应该是这样，比如说咱今天讲焦虑，咱这一圈都是焦虑，都是以后的事，我觉得就是咱俩双子座都好忘事，等到那天你都想不起来，如果这个事走到那一步，时间节点到那一天，发生了什么，就是什么样，如果说你这个时候刹车，你觉得咱俩压抑住了，因为双子座还有另外一个极端，就会想到时候再看，反正隔了 3 秒钟或者 3 分钟，可能一会儿就忘了。我觉得刚才李岩说这个事是对的，这件事情它之所以是想象的，是因为它没有依据支撑咱们，到时候就会那样，而只是自己臆断。比如说我这个腿上，我就讲到底能不能好，这三盏红灯第一条就是怀疑，我就持续地怀疑我到底能不能好。可是到上个礼拜，都长痔疮了，腿疼也忘了，而且腿后来也就不疼了，一直到这个礼拜我痔疮也不疼了，阿姨问我怎么样，我自己都忘了哪天不疼，现在药就这么好使，所以我还不如把这一个礼拜走过来再说。我觉得双子座最不应该出现这个问题，就是因为咱好忘事。

治疗师：其他人呢？

E：我以前有一个想法就是想问治疗师，你们一说我又想起来了，治疗师，我们得病的人是不是都是右利手，右脑左手的人不得这种病吗？

治疗师：回头回答这个问题。刚才 G 和 B 说，说得特别的好。为什么我就喜欢跟大家相处，做完之后我觉得不会累，特别好，就觉得非常有价值。我们说的第一点是什么？就是区分想象和现实，你这个负面性情绪是什么？是你无端制造出来的一个海市蜃楼，它没有基础。我们这么做并不是说真的有危险发生了，我们刹车，没事的，一切都是好的，我们不是说抛弃现实生活，在一种人为制造出来的虚假的平静欢乐当中，你的内心负面情绪原本就不应该存在，是由于你扩大化，你混淆了想象和现实，你想象出一个存在空中的危险，这个危险可能根本就不存在，这种负面情绪根本就没有。

B：我又有一个想法，就是最近这一个礼拜大家都在买空气净化器，我到现在也没出手，我老想买一个，几千元的可能会好使，但是那个不足一千块钱就别尝试，按理说这些雾霾的天应该算依据，但是万一这时候我们给扩大化了，把它想得严重了，它明明是一个事，是一个现实，但是我该不该买净化器？我总不能带着孩子，要不然到南方，要不然出国，我总要有一个解决的办法，但是也不知道怎么着。那天我刚发一个朋友圈，我说躲地铁里，真叫自欺欺人，可是那怎么办呢？

治疗师：大家分析一下，我们一起来讨论一起来学习，刚才 E 提到一个问题，我们是右利手，左大脑已经发达，左大脑是逻辑思维这方面，是不是左利手就不得这个病，右利手就得这个病，这是刚才 E 的一个问题。B 的问题，净化器到底买不买。买了会怎么样？空气就新鲜了，不买就不行。

B：那我得买 45 台。

治疗师：我们就分析这两个问题，我们怎么来考虑这两个问题。

众人：还是得买。什么样的？好多问题。

治疗师：自我交谈的第一步是什么？区分想象和现实。

众人：那就是买，确实有雾霾。

治疗师：大家体会，有的时候是不知不觉无意识地自动兑换，它不知不觉就发生了，你太喜欢这种自我定换了，你都没有去分析，我们去分析刚才 B 说的，不是她一个人的问题，大家都面临这个问题。我们怎么去分析？

A：你要想买的话，只能一直在有空间净化器的房里呆着，就不能出去。

B：所以就会扩大，包括也开始往幼儿园捐，老师还不让收，不让家长捐钱，凑那么几台，这事就多了，这觉得快成了社会性焦虑。

治疗师：非常好，社会性焦虑。这个期间其实会有一些潜在的错误我们没有意识到，就是社会上都会犯这个错误，就跟在 SARS 期间一样——消毒。我还写了一篇文章，就是好多人开始低烧，他也不高烧，是低烧，为啥？他紧张，他的肌肉一天到晚不自主地收缩，肌肉收缩能不发烧吗？社会都会紧张。关于净化器我们会犯一个错误，绝对化的错误。买了空气净化器，我的健康才有保障，我才能证明我对我的家人负责，我要不买这个空气净化器，我的家人就会受雾霾的影响，说明我都没有责任感，不对我的孩子负责任，不是一个好妈妈。大家看这个思维是不是绝对化，一条一条地扩大化，买不买净化器等于我是不是真正关心我的儿子，是不是一个好妈妈，有必要的联系吗？

H： 负性思维里头，什么错都是自己的。

治疗师： 都往自己身上去归结。这是一个涉及自我价值的问题，不买就是不负责任，对家人置之不理、自私，所以得买。还有一个什么，买了空气净化器身体才健康，是这样吗？当然我们说确实有雾霾，吸了雾霾确实不健康，确实是这样的。买了净化器就一定会健康？

众人讨论： 我觉得这两个不能划等号。但是如果这么想了，买了空气净化器可以减少患病的风险。可以减少多少？至少是减少。

治疗师： 比如说，咱们随便地去分析这个过程，当然不一定这种思维是错的，那种思维是对的，但是至少我们有一个自我分析的过程。吸雾霾犯病率会有多少？会增高多少？比如说 SARS 来了，当然要洗手，但是我可以告诉大家，SARS 期间我同样不专门洗手，也没熏醋，当然你不会故意地找一个 SARS 的人坐着聊天，那就是自寻死路，这个也是不赞成，过度冒险和莽撞，你去分析这个患病率会有多少。就好像我们去坐飞机坐汽车一样，风险永远都存在，假如我们希望这个风险一点都没有，完全消失，这个又犯了什么错误？也是绝对化错误，不能容忍生活有一点点的风险或者不确定性，我们大概在第二次的时候讲过不确定性，就是我买了总归会有好处，反正不管怎么样总归会减少一点风险，不买那个风险就是会高，不能容忍有危险存在，但是实际上风险无处不在，就不能忍受不确定。我们也提到，对不确定性忍受的程度，其实说明了什么？

众人： 安全问题。

治疗师： 因为很多事情很难在预先出发的时候就确定我们一定能到那，我们的路一定是一步一步走出来的，你走下去这就是路，你不走没有路，那也得走，所以我们的焦点不是在于这个净化器买还是不买。你想通了买，它一定是百分之百保证你的健康；你不买，其实你也知道是有这个风险，你也不会因为这个明天就死掉或者全家人就怎么样，在这种情况下你买不买是问题吗？你想买，你高兴就买了，你觉得没啥用，不高兴你也就不买了，这个刚才 B 说了是社会性焦虑。在社会性焦虑蔓延的情况下，都会从众，也不知道买不买，别人买自己也买，但是自己真心有纠结，买了之后，你也不知道到底怎么样，其实我们可以告诉大家，当然这个是题外话，我们一起来分享。那个净化器你要是不去定期清洗的话，其实在家里又成了新的传染源。

B： 就跟饮水机一样。

治疗师： 从这个分析，大家体会到了吗？第一步，我们先去分析我们这个想法究竟是事实还是想象，是否犯了思维上的某些错误。

B： 等于雾霾是事实，但实际引起我们的焦虑的，是我买了风险小很多，不买风险很大，这个东西其实没有科学依据，至少我们自个儿没有百度出它的比例。

治疗师： 而且还有一个，在我们客观环境没有办法选择的情况下，你就不要想去控制它，你能离开吗？不能。你必须在这个环境中生活，我们的工作环境你不满意，你的老板，你觉得太讨厌了，同事，真讨厌，能离开吗？有办法能离开，可以；如果离开不了，我们还要在这，我们改变自己。事物没有一个唯一的角度，没有唯一的面貌，在于我们选择从哪个角度去看这个事物，你选择看这一面或者你改变自己选择看另外一面。大家可能会有疑问，说这样我们是不是自欺欺人，但是事物原本就没有固定的面貌。

我已经说了很多，我希望接下来的话咱们一起来分析一下，每个人想想目前最困扰自己的、最纠结自己的是什么问题，然后咱们一起来帮着分析看看应该怎么来做，其他人也来学习，回家之后也去练习。刚才说了雾霾的问题，净化器的问题，其实包括左右手同样也是如此，绝对化了，不是右利手就不犯病或左利手就不犯病，就是想找一个明确的东西，焦虑的人特别想有一个明确的东西。

B： 主要是没有安全感。

治疗师： 对，不能容忍模糊不确定。

B： 焦虑的人是不是应该和难得糊涂的人交流？我觉得控制欲其实真的已经很强了，老想自己，但是后来发现别人都比我好，我就放权了。

治疗师： 有什么问题，我们现在困扰自己的？

E： 我来说一个，就是我生孩子之前，在我们单位做审计，就是在审计部门相当于领导的位置，总出差，后来生孩子了，加上必须在家照顾双胞胎，然后跟单位申请我不想去做审计出差了，正好有一个部门有一个空缺，但是属于普通的位置，工资待遇没有变化，然后我就同意到那个普通的位置了，到了那个普通的位置才发现这个部门技术特别强。举一个例子，一个内科专家去到外科工作一样，你可能手头的工作做得再好，但是因为不是核心的内容，所以在这个部门也没有什么发展。一直在这个部门做了四五年，也想跳槽或者到其他部门去，但是因为不能出差或者不能加班，一直没有出去，一直在这个部门待了下去，这样的状况也是让自己很焦虑，因为事业上没有发展的空间，我觉得这个事情挺困扰我的。

治疗师： E贡献了一个她的个例，我们就这个事情来分析，我们怎么在这种情况下去分析，大家各抒己见。

B： 按步骤来，第一个就是先看看你这个焦虑的事是你本身工作和家庭平衡上的事，还是你担心你出差以后，孩子没人管了，还是觉得你不称职？

E： 家里确实需要人，因为父母年纪也大了，而且我也想在工作上有一个必须满意的状态，这就是会产生冲突。

治疗师： 大家可以从自己角度出发，问她一个问题，帮她去理清，这样可以扩展你的思路，这个事很复杂，你考虑就无解，但是仍然会有突破口，我们可以这样，每个人来问她一个问题，帮助她考虑考虑。

D：你觉得家庭还有事业，你哪个是摆在首位？

E：家庭是首位的，但是事业也不想放弃。

D：差不多。

E：也希望自己得到认可，在事业上。

H：在这个岗位上做就百分之百一定会发展不好吗？

E：是的。这个技术很强，没有从基层积累经验，就没有办法做到核心。

D：但是你现在孩子大一点，你没有想再做回原来的审计工作吗？

E：现在孩子都大了，也是需要照顾，父母年纪很大，我老公工作也是很忙。

A：你是希望工作和家庭两头都不耽误，都好？

E：希望都好。因为如果顾及家庭，基本上属于放弃了事业，我觉得还是心有不甘。

A：比如说，你试试看两个都兼顾。

E：我希望，所以这是一个冲突的地方。就是说希望能够兼顾，其实自己的工资并不少挣，就是说还是希望受到认可。

治疗师：其他人还有什么问题？

I：在你原来的专业和现在的职业之间是否有一种相连的？你现在能够多多少少顾及。

E：我之前也看过别的机会，不是出差就是加班，也很难顾及。

I：我就觉得你太求全了，要是我的话，因为我是以家庭为重，我把这个事做得特别好了，其他我不会想要那个。你一定要舍一点，我是觉得，既然舍就不要再不快乐。

B：所以我就要问这个问题，你在要孩子之前有没有做好计划？不光是身体上，包括家庭成员之间的会议，特别是你跟你老公之间的角色分工。我们家孩子现在是 3 岁 2 个月 10 天，我们俩每天保证 5 分钟对话。因为你在跟丈夫对话的时候，你就会把你的好多想法很客观地告诉他，我本是一个理性的人，他是 IT 男，原来我跟他的对话完全听不懂。所以你有没有跟他说过自个儿的想法？包括你在有意无意袒护他，你说公公婆岁数大这是一方面，但是你又说你老公很忙，我觉得再忙的爸爸也不应该缺席。

E：他在家庭的贡献比我一点也不少。

B：你既然有这么一个左膀右臂，孩子眼瞅着大起来了。

E：他自己也整这俩孩子。

A：我觉得你这个焦虑可能还是……

E：比较郁闷，这事还没有达到焦虑的程度，我焦虑是因为炒股。这个事是因为郁闷，其实也不是不要孩子，包括炒股也是。

A：我开始以为她因为这些事而焦虑，她要焦虑的话，我就觉得可能是她对未来的不确定性，就是说将来我能不能晋升或者事业家庭都兼顾好，因为这些事而焦虑。然后我就想劝她，不要想那么多，过一天是一天，想那么多你也解决不了问题，可能就是车到山前必有路，孩子大一点，可能什么事都解决了。

治疗师：A今天会有这样的认知也是不错，挺好，能解决的时候我们去解决，假如确实解决不了，但凡你有办法你去做，确实目前看起来无解，那你怎么样？

E：改变自己。

S：你就刹车。

D：我觉得你去尝试一种方法也是好的。

治疗师：S，你有什么问题？也可以讲出来。

S：就是出差，然后把孩子放在一边或者花钱之类，请一个保姆。

治疗师：因为这个问题很难说你就找到了一个办法，两全其美，一下就解决了，不确定性包括你无法兼顾，无论你想任何一种方法或任何一种生活，这种状态都不会发生本质的改变，只是偏重这个或者偏重那个。要不然多这个舍一点，要不你就这个多得一点，那个舍一点。

众人：你真应该在你所得里边享受快乐，就是收获的东西。

治疗师：还是有一种绝对化，也还是有这个因素在里边。还有一个我想提醒E的是，你刚才想象自己是一个什么动物？

E：老虎，说明还是有野心的。

治疗师：假如你是一只老虎，让你做一个小鹿，鹿妈妈带着鹿宝宝，你永远都不会开心，所以你要去权衡，要去沟通。有的人就是老虎，有的人可能就是马，他就是要这样，你让他变一个，他就是变不了，你让吃肉的动物去吃草？

B：消化不了。

治疗师：吃草的让它去吃肉也不行，要去沟通。

副治疗师：其实你给我的感觉是工作的女强人，让我觉得很棒，而且好像很幸福，每次老公都会来陪你，让我感觉也是充满活力，感觉你各方面都还挺好的。你刚才在描述的时候，我听到一点说你很希望得到别人的认可，如果没有别人的认可，就一定代表着你不好吗？

E：希望更好。

副治疗师：对，各方面都更好。

B：陈大夫的这句话让我想到，既然是老虎，我觉得是这样，孔雀的美在于它的屏，她刚才说特别好，可劲在那呼扇，但是你这个老虎的"王"字，它是戴着，而且是给别人看的，就是别人认不认可你，它都是王，所以就像治疗师说的，如果你给自己定一个老虎，可能你测一测，你还真就是大老虎。因为正好是两个男孩，妈妈的强势特别容易影响男孩子的后期，就是您一定想着我要让我的儿子成为一个什么样健全人格的人时候，要让他知道妈妈是水，爸爸是山，这种灵性他应该能够继承到，能在家庭生活当中看到。但如果你处处是大老虎，可能爸爸变弱了一些，在两个男孩子心里，他未来找媳妇要找像你一样，就变成了另外一种焦虑。总而言之，妈妈的强势对男孩、女孩都会有影响，所以咱要适当控制。

E：我在孩子面前是很弱势。

B：示弱和弱势还不是一样，会示弱的妈妈肯定好，但不是那个概念。

E：我理解，我明白你的意思。

治疗师：不知不觉咱们这个时间又到了，但是E的事，其实不光是E，包括我们其他人，不管我们选择一个什么样的象征，老虎也好，白兔也好，牛也好，猴子也好，马也好，其实每个人都在寻求自我价值，包括孔雀，有的是向外界展示更多，有的内心展示更多，只是不同的个性，不同的方式，但是实际上我们讲，真正地说，我们都希望有价值，姑且不说成功与否，因为有太多世俗的概念，我们说有价值的生活，在人生的过程当中，六十年、七十年、八十年能够与生活和谐相处，能够与自我和谐相处，这是真正有力量。有力量不是说我得到了什么，而是说能够解决生活中出现的任何困难，任何对自我的侵扰，情绪的改变，复杂的环境，所以我们能够非常和谐地与自己和周围过完这一生，这个是真正能够做到的。

其实每个道路选择没有必然的截然之分，关键是走在这个道路上，遇到困难是否能够随时去解决，最后成就自己。其实我们做心理治疗的最后的目的，也不光是为了驱除焦虑症状，而是说最后我们能够认识到自己，接纳自己，无论什么样的环境，空气净化器买也好，不买也好，都能够过得比较安然，甚至说得了病也好，没得病也好，仍然比较安然。

众人讨论：其实我觉得不是每个人都要一定当头。我觉得对社会价值的追求好像是强于对家庭的。永远想当那个第一的人。

E：也不是想当第一，缺少自我价值感。

治疗师：希望通过自己改变外在环境，而并非说有的人天生就是通过责任获得价值，有的人就是要通过自我意识去改变某些事情，他才能够感受到有价值。接下来，我们会看到人人手里有一个自我交谈的训练日志，回去之后大家一定要去做，否则今天咱们谈了再多也是没有意义的。我们刚才说到快思维、负性的条件反射思维，该怎么还是怎么着，不会有改变，我们一定要回家去写这个作业，左边会看到让自己感到焦虑的事件或情境，就是任何让我们感到焦虑的事情，我们把它写在左边。

第一步，去分析这种想法究竟是事实，还是想象，会有两个问题，大家记住了吗？我们会问自己两个问题，而且会有三盏红灯，假如三盏红灯亮起来，提示他想象的可能性非常大，这种想法是由我们不安全感的自我在发声音，而并非理性的思维在发声音。

第二步，对于这种负性的想法，我们是否做到活在当下，不去理会，不去过多地担心未来。思维停不下来怎么办？思维停不下来，我们就会用一些视觉图片、刹车、水面漂浮，包括塑料袋，因为听上去给人一种窒息的感觉，或者也没问题，过度呼吸的时候不就是要套一个塑料袋吗？

第三步，能否发出积极的声音？我们可以利用我们之前学到的冥想的力量，呼吸带给我们能量，甚至还有一些其他的想象，比如说想象头顶有一个光芒在笼罩自己等，结合冥想去做会更加容易。这一个星期大家不光是做自我交谈训练日志，争取最好每天做一下，也可能一个念头就做一下，坚持下来，7 天之后一定会有改变。

I：我跟她一样，没什么焦虑现在，很舒服，那按念头算。

D：我会经常想象很多事情，幻想。

治疗师：幻想好的，还是不好的？

D：我想的倒是挺好的，可能实现不了。

四、布置作业和治疗师总结

治疗师：根据每个人的情况，除了练习这个之外，我们仍然继续去练习放松技巧，我们呼吸，呼吸配合渐进式放松，配合冥想，为什么？我们下次会有一个比较大的挑战，大家做好准备，可能会做好铺垫，教会各种技巧，最后我们会有一个相对的挑战，大家不要害怕。我们有一个想象的暴露，更加有针对性。像 I 提到，她不能想，一想这件事她就觉得难受。

I：但是确实出现了身体症状。

治疗师：但是这个事在这，你怎么办？

I：我特别希望慢慢地建立起来。

治疗师：我们要加深层次，根本性地解决这个问题，我们下次有一个想象的暴露，回去一定要练放松的技巧，下次我们是运用之前所有的技巧综合性地解决这些问题。作业一定要做，我们今天就到这，送给自己也给其他的组员一个掌声。

资料一：自我交谈训练日志（表 1-2-8）

表1-2-8　自我交谈训练日志

让你感到焦虑的事件和情境	步骤1：判断你的想法是事实还是想象	步骤2：能否不理会（刹车/换频道/水面漂浮）	步骤3：能否发出积极的声音（呼吸正能量）
例子：我考试肯定会不通过的	想象	是 （仰望星空）	是 我可以的！

资料二：每日一语

- 对不确定性的排斥在焦虑中扮演了关键角色。
- 对焦虑的积极信念、认知逃避、负面的问题取向等变量因素和对不确定性的排斥相互作用产生并维持了焦虑。
- 许多焦虑者对他们的焦虑持有积极的信念，对这些信念发起挑战有利于减少焦虑。
- 通过焦虑曝光来使未来导向的、徒劳的焦虑得到最好的面对。
- 尽管拥有完整的解决问题的能力，但是焦虑者对他们的解决问题的能力缺少自信，更加难以应用这些技能。
- 当前的或合理的焦虑都可以使用你的解决问题的能力来解决。
- 思考一下不确定性在你生活中扮演的角色，并练习你接受和经历不确定性的能力。

第八节 GCBT-A 第七单元（MODULE SEVEN）（焦虑打怪——想象暴露）

一、内容

想象暴露 + 脱敏

二、目的

综合运用所学习的认知行为技术，解决现实生活中的实际问题。

三、大纲

1. 对自身焦虑事件进行分级。
2. 想象暴露，面对恐惧，挑战任何灾难性的想法或认知。
3. 运用冥想、呼吸放松等技术控制躯体焦虑，进而控制精神焦虑。
4. 清除焦虑与场景 / 事件之间的联系。

四、操作流程

10 分钟　一周心情天气回顾分享 + 作业反馈（自我交谈）
10 分钟　游戏 5：许愿 + 召唤守护精灵
20 分钟　讨论式健教

20分钟　集体练习（治疗师巡场，准备处理特殊情况）

20分钟　分享讨论（包括自我交谈的使用）

10分钟　作业：谁是谁的精灵？（随机从纸盒中抽一张纸条，不要让别人看到，这个人是未来一周你要守护的人，以各种方式关爱他／她）

五、家庭作业

守护精灵

六、自教材料

每日一语：详见资料二、活动前治疗师需准备

七、活动前治疗师需准备

1. 许愿盒、白纸、签字笔、焦虑等级评估表、每周一语。

2. 游戏5：许愿＋召唤守护精灵

首先准备一个空纸盒（许愿盒）、一些相同规格的白纸、签字笔，将白纸和签字笔分发给组员，让组员在白纸上写下自己名字和3个不怕别人知道的愿望，让组员们将白纸折好，放进许愿盒中，然后进行仪式：让大家都伸出一只手，将手一个叠一个叠在一起，每人默想自己的守护精灵，然后共同召唤"守护精灵"实现愿望。咒语——精灵、精灵，请你跟我回家吧。一起说三遍。

3. 健教

一、为什么要直面焦虑的核心问题？

1. 持续回避一个让人害怕的场景会使恐惧一直存在，但是，面对恐惧，焦虑则会逐渐消退，如焦虑曲线（图1-2-1）所示（怕独自坐车、怕幽闭空间、怕虫子……）。

2. 短期有效，长期有害的负性循环　害怕场景—回避-焦虑减轻，同时，场景变得更加恐怖，不可靠近。

3. 打破循环，解决根本问题。

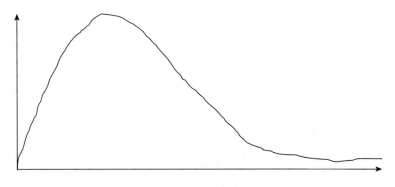

图1-2-1　焦虑曲线图

二、建立面对恐惧的等级场景（爬楼梯）

1．对你的焦虑等级进行评估　根据所引发的焦虑程度来评估焦虑事件（场景）的严重度等级（表1-2-9）。

表1-2-9　引发焦虑事件等级划分

等级	引发焦虑的事件或场景	焦虑币
1		
2		
……		
12		

一件事也可以分为不同等级，如独自在家里、独自上街、独自出门旅游等。再例如怕别人指责自己，不赞成的表情，直接的否定，严厉的批评等。或者不同的事情/场景，如……给予不同的焦虑币代表，焦虑币面额1～10元，可以有1/2元。通过综合运用所学的认知行为技术，回收焦虑币。

三、从低到高选择合适的等级进行想象或模拟暴露

建议从3开始，也可以跳1～2级，但不要直接挑战高级别。

步骤：进入场景——放松——直到焦虑币（A币）为1～2；反复多次练习该步骤为一组，一组训练通常要半小时至2小时；直到巩固（技术熟练或场景等级下降），再升级到更高等级，每个等级至少3次。每天一次即可。

想象/模拟暴露熟练后，可进行现实暴露训练

1．放松（喉式呼吸＋渐进性肌肉放松）

2．建立安全界（安全岛、安全屋、安全屏蔽、安全花园……冥想放松），停留10～20个呼吸。

3．想象自己进入等级表的第一个场景：生动想象场景/事件的细节（看到、听到、闻到、感觉到……），保持喉呼吸，看见安宁自信的自己，可以进行自我交谈，感到焦虑逐渐下降到1～2个A币的水平，可以出来；A币较高时，运用技术让自己放松；焦虑特别严重，感到受不了了，才跳回到安全界，充分放松后，再进入。（提示：可以从安全屋自取安全帽、安全腰带、安全护身符、安全风衣盔甲等携带。）

四、探讨对恐怖场景的认知矫正策略

想象暴露时是否进行了自我交谈、是如何交谈的。（我可以；我能行；我自信；我发光；我是不紧张的布娃娃；我有安全物品）

练习：

集体练习：让组员填写焦虑等级表，选择焦虑币等级较低的（1～2级）焦虑事件进行想象暴露，想象暴露的同时运用放松技术减轻躯体及心理的焦虑反应，直到能控制该焦虑币等级事件，再进行下一等级焦虑币事件练习，循序渐进。

GCBT-A实操录音文字稿（第7次）

时间：90分钟
治疗师：2位
参加人员：9位（到场）
观察人员：3位
记录人：1位

一、回顾家庭作业及一周以来的感受、进步及困难（约13分钟）

治疗师：大家上周过得怎么样？

F：（房子的事情）大不了从本小区里头再买套便宜点的，才能提高一点生活质量，反正我也想这个来着，能好点。

治疗师：这么想就好点，其他人呢？有要分享的吗？

B：我也焦虑了，我的朋友圈里，有一个学长吧，他写了两篇微信，叙说一次发生感冒，一次肾病，然后就怎么坐急救车，这个过程，我就想看看，看了以后就引起我那个现场急救车的焦虑，当时一下就焦虑了，用这个方法，冥想这些，就好点，睡着了。

治疗师：这非常好，还有要分享的吗？

I：我老公，我跟他说话，他不理我，就想是不是我哪儿做错了，是不是不喜欢我、不爱我了，就一大篇地联想。晚上跟我说看公司表演，我就想你有时间看这个，根本不是很忙，以前这样的事情经常发生，突然暴怒。通过这样的治疗，我就想，不能犯以偏概全的错误，想象别的，其实根本无所谓的事情，可能状态不好，再过一会，再过一天，阳光就好了，这个东西就散了，根本就一阵阵的，所以没必要，就过去了，也没什么。

治疗师：真不错，真好，我们听了也非常高兴，还有其他人吗？

C：您说的几个方法，对我最有用的是换频道。这是我原来做不到的，我现在想，我这个人，这么多年都这样，老是不能替代，就习惯有问题来了，愿意去解决，面对大的问题，情绪替代不了。您这么说了以后，一下就会了。就是刹车不太管用，刹车刹不住，换频道非常好，很管用。再有一个，这个放松、冥想，只要睡前稍微做一会，就是深度睡眠，就啥都没有。我可能吃药，没有其他的一些问题。再有一个交谈的问题，我是这样，您给的解释，说是另外的自己吧，每次有点先入为主，谈几句，知道是自己，有点谈不下去，但我每天都进行一点，彼此都接受一点，每天一点，还行，有时候一下就卡那儿，想到病，每天再跟它交谈一点，还行，还真的能往下延展，这样对吗？

治疗师：不用太强求，我们有时候会强求。

C：对对，就是放下以后非常享受。

治疗师：嗯，很好，还有其他人要分享的吗？

A：上周工作上的一个项目完成了，担心万一做不好，集团下面的公司，2016 年后的业务都受影响，就想着好好做，结果还是如期完成了，我觉得挺高兴的。

治疗师：真好，我们都是好事情。

K：我是上周有过这种情绪，但不是特别严重，我出现这种情绪的时候，自己就，开始，您说换频道，我感觉还是想半天，还是想的自己这套，刹不住车，后来就，我平时爱打游戏，开开电脑，打两盘游戏，那阵就过去了，就没有那么厉害了，注意力集中在这上边，就过去了。

治疗师：也是一种方式。

F：我还有一个事，那天领导无缘无故说我，盖章，有个章拿着就掉了，说"看着就毛手毛脚"，特别信不过我的意思，听了越想越觉得委屈，就哭了，越哭越伤心，平时也有点迷糊，他就老说我，别人他就不说，就老说我，他后来说是跟我熟，爱跟我开玩笑，哭完之后，感觉发泄完了，好多了，因为好久没有那么哭过了

治疗师：适当哭一下，也没有坏处，眼泪也可以帮助释放很多不好的物质。J 呢？

J：我觉得我现在不焦虑了，还行，挺好的，现在两天半、三天就织一件毛衫，光忙乎干活了，顾不过来焦虑，越织越上瘾。

治疗师：但是也要注意休息，回头我们再看看，该复诊了吧，下次来找一下我，我们回到主题，E 呢？这周有什么要分享的？

E：这周我找黄主任复诊了，我很高兴，黄主任问我腿是什么样的状态，是真的疼了，把这个情况再稳定。主要是这个活动，我老公问我参加这个活动，是不是有收获……我说以后你有问题了，我也可以帮着解决……给自己充电，可能要靠着自我对话，需要被呵护的，最能呵护自己的是自己，以前也说要听自己的声音，但不那么理解……

治疗师：今天刚好就着 E 的话题，进入我们小游戏的环节。

二、游戏（约 7 分钟）

助手（给每个组员分发一张纸）

治疗师：我们这个环节，叫做"许愿"，以及"召唤守护精灵"的环节，我们每个人都会拿到一张纸，写上三个愿望，这三个呢，是自己比较在意，但可以拿来分享，别人知道也不会影响你的，在纸条上写下三个愿望，写你的想法、许愿就好。

（组员写下愿望）

治疗师：我们把它折好，折好之后，在外边写上自己的名字，写好之后，

放在这个许愿盒里。我们上次讲了自我交谈，每个人都希望被人爱、被人呵护，西方有基督教，希望有人无时无刻不爱护着自己，有些神话里，会有加神，大家看过动画片花木兰没有，我们都有守护精灵，刚才我们许过心愿，现在呢，我们可以一起站起来，我们这个小组进行到现在，非常有凝聚力了，我们把手叠在一起，感受彼此的力量，我们一起说"精灵，精灵，跟我一起回家吧"，一起说三遍。（组员一起说三遍）

我们来感受一下，自从来到这个团体，我们倾诉了很多，我们的问题、挫折，我们真实的、接纳的相互支持，我们感谢自己，也感谢彼此。

（结束游戏，全体成员再次回到座位）

三、健康教育（约18分钟）

治疗师：我们这次是一个综合的应用，第一次大家还记得吗？我们一起学习了什么？（组团各自有所回应）我们串"糖葫芦"，一起学习了一些焦虑的基础知识，包括躯体上的、精神上的，还有一些认知上的偏差。那么第二次呢，我们做了一个"盲人走路"的游戏，又继续学习了一些认知的问题，学习了呼吸。第三次呢，我们"洗车"，学习了放松技巧。第四次呢，又进一步进行了放松，第五次呢，冥想。第六次自我交谈。这个过程，大家可能觉得，逐渐地，越来越轻松了，有了一些办法。

此前我们都在做铺垫，接近一个长期以来最困扰我们的问题，之前我们学习怎么去放松，怎么去想，怎么去改变认知，这么做的目的，根本是解决核心问题。因此，今天会有一些挑战。核心问题，有的可能是既往的经历，童年经历，有的是深层次的，对丧失的担心，有的是自我价值方面的，有的是其他方面的问题，自我实现，种种经历。今天，我们要去面临这些挑战了。大家觉得怎么样？但是别害怕，不会一下子进入最核心的，我们会循序渐进。

可能有人会问，不去想，似乎也能解决，但是只有我们直面恐惧，才能解决根本问题。大家的方法都还不错，可是有的人使用一些不好的方法。比如有的人喝酒，短期来讲，也能转移注意力，但长期来讲，会带来更长久的损害。有的人害怕独自待着，害怕独自出去旅游，有人不敢过天桥，没有人陪着的时候，绕特别远。我们长期去回避这个恐惧，看上去，短期之内，没事，长期来讲，会固着下来，会限制我们。会成为一个负性循环，害怕、回避，这个就更加强大，更加没有办法解决。假如我们去面对，会发生什么呢？大家可以看一张图，刚开始的时候焦虑一下子上到顶峰，感觉受不了，要崩溃的，应用我们综合的方法，只要你坚持下去，多次循环之后，焦虑会维持在一个比较轻的水平。为什么呢？焦虑，尤其是躯体的焦虑，有一个自限性，比如急性焦虑发作，觉得自己不行了，打120了，通常持续二十分钟、半个小时，最长两个小时之内，焦虑就一定会逐渐下降。我们发现，不会像想象中那么恐怖，实际上什么事情都没有发生，也不会有什么危险。慢慢地，就不会害怕了。当然我们采用爬楼梯的办法，不会一下子上到楼顶。

　　大家手里有一张纸，对你的焦虑等级进行评估，从 1 ~ 12，一个一个排序。从轻到重，排等级，就好像台阶一样，引发焦虑的事件或场景等，比如说一想到什么就焦虑，如果焦虑比较轻，就往后排。最后边这栏焦虑币，1 ~ 10，一个币两个币三个币，给它量化。大家到这儿，都理解了吗？每个人根据每个人的情况来填这个表。选一个轻的，选一个重的，还有中间的。

　　（组团填写中）

　　接下来，我们进行"想象暴露"，就是我们想象，直接暴露在引发我们焦虑的场景之中。刚才我们不是写了等级了，1、2 焦虑币比较少，建议从焦虑币 3 开始。既不是太高，也不是太低，大家都选出来了吗？接下来的步骤，我们先放松，运用喉式呼吸、渐进放松等。这个过程，我和助手会在旁边，我们先练习。请大家记住，我们会在大家旁边，出现任何问题我们都会帮着解决。我们先放松，放松之后再冥想，想象一个安全界，可以是一个安全岛、安全屋，或者是安全壁，是一个屏蔽的罩子，也可以是安全的花园。在这个过程中，任何时候觉得受不了，都可以进入安全界。但还是建议大家尽量留在焦虑当中。还记得焦虑的曲线吗？停留的时间越长，运用技巧，焦虑越会逐渐减轻。在安全界停留 10 ~ 20 个呼吸，再往下走。想象进入焦虑币为 3 的情境，生动地去想这个场景或者事件的细节。在这个过程中，尽量模拟真实的场景，比如听到什么、看到什么，感觉到什么，闻到什么，越真实、越栩栩如生，越好。这个时候，可能焦虑出现了，感觉难受了，记住保持喉式呼吸，让自己的焦虑减轻。如果焦虑币下降到 1 或者完全没有，这一组的练习就结束了。如果觉得受不了，就进入安全界。整个过程，大家自己做。如果进入高级别，焦虑币高的，可能紧张、害怕，大家可以从安全屋里选一样东西戴在身上，可以是安全帽，或者安全腰带、安全护身符，或者安全盔甲等，但是尽可能地留在焦虑界。大家都理解了吗？

四、集体练习（约 28 分钟）

　　治疗师：好，我们先看一下，大家各自选的焦虑场景是什么，焦虑币为 3 的？

　　C：朋友忽视我。

　　治疗师：哪个朋友？那 K 呢？

　　K：我选的场景是特别空旷的地方，什么都没有，为 3 的是家庭生活中的一些琐事纠纷。

　　治疗师：那空旷的地方是？

　　K：安全界。

　　治疗师：那焦虑币为 3 的场景是？

　　K：家庭琐事纠纷吧。

　　治疗师：要非常具体，栩栩如生，学会模拟练习，遇到真实情况，就能应对，那 F 呢？

　　F：在自己的房间，焦虑的就是吵架，和老公冷战。

A：我选的是孩子生病，安全地带是躺在花丛里。

B：不管是 3 个还是 10 个，反正都比较重，最内心深处的就是生离死别。

治疗师：那焦虑币为 3 的是？

B：每次都是这个。

治疗师：今天来讲，能选一个中间的？

B：您不是让我关注自己内心，观察我自己吗？只要能有空闲时间，可以有时间思维，就负性思维，特别特别多，用您那些方法解决，第二天，就不再想了。

治疗师：那很好，今天我给你一个建议，如果你选生离死别，也没有问题，可以选一个跟你关系远一些的，但是一定要具体的场景或者事件。J 呢，选的焦虑等级为 3？

J：我写了两个，儿子到点了，没回家，就引发焦虑。还有一个房子租给别人，跟邻居打起来，引发焦虑。

治疗师：可以从儿子那件事情开始。

I：考试。

H：我写的是被别人孤立。

治疗师：也要很具体的事情或者情形。

E：跟我老公新年出去吃饭，要了点咖啡，喝也不是，不喝也不是，吃着药，就焦虑了。安全地带就是医院……到医院就好……

治疗师：这个也可以，但相当于偶发的事件，有困扰你比较久的吗？

E：不希望我跟我老公，然后一些事情不理解，产生误会……长期来说，是我和他的一个交往模式吧。

治疗师：行，那我们开始，我们每个人再看一下，选择焦虑币为 3、4 或者 5 的事件或者场景，去面对它，运用我们的技巧。我们先去放松，然后在安全界停留 10 ～ 20 个呼吸，直到自己的焦虑差不多降到 1 或者没有，我们就出来。

我们先进入放松环节，喉式呼吸，不会的话，就深入地呼吸。逐渐放松，头顶，然后眉毛，脸颊，到我们的脖颈，到肩膀。感觉肩膀没有任何的压力，非常松弛，到我们的背部，想象呼吸逐一到达这些部位。然后我们的胸、后背、腰、臀部、大腿、膝盖、小腿、胳膊、手指头、脚趾头。全身非常放松，然后呢，进入安全地带，停留 10 ～ 20 个呼吸，可以携带安全物品。

接下来进入我们的焦虑场景。非常深入、生动、具体、细致地想象一个场景，现实地感觉到平常所感觉到的真实的紧张、害怕、气馁、沮丧、纠结，体验一种真实的焦虑的感受。（停顿 2 ～ 3 分钟）感受到焦虑的时候，运用我们的技巧，喉式呼吸，或者自我交谈，自己守护自己。让自己的焦虑程度逐渐下降。我们深长地呼吸，焦虑减轻。深沉地吸气，然后缓缓呼出，注意力集中在自己的呼吸上。虽然仍然处在这个场景之中，但是帮助自己呼气、吸气，深深地吸气，对，缓缓地吐出。想象海浪，起潮落潮。尽管在这个场景之下，尽管面临同样的事情，但是我们可以控制焦虑，想象我们携带一些安全的物品。假如焦虑太严重，可以想象在安全地带，暂时停下来，进一步放松，继续进行，减轻焦虑，自我交谈，呼吸，焦虑币越来越低。那如果在安全地带休息得足够充分，可以再进入我们的焦虑场景。放松，呼吸，先减轻躯体的焦虑，自我交谈，我们改变想法，可以携带安全物品，给自己力量，也可以召唤我们的守护精灵。（9 分钟左右安静，治疗师巡场，准备处理特殊情况）

五、分享讨论（约 24 分钟）

治疗师：好的，我们都结束了是吧？我们一起来讨论一下，这是我们第一次直接去挑战焦虑，这是为了以后大家能够切实地解决问题，回家以后，也可以继续练习。大家可以先谈谈刚才的感受，有什么困难，或者还有什么疑惑、不理解的地方？

I：对自我的交谈，我想的场景是被孤立的那个，在国企的时候，跟一个组长住在一起，洗手的时候，弄上水了，就会说我……但是别人这么做的时候她没有说，就单单说我，还有一次……

治疗师：刚才这个过程生动地想象了当时的场景，有感受到焦虑吗？

I：感受到了，非常地焦虑、憋屈……

治疗师：打扰一下，这个场景，你刚才怎么做的？

I：就一点点想的，非常生气。

治疗师：然后呢，刚才怎样让你的焦虑下降？

I：就是没有办法，就醒了，告诉自己别想了，别想了，呼吸呼吸，就过去了，没办法跟自己正面交谈，受了这么多委屈，还怎么办？

治疗师：这么看来，给自己选的等级比较高，可以选低一些的，一下子选得太高，可能处理不了。

I：确实是有点衡量不好，过轻或者过重。

治疗师：不太好选择？那我们一个一个来吧（看向下一个）。

H：我想得不好，快睡着了。

治疗师：也行，现实生活中遇到类似的事情，一放松，快睡了，也是一个办法。J 呢？

J：一般儿子不到点回家，就想着是不是跟人发生冲突，想到这儿，就冒汗，但是我就想刹车，基本能克制住。

治疗师：很不错。

B：第一次焦虑的时候，看电视，有一个失独母亲和她儿子，儿子还是走了，我就焦虑，心里特别难受，坐卧不宁，以后老犯这个。使劲往那个场景想，但还没有到这个情况。老师说要找安全地带，我觉得我没有安全地带。后来想想……又代入实际，想到书包里有一串珠子，都开过光的，跟现实有点联系，就觉得感情没那么投入。

治疗师：不像那么生动？A 呢？

A：想孩子生病，一下子非常焦虑，像要失去孩子的感觉，分清是想象，还是现实的，实际上，孩子就是普通的感冒发烧，去医院看看，自己喂一点退热或者消炎的药，就好了，伴随着喉式呼吸，焦虑就慢慢好了。

治疗师：很不错，F呢？

F：就想着和我老公吵架，好几天冷战，特难受，让人觉得憋得慌，特别想让他说什么，或者他先说对不起，他这样，就是……我就觉得，你得跟我道歉或者说说这事。

治疗师：那你刚才怎么做的？进入场景之后，怎么样让焦虑减轻的？

F：喉式呼吸吧，然后我想他可能不好意思，这事过去就过去了，想开点，别老想它。

治疗师：自我交谈，换个角度想问题，觉得焦虑程度减轻了吗？

F：嗯。

K：我这个，说的家庭琐事的纠纷，就是元旦发生的事情，元旦回父母家，我父母因为种花，两个人就冷战，回家过节挺高兴的，这个不说话，那个不说话，弄得心里挺别扭。

治疗师：刚才怎么做的？

K：一想起这事，还是逃避，不想回去。

治疗师：刚才练习的过程中，你进入这个场景，有没有用哪些办法，来让自己的焦虑减轻？

K：就是做深呼吸，然后喉式呼吸，让自己的注意力尽量转移，您说的安全地带，感觉进入也不管用了。

治疗师：因此呢，这个需要反复练习。今天刚讲完，马上去操作，可能想象得不那么充分。今天是一个练习，包括自我控制的方法，安全屋，都需要反复练习。

C：基本都（练习），虽然是朋友，一起出生，一起长大，闺蜜，但是我生病以后，没有来看我，让我特别那什么。当然其中确实有原因，实际上我现在一想，可能我自我强制性地想象。您不是说安全岛吗？拿一个东西，我的小熊，一抱，一下子全明白了，都是我自己想的，是我的问题，人家给你足够足够的，始终一直在，只是换了一个方式。

治疗师：我打断一下，说得非常好，之前挺伤心的，那怎么想的？现在觉得一直在陪你？

C：过节什么的，还是她给我第一时间发祝福。我三个都做了。

治疗师：也可以。

C：我基本是这样，在这一年的时间里，都慢慢在建立。最后最高的那个，确实比较难处理。您说实在承受不了就回到安全地带，回到花园，抱着小熊，再回到那里，就降到1。

治疗师：平时可能练习比较多？

C：可能我一直比较喜欢心理学，接受快一点或者积极一点。

治疗师： 非常好，谢谢 C 的分享。

E： 我就真的带着这个故事进去，引发到一定程度，到一个点，我不希望老公离开我，原本我以为我不会取悦任何人，自由散漫……老公已经做得很好，很包容我，假如有别的事，产生误会，变成焦虑的源泉……

治疗师： 在这个过程中，怎么处理或者面对？

E： 处理面对，就是冥想，冥想的结果，我想要什么，想我们俩在一起，孩子有爸爸有妈妈，尽量有什么说什么……有误会就告诉他，他没有急，好像还比以前了解我一些，这个事并没有我想的那样，我一说他就火冒三丈，这种琐事，就不是大事，我以为琐事积累到离婚，但恰恰不是。

治疗师： 我个人先给你一个反馈，不知道你自己有没有意识到，面对自己越来越深、越来越真实。今天是第 7 次，跟自己相比，面对自己越来越真实，不知道大家是不是也体会到，以前用你有的方式，给你反馈一下，看到进步，点点滴滴，我们也非常高兴。

这个呢，并不是一下就能做好，回家反复训练，一组训练通常半个小时到一个小时，每天练习一次就行。每个场景一般来说，练习 3 次，才能比较自如，让焦虑币下降到 1，比较顺畅。这个事情会占住你的注意力，回家后一定、一定要练习，练习后才是自己的。现在只是知道有这么一个方法。还有 K，刚才选的空旷的地方，并不是很好，可以选一个真实的、安全的、确保进入后就能放松，焦虑就能减轻的地方。一定要反复练习，每天一次，慢慢掌握，现实生活中碰到类似的情况，也能应对。

六、作业：谁是谁的精灵？（约 5 分钟）

治疗师： 今天时间也差不多了，刚才许愿了，我们说"精灵精灵，跟我回家吧"。每个人可以再打乱一下，每个人都抽一个，不要让别人看见，比如我抽到 A，在接下来的一周，我就是她的守护精灵，用我想到的最好的方式，用比较恰当的、合适的方式，去守护她。你就是她的守护精灵，不要让对方知道。让她体会到被人守护的感觉，被人爱、被人关心。我们既被守护，也守护他人。（大家各自抽被守护的人）大家都抽好了吗？第 7 次的治疗到这儿，大家回去一定练习。今天到这儿，仍然谢谢大家持续辛苦地来到这儿，放弃其他的事情。谢谢大家！

（大家鼓掌）

资料一：自教材料（表 1-2-10）

表1-2-10 引发焦虑事件及焦虑币值

引发焦虑的事件或场景	焦虑币
	1 元
	2 元
	3 元
	4 元
	5 元
	6 元
	7 元
	8 元
	9 元
	10 元

在不同的事情 / 场景中，如别人不赞成的表情、直接的否定、严厉的批评等，感受到的焦虑程度不同。按所引发的焦虑程度的不同，给予不同的焦虑币代表。焦虑币越多，表示焦虑程度越重。焦虑币面额 1 元到 10 元，可以有 1/2 元。通过综合运用所学的认知行为技术，花掉焦虑币，收获平静与喜悦。

资料二：每日一语

- 不会利用时间会增加挫折、焦虑和担心。时间管理训练表明能够减少包括担心这样的负面情绪。
- 很多人不知道怎么利用时间。增强对你如何利用时间的意识是更好利用时间的第一步。
- 计划和更高效的优先任务会提高效率以及减少焦虑和担心。
- 拖延是普遍的问题，通过看清楚为什么拖延和采取应对的策略能够克服拖延。
- 沟通不畅会破坏人际关系，增加焦虑和担心。改善你的沟通交流方式，能帮助你改善人际关系，最终减少你的焦虑。
- 有三种主要的沟通方式：攻击、被动和坚定。

- 坚定型的沟通方式尊重别人的权利，同时也满足个人的需求。
- 坚定性沟通方式的四个步骤：明确情境、表达感受、提出解决方案、概述结果。
- 自如地进行坚定的沟通，需要不断练习。只要付出时间和努力，就会变成自然的习惯。

第九节　GCBT-A 第八单元（MODULE EIGHT）

一、内容

单元回顾，分享收获。

二、目标

处理团体分离（结束治疗前的告别，回顾，分享收获）。

三、大纲

1．回顾各单元目标。

2．讨论保持治疗收获及防止复发。

3．对个体残留问题逐一分析支持，处理未完成的情绪、认知问题。

4．处理分离，小组结束。

四、操作流程

（注意点：此次结构相对较为开放，重点是团体成员的交流、分享、倾诉，促进团体动力性流动，最后治疗师重视个体残留问题的解决，逐一分析支持。）

20 分钟　作业反馈＋一周回顾（守护精灵分享）

15 分钟　健教 9　建立支持系统维持疗效

40 分钟　分享与讨论（历次治疗回顾深化，处理未完成的情绪、认知问题）

15 分钟　总结（寄语等）

五、家庭作业

继续练习巩固所学内容。

六、自教材料

每日一语：详见资料二。

七、活动前治疗师需准备

结束评估表、每周一语。

游戏6：回顾"守护精灵"游戏，重点：①想了解什么办法来关爱被守护者？因保持匿名，是否普遍地施予关爱？②守护及被守护的感觉是什么？③小小的冥想——精灵进驻我们的心灵。

健教 9
建立一个社会支持系统

所有人都需要好朋友，在他们需要找个人谈谈的时候，可以给他们打电话。家人、朋友或者同事都是你的支持网络的组成部分。他们可以是你爱和信任的人，是无论你的人生起伏都没有评判地接受你的人。选择那些有开放的思想、能够同情你、在接下来能够支持你的人。

社会支持系统是一组由个人接触所构成的社会关系网，透过这些关系网，个人得以维持其认同，并获得情绪支持、物质援助、服务、信息的社会支持等。个人社会支持系统主要来自三方面，分别是血缘关系、亲密关系、社会关系。血缘关系主要指父母和兄弟姐妹；亲密关系主要是指伴侣和最亲密的朋友；社会关系则是包含最广泛的一个支持力量，也是效果和作用最少的一个力量，主要是指关系不太紧密的朋友、同学、同事等社会关系。

来访者的社会联系网是一把双刃剑，其既可以是建设性变化的障碍，也可以提供所需要的支持。有人在个人支持系统中与他人共享生活，充满幸福感，遇到困难时总能获得及时而又有力的帮助；而有些人则不然，他们虽然和别人一样也拥有客观存在的关系网络，却与其中的人相处得很糟糕，在陷入困境的同时，也迅速陷入孤立无援的状态。

有利的社会支持系统（图1-2-2）会帮助来访者转型行动，坚持行动方案并保持成果。

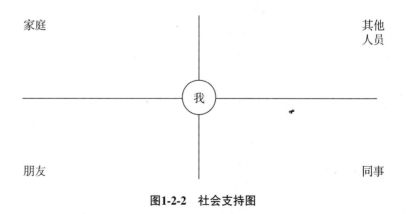

图1-2-2 社会支持图

可以通过以下问题来帮助来访者充分利用社会支持系统：

1．当你有不良情绪的时候，向谁倾诉？

2．在你遇到困难的时候，找谁求助？

3．当你感到开心快乐的时候，跟谁分享？

进一步强调维持疗效中的注意点

● 认识到有些目标是不真实的，如："我一定要做到永远没有焦虑发作""我需要保证××事一定会这样"。

● 改变你能改变的事情。

● 接受那些你不能改变的事情。

GCBT-A 实操录音文字稿（第 8 次）

时间：90 分钟

治疗师：2 位

参加人员：10 位（到场）

观察人员：2 位

记录人：1 位

一、回顾家庭作业及一周以来的感受、进步及困难（约 30 分钟）

治疗师：上周我们把焦虑分了等级——焦虑币，用综合性的技巧去减轻我们的焦虑，这个大家做得怎么样？

C：这个我真没敢做，因为上次做的时候就有实际的反应，现在我们没有找到合适的音乐，我每天晚上听两下就睡着了。以前我总是要开着电视睡，现在我只要听 2 遍音乐，什么都不想，关上电视关上灯就睡着了。

治疗师：焦虑问题已经解决了。

C：昨天一听音乐自己就特别放松，然后就睡着了。

治疗师：基本上是一个比较放松的状态，自己也觉得不需要去做这些了。其他人呢？

B：有个人总是反复跟我说好多负面的事情，后来我也不知道什么是对的了，会受到影响。

治疗师：看你怎么应对吧，那关于我们的内容，上一次我们的想象暴露，这个有没有练？（大家面面相对没有回答）那好，这个没有完成之前的冥想、放松，自我交流有没有练习？

A：自我交谈还行。

治疗师：大家可以继续去做，H 没有拿到上次的内容，大家谁可以跟他讲一下。我们学的这些东西一定要去练，这些东西是我们的，那如果没有练，你们就没有学到。如果我们现在没有什么事情，练习可以提高我们的应对能力，很难现象将来会遇到什么，也许这段时间很平顺，但是可能某些时候我们会遇到挫折，所以我们要提高应对能力。A 怎么样了？

A：真是哪壶不该提哪壶，上周小孩就病了，小儿肺炎，自己的焦虑程度又增加了。在这个过程中我采用冥想，还结合喉式呼吸帮助自己度过这一关。

治疗师：除了喉式呼吸，自我交谈有没有做？

A：做了做了。当时孩子上医院检查了，然后我就开始上火，开始焦虑。而后我自己就想这个是想象还是现实。现实是：小儿肺炎是常见的疾病，现在也比较好医治，想到这里就会停止灾难性的想法。然后结合喉式呼吸，可以让自己的情绪变得平缓一点。

治疗师：这是一个很好的例子，这个不光是想象暴露，而是一个实际的暴露。应用技巧能解决焦虑，别人呢？

J：我倒是还行，没有遇到什么，我就是自己给自己织衣服。

治疗师：有没有遇到事情，主动去练习啊？

J：我不会用喉式。

治疗师：I怎么样？

I：我倒是挺好的，就是大家在说的时候我在想一个问题，就是想象暴露，比如生活中也有这些，我们还有必要去练这些吗？

治疗师：大家怎么看这个事情呢？目前生活得挺好的，好像没有什么问题，还需要练吗？大家怎么看这个事情？

A：你是说一点焦虑也没有，还是说现在暂时没有焦虑但是不确定之后会不会有焦虑。

I：就是我有点焦虑是反映在身体里的，但是可能有时候我没有意识到那个是焦虑或者没有把它定义成很难处理。

C：这个把它屏蔽也不是事儿。就像负性的声音或者人也好，目前这些我都不接受。我就还没有找到方法。我不需要建立什么。

治疗师：大家刚说了2个问题，第一个问题是，目前很好，要不要继续练？其实每个人心里都有比较脆弱的部分，脆弱的东西对于咱们这些人，可能表现会比较明显。我们很容易被引爆，但是有些人一生都不会被引爆。有一部分，我们不用想，吃药就可以减轻，但是这个点，这个薄弱的点还没有修复。这也是我们做心理治疗的原因。修复这个点，这样当我们再次遇到这个点的时候不至于再次复发。只要深入地去找，大家都是可以找到的。现在挺好的，可能某种程度是我们把它屏蔽了。除了放下，我们还需要去解决，不是去纠缠在这个事情上，而是解决自我成长，是解决这个问题。其实我们现在做的这八次治疗就是最好的方法。要听还要练，练习是很重要的。之后可以更少借助外在的力量，自我修复。当然我们也有必要排斥药，我们慢慢进行自我成长就好。一定要练。

C：我等于为我自己要守护的人，白焦虑了一个星期。我没像你一样好好去识别。昨天就在想着不就是我没有好好识别吗。就是没有形成习惯。

治疗师：好的，我们分享一下大家的守护天使，还有3位可能堵车。这个过程中大家有什么体验？E你后说，其他人可以先说，F？

F：我守护的是她。

治疗师：你守护的是 A。

A：我收到微信上她发的祝福的话。

治疗师：是私下加的吗？

F：是在朋友圈里面发的。因为不是说不让对方知道吗？（不知道怎样当你的守护精灵，只是希望你每天都快乐平安！）上次临走时我就跟 A 交流，问她是哪里的，然后发现她经常去我们那里取药。上次我们还遇见了。感觉还是很有情感交流的。

治疗师：这个事情本身，给你带来压力了吗？

F：这个倒没有。

治疗师：好，我先分享关心别人的感受，然后再分享被关心的感受。A 你守护的是谁？

A：我守护的是没有来的这位，E。上周有点忙，但是我心里也是惦记着这个事情。我中间联了 E，然后我就不打自招了，说我是你的守护天使。我说到不是不关心你，是这个季节孩子比较容易生病。后来我看 E 也忙，于是我们就结束对话。

B：我守护的是 H，我没有联系 H，我就是默默地为 H 祈祷。

治疗师：也是很好的，你会想到 H 是吗？你觉得这个事情给你带来压力了吗？

B：没有，我觉得不仅要学会守护 H，还要学会守护自己。

J：我守护的是 F，我没有跟 F 交流，但是我希望她可以实现她的三个愿望。一是找到满意的房子，二是儿子健康成长，三是自己的病赶快好起来。默默为你祈祷。

D：我守护的是 J，我没有 J 的微信跟其他联系方式，看了 J 说的三个愿望，然后我就给她带了个小礼物。J 其中一个愿望是希望赶紧生孩子，今年是猴年，所以我买了个小泥人猴宝宝。希望 J 能尽快实现。守护别人的感觉还挺好的。我就挺喜欢这种挂念别人的感觉。

治疗师：我们这个是守护别人的感觉，当然每个人的形式不一样，有的是直接的表达，有的是默默的，投入关怀，各种形式都很好，都是关怀，体会被守护的感觉。

C：我是做什么都直奔主题的人，我守护的是 K，我也不想让 K 知道。我每天都觉得自己起来就像扇着翅膀的小天使，我感觉到守护别人，但同时，还是要自己守护自己。现在我都不敢打开 K 的愿望。我都不敢接触让自己焦虑的事情。我昨天完成了所有的作业。然后就打开了 K 的愿望。第一个是想妻子工作顺利，而后是父母健康，然后是 K 自己，感觉 K 好善良，我是第一个写自己。我这一周可能没有形成识别焦虑的习惯。我觉得自己的负性思维要赶紧去除。

K：我守护的是 B。是消灭负性思维，做好家务，锻炼好身体。我没有觉得有压力。我也是心里默默祝福 B。

E：我还以为要轮一圈才到我。我想破个冰，谁一开始就知道是谁守护自己？没有。

I：我的感觉就是你。

E：我已感觉我的守护人就是A，这一天A不找我，我也会找A。我们的团体有个活动。我在慢慢地引出A。每个人的行为都是可以预料的。我守护的是I。然后我们就开始交流成功。

I：我希望考研成功，希望得到编制，希望自己的病赶紧好。

治疗师：我们再分享一下被守护的感觉。

C：我看见H看到打开的纸就想也许她是我的守护者，如果是H或I，我都会得到许多温暖或力量，我始终在感受着。

K：感觉心里很温暖，C对我的愿望做了点评，心里温暖。我就善于为别人考虑。给人安全感，被守护的感觉。

二、健康教育（约30分钟）

治疗师：这个还是很有挑战性。我自己也考虑了一下这个设置。不让对方知道，是否会扩展给予关注。扩展性地守护，创造性地完成这个任务。我们之前做了很多工作。我们循序渐进，我们怎么去建立自己的支持系统？什么叫支持系统？我们的社会关系构成了社会支持系统，而后进行分析，获得一些支持，倾诉，分享，爱，温暖我们，获得力量，与此同时我们也获得负性的东西，我们的伴侣关系，我们的各方面状态。我们尽量在社会关系中化解痛苦。今天我们学怎么学会发觉力量——亲密关系、血缘关系、社会关系。我们来问以下这些问题。

1. 谁可能会帮助你做这件事？
2. 在你要打退堂鼓的时候，谁将会向你挑战？
3. 你可以与谁分担内心的忧虑？
4. 在你为目标而奋斗的时候，谁会在背后推你一把？

G：有些要看事情的大小，就是有一段时间我发展得不好的，那会儿需要借钱。这个各方面关系都有，第三个问题，亲密关系最好，跟爱人交流。

治疗师：你理解的推你一把是在背后捅你一刀。我们可以慢慢丰富。

E：我最想说的是第三个，那个人是我妈，无论如何都不会离开我，我希望她慢慢离我远点。我需要时我也总可以得到很多帮助。但是我好像无法找到可以听得懂我说话的人，妈妈无法理解我，听不懂，生活中倾诉对象很少，我总觉得朋友不够，我在这里住过院。我在住院期间，我觉得这里的主任大夫能听懂，他们知道哪些是真的你，哪些不是，但是从这里出去，大家就开始叫你×老师，×这×那，我就找不到自己。别人从我这里可以得到很多。

治疗师：E的还没有找到解决答案。

I：我的也是我妈妈，跟E很像，不过我可以跟E说。

J：我有老公有孩子，挺好。

治疗师：J 有很好的支持。

H：我的老公听不明白，我跟他不在同一个频道上，但是他会很实在地去做。我把之前教的内容跟他说，而后他们居然有所改变。我很感谢，遇到挫折和困难，我不会把很难受的事情进行表达，但是我自己可以爆发，我会跟我老公交流。我有时很大条，但是我老公很实际，能把我拉到地面。

治疗师：H 的社会支持也很好，B 呢？

B：我的支持一般来自我儿子，他能理解我。丈夫总是觉得我偷偷摸摸，总是什么都不许，他总是很在意钱。所以我自己出去，可以比较自由。他总是很刻薄。婆婆很强势，每天都会骂我，我也强迫症，但是他总是说我煤气又没关。我觉得你是蜈蚣，我就是蚯蚓。母亲去了，哥哥跟我分遗产，拿了 3 套房，还要跟我要钱。我很自卑。

治疗师：我记得有一次你说要把儿子放下。谁守护 B 来着？

B：不用不用。

治疗师：C 呢？

C：同事之间有很多可以帮忙，有很多闺蜜。这些都挺好的。

A：最能支持我的是老公，因为失去孩子一起经历了很多，产后焦虑，他也对我很好，他做了很多，很感谢他的。父母也会帮忙，但是我不是很想告诉他们，不说免得他们担心，我也住过院，觉得跟病友交流很温暖。闺蜜也有很理解我的。但是他们还是离我比较远，但是病友真的很好。

治疗师：这也是我为什么设置这样一个圈子，在这里大家可以感同身受。

F：我想到的是父母、兄弟姐妹，还有妻子。3 个答案都差不多。我有负性情绪跟妈妈交流，她是无法理解的。跟病友，在六院住院时觉得挺好，大家有一个感觉。我的发小、朋友、同学都有帮助我的人。

K：我没有父母，但是我挺感谢自己的。我的叔叔家孩子很多，很多事自己管自己。我觉得自己有很大的改变得益于我的先生，我们的背景差很多，感觉我们很互补，完成了很多内容。他很小就自己离开家里，缺少关爱。我觉得家庭是他的支持。社会上，我很坦荡，所以有很多真心朋友、发小、闺蜜。我就工作了 5 年，同事比较少。

治疗师：听了大家的反馈，希望大家进一步寻找。我们对人友善便可以看见友善。进而促进事情解决，如果无法建立关系，可能是跟自己过于强大有关，是否自己的世界过于坚固，别人无法进入。我们强大，我们既有城墙，还有城门，有人可以进入。第二点就是大家的分享，希望大家能建立更加平衡的关系，不仅满足一方。第三点想跟大家分享。最根本的支持还是自己，最深刻的陪伴是我们自己。还是那句话，我们要建立坚固的城墙，与此同时要有洞。我想在这个团体里大家更容易分享。结束之后，我们的群还在，进一步我们可以形成自助小组。每个月活动一次，或者分享我们的心得。我们这个团队会给大家支持。作为医生，这是我们的本职工作。希望大家保持联系，也许一年，也许两年。这个支持是其他不能替代的。

三、总结分享讨论（约24分钟）

治疗师：时间很快，我们做一下回顾，第一次我们做了什么？串糖葫芦。什么是焦虑？焦虑有哪2种？大家有问题随时打断我，焦虑的识别。第二单元我们做了什么？我们讲了负性认知的探究，D还发扬光大，给我们很多正性的鼓励。负性认知这块大家有什么不理解的？贴标签，非黑即白啦。第三单元我们讲了什么？认知思维的矫正，这一看就是做了作业，我们讲了快思维还有慢思维，快思维就是自动化思维。喉式呼吸，我们还做了情绪思维。第四次我们进行了渐进性肌肉放松，我们放松的时候是由上而下的，在那些容易紧张的部分做些停留。第五次就是冥想，想象森林与草地，想象安全物品、安全岛。第六次我们做了什么？自我交谈，凡是涉及放松的都比较简单，涉及认知卷入好像比较难，大家有什么问题？

C：自我交谈几句就谈不下去，我不善于提问。

治疗师：确实很难一下子掌握。我们需要反复练习，如果交谈比较难，你可以想象一面镜子，跟自己做交谈会更容易些。第七次我们做的是焦虑暴露。我们会进入高峰，而后必然慢慢减轻。第八次是今天的社会支持。大家还有什么问题吗？

C：有需要看的书吗？

治疗师：近期我们也在翻译一本书，所以你们也要买。

D：我觉得这个团体有很多正能量，为什么大家还是会得这个病？

C：我觉得有几件事情还是集中了自己的点。

E：每个人都有软肋。2005年是伴着疼痛过来的。

治疗师：我给大家分享过禅师的故事，不是解脱就好了，而是还要生活在凡尘中，每个人都不过一死，焦虑的个体是更加敏感的个体，焦虑的个体躯体敏感，接受的信息会更多，为什么更敏感？可能跟早年的经历有关，可能跟遗传有关。这些都有。那么刚才我们还有建设性焦虑，找不到出口会表现出来。内部深层次的不确定，可能被我们屏蔽掉了。

我为什么做焦虑？因为我小时候面对过唐山大地震，有个机会需要我们去建设性成长，会影响我们的职业选择。

E跟母亲的关系还没有断奶，但是有了很多变化了；I总是很温柔很温暖；J很幸福，她从开始不发言到而后发言；H越来越松弛；B，每个人都会有自己生活中的经历，但是她还是自己追求美好的东西，发挥积极的力量，做得很好，内心生活很有力量；A这个双胞胎还有自己的问题，面临自我实现与家庭的协调，内心的成长很重要；有人很好，但没人怎么办？K也是发言越来越多，脸色有神采了，不要一味牺牲，也要学会汲取能量；C是情感型的人，很容易建立联结，但是逃避不是最终的办法；那么G人到中年可以从内心开始去寻找智慧。

将之前的东西进行整合，要有所回馈。不要担心学不进去，你可以进入下一个阶段，知识在你心中。

结束阶段

　　治疗师：时间好短，好快，现在每个人一句话，或者分享感受，或者表达自己的愿望。我们来结束这八次的治疗。

　　G：这八次治疗我有一个收获就是每次开车都紧张，但是从上个月开始，我变得很平和，这个跟学习有很大的关系，如何对自己的负性思维进行认知监测？爱人觉得变化还挺大的。很感谢治疗师跟大家的陪伴。

　　E：小病都是身体让我休息。

　　D：谢谢治疗师把我们召集在这里，希望大家保持交流。

　　J：生活上有很多帮助，知道怎么处理，感谢治疗师跟大家。

　　H：非常感激治疗师大夫，非常感谢，非常感谢。大家一起交流一起相互帮助。

　　B：我在团体里大家的帮助下，在小助手的帮助下获得很多，希望大家一直前行。

　　A：感谢大家的倾听，感谢帮助，让我们更有力量前行。

　　F：我在买房阶段与大家度过了，谢谢大家。

　　K：希望我们一起探究自己的焦虑，谢谢大家。

　　C：我是觉得太幸运了，能生活在这个时代，有这样敬业的工作者，真的都是天使，我想分享自己的体会。我神经痛，我知道这个要伴随很长时间。也许我的主要焦虑就表现在这里。疼与不疼不受主观控制，但是有一次我想着跟它做朋友，然后它就真的好了。我想你能不能把那个再改改，你健康。拥抱我们自己吧。

　　小助手：我也是很感谢，就是在这个团体里我自己也有成长，所以感谢大家真诚的分享，接受到大家感谢时我也觉得很温暖，觉得很舒服。然后看到大家的变化我就会很开心，希望每个人都会成为自己的守护者，然后在这个团体里也继续彼此支持。

　　治疗师：感谢大家的参与，这八次大家也是克服了很多来到这里，推掉了很多事情，雾霾、下雨，第一次是晴天，今天还是晴天，很好。感谢大家，你们也在为没有参加团体的人作贡献，我们会总结并分享，大家在为医学的发展作贡献。感谢大家，我们会陆续发些书，之后会给大家消息，大家可以看看之后该怎么做。第二轮在进行中，如果有机会我们会让大家彼此认识，这个结束之后我们会把大家聚起来。好，感谢大家，希望大家获得更多的成长。拥抱自己，感谢各位。

　　D：这是全体成员给您的礼物（贺卡）。大家集思广益的，治疗师的诗，才女的诗。

　　治疗师：过去的一周我也被守护了。很温馨，很感动。我也分享，做这个治疗我也放弃了很多，看孩子还有各种会，但是做完治疗不会觉得累，看到每个人都很有领悟力，感觉自己做完之后有的时候会容光焕发。

　　作业大家统一交给助手。

　　然后完成最后一次评估表。

　　谢谢大家。

资料一：结束时评估

　　和我治疗前的情况相比，GCBT 治疗对我的焦虑的改善结果如下：

　　使用 0 ~ 100% 来评价你的改善情况：

- 对焦虑和焦虑的管理有了更多的理解。　　%
- 能够区分和认识焦虑症状、恐惧和认知。　　%
- 对思维和行为对感觉的影响的认识有所增强。　　%
- 能够分辨出负性和灾难性的认知，能够运用学会的认知和行为技巧去管理。　　%
- 控制和管理焦虑问题的能力增强了，包括惊恐发作和恐惧。　　%
- 能够运用认知 - 行为技巧去减少复发。　　%
- 学会控制压力，提高生活质量。　　%
- 具有更好的决策能力。　　%
- 对自己更好、更温和。　　%

　　取得的其他结果

1. 　　　　　　%；
2. 　　　　　　%；
3. 　　　　　　%。

　　总体来说，在我的焦虑问题上我取得了＿＿＿＿% 的进步。

资料二：每日一语

- 回避担心或拒绝"不想"，事实上都会造成担心或焦虑增加。
- 担心可能引发更多的担心，导致焦虑加重。
- 焦虑暴露包括基于产生焦虑的程度的情景分级以及选择具体焦虑情境来应对。
- 一次处理一个担心，同时注意效果评估。
- 充分与焦虑共处，可以使焦虑减轻或习惯。
- 焦虑暴露也是一次练习使用焦虑管理技术的机会，如放松训练或挑战歪曲的认知等。
- 一些药物被药监局批准用于治疗广泛性焦虑障碍。
- 药物有利有弊，需要根据您的具体情况进行详细的考量。
- 虽然草药偏方常被吹捧说对焦虑有很好的作用，但是没有很多研究的证据可以支持这个说法。
- 在开始任何药物治疗或者药物偏方之前，请务必跟您的医生咨询。

　　团体治疗简版方案见表 1-2-11。

表1-2-11　团体治疗简版方案

		单元1	单元2	单元3	单元4	单元5	单元6	单元7	单元8
团体内容		团体设置＋了解焦虑	凝聚团体＋认知歪曲	继续学习认知策略＋喉式呼吸	认知策略巩固＋渐进性肌肉放松	冥想	自我交谈	守护精灵＋想象暴露	单元回顾及问题
团体目的		建立团体＋了解焦虑的表现及意义	加强凝聚力＋了解不同焦虑的认知歪曲及应对方法	认知监测及替代技巧＋控制躯体焦虑	进一步掌握认知＋呼吸技术及躯体放松	巩固呼吸技术，学会放松	整合深化认知歪曲矫正	直面行为暴露	建立社会支持
操作流程									
	10min 回顾分享（提问）	回顾分享（提问）	回顾家庭作业及一周感受、进步及困难	回顾家庭作业及一周的感受、进步和困难	回顾家庭作业及一周的感受、进步和困难	7个人生问题讨论及一周的感受、进步和困难	回顾家庭作业及一周的感受、进步和困难	回顾家庭作业及一周的感受、进步和困难	回顾一周问题
	15min 游戏	串糖葫芦	盲人走路（3min，3min，9min）	洗车（3个形容词感受，不评价，不建议）	打开与关闭（之前方法的应用）	冥想步骤介绍	动物变身	守护精灵	解密守护精灵
	20～30min 健康教育（提问）	焦虑类型及意义、表现、治疗方法、用药顾虑	认知歪曲的类型及细化，合分享内容进行讲解及应对	认知歪曲的细化＋喉式呼吸	对不同焦虑的不同放松方式＋识别紧张的内外因	冥想	了解自我交谈三种反应及正性自我交谈步骤	直面焦虑核心＋焦虑等级评分＋过程	社会支持问题的提问
	20～30min 总结分享（练习）	安全感评估，云豆与金子	现场分三人讨论15min，而后分享提问	分享洗车感受、今天的感受	渐进性肌肉放松	冥想分享（放下＋成长＋未来），西西弗斯的故事	三人小组讨论	分享总结前7次内容	结束阶段情感处理

续表

	单元1	单元2	单元3	单元4	单元5	单元6	单元7	单元8
15min 布置作业	100字以内感受及焦虑三栏表	100字以内感受及找出三栏表中的认知歪曲	100字以内感受，情绪认知，应对及调整	100字以内感受+生活中的意义又7个问题思考	100字以内感受	自我交谈日志+100字以内感受	100字以内感受	100字以内感受
物品准备	团体契约+不安全感的自我测试表+每周一语	负性自动思维探究表，+每周一语	情绪-认知监测表+紧张—呼吸监测表+每周一语	毛绒玩具+放松训练评估表+阶段性评估表+每周一语	冥想音乐+香薰炉+精油+《独二的人》+每周一语	自我交谈训练日志+每周一语	许愿盒+白纸+签字笔+焦虑等级评估表+每周一语	结束评估表+每周一语
评估问卷	安全评估表	负性认知探究表	无	阶段性评估表+2次评估问卷	无	无	无	结束评估表+3次评估问卷

（黄薛冰 陈淑燕 谢稚鹍 肖菊平）

参考文献

[1] 张新凯，译．焦虑、恐惧和恐怖的认知行为集体治疗．Tian PS Oei. 北京：人民卫生出版社，2009.

[2] 翟书涛，译．认知疗法：基础与应用．Judith S. Beck. 北京：中国轻工业出版社，2001.

[3] 曾早垒，译．自我训练：改变焦虑和抑郁的习惯．Joseph J. Luciani. 重庆：重庆大学出版社，2008.

[4] 刘勇．团体咨询治疗与团体训练．广州：广东高等教育出版社，2003.

[5] 陈瑛，译．克服焦虑．Verena Kast. 北京：生活读书新知三联书店，2003.

[6] Peter J. Bieling，Randi E. McCabe，Martin M. Antony. Cognitive-behavioral therapy in groups. New York：Guilford Press，2009.

[7] Janice L. Delucia-Waack，Cynthia R. Kalodner，Maria T. Riva. Handbook of group counseling & psychotherapy. Newbury Park：Sage Publication，2014.

第三章　治疗实践反馈

第一节　治疗师反馈

反馈一：相信你自己

每个人或多或少都会有一些焦虑，它可能来自生存的压力、突然的应激，也可能来自一时的对比、多样的选择。它钻进你的大脑，占领你的心神，甚至剥夺你的幸福感。

记得第一次带领团体，那是个周末下午，天气晴朗，我准备好了小组要用的相关材料，回顾了一下流程，自己有些小激动，我就要自己独立带团了！但是也有些小紧张。

我躺在床上，想让自己午休一下，保证自己下午有一个好的状态带团。然而大脑并不听从我的指挥。我能做好吗？我开始反复在大脑里过带团的流程，以及我可能回馈的很多观点和知识点。我应该如何进行引导？我会不会忘词？我会不会带个焦虑团把自己也弄焦虑了？然后我的身体开始反应，仿佛一切都是真的，我好像真的把所有的事情弄得很糟糕，我的团体成员不再信任我，不再参加团体，我开始怀疑我是否适合当一个团体治疗师。

就这样我开始出现焦虑反应：心跳较快，呼吸急促，肌肉变得紧张，血压升高，血流加快，感觉身体有点热，紧张焦虑袭来，我的大脑不断想一些不好的关于未来的灾难性的想法，而且真的好像停不下来，并且我的大脑竟然对所有的想象信以为真！

我开始嘲笑自己，书本上所学的关于焦虑的表现都发生在我的身上。我用我所学的知识对自己进行了一些探索，我焦虑的核心是什么呢？好像是担心自己做不好，是自我否定，我不允许自己做得不够好。焦虑这个小信使是在说：我想做得更好，这是我的焦虑想达到的目标。小信使希望我表现良好，所以我需要的是努力准备，而不是否认自己。

所以对于非现实的部分，我的歪曲认知是"灾难化"和"如果……那么"：如果我带团出现差错了，那该怎么办？好像自己就会变得很糟糕，好像后果很严重。现实的部分是这个事情并没有发生，而且焦虑的是促进我做好目前的准备，所以我需要的是积极地行动，好好准备，而不是一味回味可能的失败而焦虑。好似被那种情绪控制住，而战斗、逃跑或者僵住的应激状态并不能帮助我直面当前的事情，放松和作回应才可以。

我评估了一下我的焦虑，如果它能够促进我积极行动，那么它就是正常的焦虑，如果它让我困在情绪里，不能动弹，它就是非建设性的焦虑，就是病理的焦虑，这样想着，我觉得这个焦虑我还是可以接受的。而且我确实准备很充分了，于是我试着安抚自己的情绪，让自己安静下来。

中国有句谚语：你无法阻止鸟儿从你的头顶飞过，但是却可以阻止鸟儿在你的头上筑巢。我开始安抚焦虑这个小家伙，我进行了放松训练，调整自己的呼吸，放慢自己的呼吸，关注自己的呼吸，它并没有像想象中那么高效，我的肌肉没有彻底放松，但是我感觉我的想法不再集中在可能的失败上，而是关注呼吸，所以我好像没有那么心慌不安了。

接下来的下午，我到了治疗室，开始带领团体，刚开始确实有些紧张，短路了一小段。但是我安慰自己，还好，好像大家没有看出来，而且好像影响也不大。我接纳了自己的焦虑和不舒服，而且带着这个焦虑跟我的组员分享，他们感觉好像跟我更亲近了，似乎跟我有一个共同的联结和话题，就是我们都曾经被焦虑拜访过。随着时间的进展，我忘记了自己的焦虑，好像焦虑也不会老是拉着我，这就是所谓的情绪曲线，就像正弦曲线一般，有高点也会有低点，只要你不要一直拉着它不放就可以啦。

通过 8 次的团体治疗，我看到：原本只是抱着试试看想法而来的焦虑患者开始对这里产生依赖，觉得这里说话有人懂，这里有很多人支持，而且这里还可以学到很多应对焦虑的方式，如放松训练技巧、对歪曲的认知进行质疑、关注自我对话、注意自我关怀、自我关照、进行简单的暴露以及简化自己的生活、提高社会支持等。然后我也看到他们慢慢分享自己可以更加专注地生活。不同人习惯和喜欢的应对焦虑的方法会有不同，有人觉得放松训练、呼吸训练对他们帮助最大，随时可以做；有的人觉得自我交谈最好用，可以让自己安定下来；也有人认为是我们讲的一些知识点让他受益良多，感觉自己对焦虑更了解了，以前排斥害怕它，讨厌它，天天想把它赶走，现在感觉可以跟它做朋友，它出现的时候自己可以比较平静地带着它，而不是开始烦躁难受；还有人说看到组员的一些变化，自己会有些着急，自己好像变化很慢，但是看到跟自己一样甚至比自己更严重的组员都在改变，自己也会更有信心。

所以作为治疗师，我会看到随着治疗的进展，组员从总是关注不好的信息，总是关注万一、灾难化的想法，总是关注不确定，关注"如果……那么""应该"等之类的话题，慢慢转向现实状态中我可以做什么，转到现实生活中我可以采用什么措施去面对它。以前觉得焦虑毁了自己的生活，现在为了让自己更好地生活，他们开始努力去做事，并且能够感谢焦虑的提醒。

大家的很多分享我没有完全记录下来，但是确实看到假如生活有一万种焦虑，那么对抗焦虑的方法、与焦虑和平共处的方式就有一万零一种。当焦虑避无可避时，我该如何应对？这样的想法也渐入人心。而相信自己，接纳自己，我想应该就是第一步。

谢谢每一个参加到团体治疗中的成员，你们给我们也带来了很多宝贵的经验。让我们看到更丰富多彩的焦虑，也让我们看到更丰富多彩应对焦虑的态度和方法。期待更多的人加入团体心理治疗的团队，有更多的专业心理治疗师，也让更多的焦虑患者通过我们团体认知行为治疗的方式获益。

最后用圣经里的一句话作为结尾：上帝有时候会把一个礼物包装成问题送到你的面前。所以焦虑这个小东西是问题还是礼物就看你如何去看它啰。爱你们！

（陈淑燕）

反馈二：副治疗师反馈

我是第七组的副治疗师。

当主任交给我这一任务的时候，我内心是担心的，因为真的要作为一名团体治疗师，到了"真枪实弹"面对十余名充满期待的患者的时候了，我开始自我怀疑，我能做好吗？我会配合好主治疗师吗？面对治疗中的突发情况我能处理好吗？我也将我的担心告诉了项目组成员，在与其他组员及负责人"取经"后，我了解到作为副治疗师要做好的第一个首要任务就是充分与主治疗师沟通，合理分配自己的职责。其次要观察每一位来访者的情感变化，兼具着半个观察员的任务，在处理现场的突发事件时，由主治疗师全面把控，我需要的是做好配合工作。我将这个身份视为我的挑战，开始了第七组团体治疗的准备工作。

在用微信依次再次确认入组意愿后，将随机分入治疗组及对照组的被试者分别组建微信群，用来与大家沟通交流，与治疗组成员商讨第一次团体治疗的时间，由于治疗组成员大多有工作，所以经群内讨论，将每次团体治疗的时间选择在每周六进行，这样可以最大限度地保证各被试者不缺席每次治疗，虽然每次治疗主题内容都不一样，但整体来看，我们的治疗是环环相扣、不断深入的，上一次治疗是下一次治疗的续贯，所以我们向被试者说明，为不影响治疗效果，尽量不要缺席每一次的治疗。

第七组治疗的主治疗师定为 G 医师，观察员为 X。第一次治疗开始前一天，我和 G 医师详细地商讨了第一次团体治疗的整个流程，希望把治疗中可能出现的问题都考虑进去。我们希望能遵循操作手册，尽量减少个人的主观想法，完成一个标准化的 CBT 流程。在八次治疗过程中，我尽量去观察主治疗师在实际操作 CBT 标准手册时每一项是如何表达，如何指导及带领大家操作，如何健教，如何能让大家理解我们想让大家掌握的内容，同时也观察被试者在学习及练习 CBT 手册内容时的反应、表现、掌握程度等。学习及配合主治疗师在处理突发事件时运用的方法及技术，在两次治疗的空闲期，我会在微信群中去督促大家认真练习，完成作业，记录感受。

作为副治疗师，对于我个人而言，掌握了更多本次团体治疗中操作的一些要领，实际去观摩及学习，用心去总结和体会 CBT 的精髓，每一次团体治疗后，我和 G 医师都会到观察者处去接受反馈，主观及客观地去分析本次治疗中的不足，认真商讨出现这种情况的原因，如何去处理改进。我们会将没有商讨出的疑问反馈给主任，为我们进行进一步的分析指导，每一次主任指导后我都有"茅塞顿开"的感觉，也像重新注入了力量去准备下一次的治疗。在作为副治疗师阶段，我更多以一个学习者的心态，对我们团体治疗的操作流程进行更深入的了解学习，也更好地将团体治疗的理论及实践相结合。第七治疗组主治疗师 G 是一个个性鲜明、很有力量的治疗师。而第七治疗组的组员也传达出各自的个性及特点，他们主动性更强，更愿意主动分享自己的感受，在治疗结束的微信群互动里也比较频繁。

（韩　楠）

反馈三：主治疗师反馈

如果把副治疗师这一身份比喻成实战演习，那治疗师这一身份便是实战了。

在顺利完成了第七组团体治疗后，我成为第八组的主治疗师。主任在前期为我做了很多心理建设，传授了一些团体治疗的"干货"，并且配备了一名刚刚在国外进修心理学的 X 医师作为我的副治疗师，来配合我完成第八组的团体治疗。有了前面的经验、专业队友的强大后盾，我对第八组治疗十分期待。

在第八组的招募阶段，有许多年轻的被试者报名，所以在随机分组后，我将第八组成员与前七组治疗组成员的平均年龄、职业、学历进行了对比，相对于前七组成员，第八组成员更为年轻化，高学历者较多，同时职业也更多为企业员工或管理层。针对这一现象，我与副治疗师进行商讨，希望找出一些共性，通过我们的治疗让大家更好地去接受，去练习，去完成。我与副治疗师按照之前的方式，提前一天来商讨第一次团体治疗的流程。

第一次团体治疗是一个团体治疗成员间互相了解的过程。在治疗开始阶段，治疗成员与我交流较多，而治疗成员之间显得拘谨，这就造成成员与我一对一的交流，而感受不到团体的存在，在治疗中我意识到这个问题后，便希望通过我的作用，加深团体成员间的沟通。我会在一个成员分享感受后，挑选几名成员就这些感受发表一下自己的想法，尽量避免由我进行"填鸭式"的健教，更多去发挥团体的作用，同时我观察到团体成员对副治疗师的陌生感，互动较少，有距离感。在第一次治疗结束后，我与 X 副治疗师一起就第一次的团体治疗展开了讨论，我们将观察到的问题汇总起来，一起找其中的原因及解决方案。经过谈论，我们分析对于 CBT 的规范来说，我的身份是治疗师，不是主管医生，作为团体治疗，我更多是应该调动团体的力量，同时我的副治疗师是一名优秀的心理学医师，我更应发挥她的专长。经过讨论，在第二次治疗开始时，我们做了更加细化的分工，副治疗师 X 是一个温暖的女孩，带着甜甜的笑容，浑身散发着童真，所以我们决定在游戏环节由 X 副治疗师带领大家来完成，这样能让大家更好地去接受和受到感染。在第一次治疗后，治疗组微信群互动并不热烈，只是偶尔对药物的用法提出一些问题，所以我们希望通过第二次活动让大家迅速熟悉起来。

第二次团体治疗的游戏内容"盲人走路"是建立信任感很好的游戏，经副治疗师讲解后，由副治疗师带领大家并参与其中，与成员们一起组队游戏，由我来观察大家的表现。游戏开始后，成员间由羞于开口请求组队到在游戏中欢声笑语，偶尔开点小玩笑，彼此间慢慢熟悉起来，又因年龄相仿，看起来的画面像班级组织活动，很是和谐。活动后第二次的健教与讨论进展得相对顺利，大家会依次去分享自己的感受。团体治疗结束后，我有了一种自豪感，让大家有了团体的感觉，但也存在一些小问题——在讨论时大家会像约定好一样，挨着顺序一个接一个地分享，像分配的任务一样。我和 X 医师针对这一现象进行商讨，考虑可能是由于大家对团体治疗的形式不了解，决定在下次治疗开始前对大家进行说明，让我们的团体氛围更加轻松。第二次活动后，大家在微信群中的交流更多了一些，所以趁热打铁，我们顺利地完成了第三次活动。

在我们认为一切都很顺利、很完美的时候，在第四次团体活动时，有四位团体治疗成员请假了，原因是出差或生病等。我开始担心这种情况会不会在团体里蔓延，缺席人数及次数增加影响治疗效果，并且在与治疗成员的沟通中，有一些成员反馈焦虑的状态持续存在，CBT 技术并没有迅速帮助他们改变焦虑。有些成员将团体治疗看作是"神奇方法"或"灵丹妙药"，想要追求快的方式来改善疾患。成员的心情可以理解，但 CBT 的时间相对较长，并且需要不断地练习，慢慢去改变认知，改善焦虑。会不会因为这个原因很多成员就放弃治疗了？我将想法反馈给其他项目组成员，大家建议在微信群里为被试者进行说明，并且给予鼓励，尽量保证每位成员都减少缺席。经过四次治疗后，团体治疗成员的人数相对固定，几乎稳定在 11 人。在接下来的四次治疗中，我也将每次治疗的各个环节与副治疗师协商分配，增加她与成员的互动性，更好地运用副治疗师的心理学技术，顺利完成了第八组团体治疗。我自身是一位有感染力的人，X 是一个温暖的人，我们组团体治疗的特点是表现出平和、包容、愿意分享。这可能就是每个治疗师个性不同，治疗组成员间所反映出的状态不同吧。

（韩　楠）

第二节　观察员反馈

一、广泛性焦虑障碍的团体认知行为治疗——观察员反馈报告（一）

参与成员：团辅领导者：J 医生

　　　　　团辅副领导者：H 医生

　　　　　团辅观察员：Z 医生

在同事的介绍之下，我得以了解主任带领的 GCBT 研究小组，对之产生浓厚的兴趣，并借由在北京进修的机会，参与到研究小组中。因为与在北京进修的时间冲突，所以未能参与本期的第一次团辅活动。因此进入研究小组的第一个角色，是被安排为观察员，这样也正好给我时间和机会去慢慢熟悉；在这个过程中，从陌生到熟悉，会从不同的角度来看待这个团辅，可以让观察员的角色发挥最大的效果。

因为这份陌生，所以对于观察员角色的把控，我是完全按照自己的理解来进行的，而没有任何操作手册可供参考，类似于自然观察的状态。在我看来——包括在团辅后期，这种态度也未曾改变——观察员的主要任务是观察整个团辅进程及团辅成员的体验和反馈，除了人在团辅现场外，尽量不让团辅成员关注观察员，而是把精力放在领导者身上，包括在微信群中，观察员也仍然只是在观察他们之间的互动，而没有参与或是干预。另外，在与领导者的互动方面，主要也只体现在每次活动结束的会后讨论，但也以反馈所观所想为主，不去影响领导者对团辅的理解和决策。或者说，对于团辅领导者，更多的是予以支持和肯定，肯定其在此次团辅中所付出的努力和精力，但在具体方案措施，包括领导者在操作手册的使用上，不过多评价，不影响其自身对团辅方案的理解。

在8次的团辅活动中，我除首次活动因时间冲突未能参与外，其他7次都准时到场。第一次进入该团体，感觉是陌生的，与J医生和H医生也是首次见面，但在简单交流中，包括看到他们在团辅的准备，会感觉到他们在心理学方面是专业的、尽职尽责的，而且难能可贵的是，这并非他们的本职工作，是牺牲了自己休息时间来完成这项任务的。但对于这个团辅而言，他俩的表现是生疏的，如果以专业咨询师的角度来看，难免会想挑他们的刺，会觉得他们在团辅上的投入不足，更不用说这个团辅方案就是操作手册，而非他们独自制作的，就像刚拿驾照的人却要开自己不熟悉车型的车子，难免会有磕磕碰碰（虽然后来了解到他们俩此前都观摩过前面研究小组的领导者带领的团辅，但那时候所感觉到的就是如此）。而他们唯一可以仰赖的也只有操作手册，似乎也没有时间用心钻研操作手册中的内容，只是达到"能够完成操作手册中所要求"的程度而已。这对于首次接触研究小组的我而言，实在过于"惊心动魄"，但作为观察员的身份，我也只好静观其变了。

根据团辅领导者的要求，在每次团辅开始前的15分钟，我们3个人会开个小会，做个简单整理，明确此次团辅的内容和要求，包括需要的材料、工具和场地设置等。因场地有限，基本每次是在小会议室，通过重新调整桌椅，让成员们得以在封闭的房间内围坐一圈。封闭代表了对隐私的保护，予以其安全感，围成一圈代表彼此团结一心，齐头并进。

而对于团辅成员来说，要每周抽空来做一次咨询，特别对于外地成员来说，很不容易。初次见面时会感觉他们还是比较拘束，也许是因为陌生成员（即观察员）的加入，团辅成员未能到齐，这只是第二次见面，领导者并非他们熟悉的主治医生等，但同时也会感觉到他们对于习得改善焦虑方法的迫切。

不过，随着团辅活动的展开，会感觉渐入佳境，这也许就是GCBT的特点吧——专注在方法技巧上，便于上手，团辅成员也容易有收获，不需像在常见的咨询中费时费力地建立关系，探寻问题背后的问题，不会触及太深层次的内容，也就不会触动太大的情绪体验。简单几个游戏环节，就让团辅成员在活动中慢慢地找到感觉，找到在团体中的融入感，对团辅治疗的信任感，同时也慢慢适应很多时候领导者需要看着操作手册进行指导和讲解。活动中，领导者给人的感觉，更像学生，严格地遵守老师所教导的方法去执行。虽然有所准备，但对于团辅方案中很多自己不熟悉的概念和方法，她也仍需要按操作手册上的内容去执行，以确保无误。

当然，这是为了确保团辅顺利进行而做出的妥协，而作为本身具有心理学背景的从业者，领导者对于操作手册上的内容，也会有自己的困惑，有的是因为里面涉及自己不熟悉的领域，有的则是因为与领导者自身的观念理念不匹配，会在会后探讨时提出。在初次接触时，我认为，这些可以在每次团辅报告中汇总，等到领导者下次带领团辅时，再进行修正。但对 GCBT 进一步了解后，再去想，会觉得太过个人化东西的加入，可能会让原本很 GCBT 风格的操作手册变得面目全非，同时领导者也可能会修改一些自认无效、实际上却行之有效的团辅方案，而影响治疗的效果。所以手册使用者逐渐熟悉手册内容后，如果真的要做修改，可能也会是在完全理解手册内容的情况下，再根据自身风格所做的修改。

当然，从研究的角度去思考，领导者严格执行手册内容，对于严格遵循条件设置是有利的，尽可能地减少了领导者的个人发挥，确保团辅方案的一致使用；同时对于团辅成员，也会感到放心，因为他们从方案中看到可行的方法，看到上级咨询师的身影，而不需过分顾虑领导者的资历；只不过，在团辅成员和领导者的关系建立上，特别在初期，是疏远的，是难以融合的。

提到领导者，其自身的控场能力，即对团辅场面的把控能力，很好地弥补了在团辅方案上熟悉度的不足，这种控场能力也许源于自身性格，也许源于对自身专业度的信心，但不管怎么样，我觉得这会是影响团辅活动的关键因素。毕竟团辅中的每个人，对一次聚会，一次治疗，所抱有的期待不同，如果没有领导者积极地引导，力量就会分散，就不足以完成团辅活动。虽然她也会反思自身条件不如主任，让人信服的力量还不够，但在我看来，已经很不错了。虽然嘴上这么说，但还是从之前观摩的团辅和操作手册中获得了信心，支持她努力把团辅做好。我觉得在专业的认同度方面，也会在一定程度上影响治疗效果。

我大约在第三次团辅过后，开始更多地参与研究小组的工作，也因此有机会接触到内部资料，看到完整团辅方案和立题报告，特别在参与主任针对 GAD 的讲座后，我才真正明白了团辅方案这样设计的用意，包括领导者看似不用心对待团辅的态度，其实都是标准化的操作，研究出初学者都可以使用的团辅方案。这样看来，领导者的初学者状态，才是最适合研究的状态，也更符合方案设计者的初衷。

虽然 8 次的团辅活动内容丰富，种类繁多，但最为重要的是 CBT 理念的运用和放松技巧。除了存在主义心理学和精神分析学所提出的人的核心焦虑外，人大部分外化的焦虑都可以利用 CBT 的认知合理化进行干预，让人从精神上得以解脱，但只是这样是不够的。如果身体上的紧张感未能消失，就会有一种"道理我都懂，但我还是很紧张焦虑"的错觉。而这方面正好可以通过放松技巧的习得，得以弥补，在消除焦虑源头的同时，也让此时此刻的紧张得以缓解，真正做到万无一失。而且技巧的多样，在最大程度上消除了个体的差异性，同时因为是团辅，并且每次活动间隙，都给予了一定时间让成员之间互相交流，所以也让他们有机会更好地磨炼技巧，向他人学习。再有就是团体的凝聚力，给了成员之间相互支持的可能性，并且这种支持是可以延伸到团体之外的，因为在团辅结束后很长一段时间，仍会在微信群看到成员之间的互动，说明这种相互支持可以持续很长时间。所以，这种相互支持会成为另一股力量去帮助成员更好地改善焦虑。

当然，会有这样相互支持的效果，除了团辅治疗本身，团辅方案中的一些游戏环节也起了很大的作用，活动中彼此的相互肯定和支持，包括每一次的分享，都具有疗愈作用。所以可以说游戏环节和分享环节，都对团辅的治疗起了决定性的作用。

另外，CBT理念的运用，也分为两部分：融入CBT概念的游戏和纯粹的知识教育。相对于知识教育而言，游戏所达到的效果，就是"简单易懂易运用"，但不足之处就是涉及面不够广，不足以帮助成员应对今后会出现的困境，或是不一定能与他们现在所面临的问题对得上。只是这些知识要完全掌握，不管对于团辅成员，还是领导者本身，都会是一个考验。这种设置，有点像填鸭式教学，等待时机成熟，慢慢反哺，领悟，而在学习的那一刻，可以抱着点"不求甚解"的心态。这点对于手册的使用者，应该也是一样的，不过如果感兴趣，可以再另外花时间系统学习CBT理论，以帮助自己进一步掌握。

从该团体后续的活动中，关注到成员的参与度基本维持在8人左右，相对稳定，包括在团辅结束后，较为积极参与的5位成员在微信群里，交流也比较多，愿意相互帮助，分享咨询。这说明通过团辅，他们彼此间建立了一定的情感联结，这对于团辅成员的身心健康是有帮助的，也可以认为是团辅所带来的效果之一。当然，这种情感联结并非只局限在团辅成员之间，包括他们与领导者之间也是如此。这种联结相较于成员与副领导者和观察员之间，来得更深，这也许就是领导者的团队带头人的作用，大家都努力向领导者靠拢，而领导者自身也因此肩负起了责任。在最后的团辅活动中，可以看到领导者对成员更多的关注和在意，也更容易看到成员们积极良好的那一面；而成员在团辅中收获良多，也更愿意将它归功于领导者的付出和努力。

当然，团辅成员人数的稳定，也可以作为团辅持续有效，并且具有一定吸引力的有力证明。毕竟这与实际操作中有收费的团辅不同，成员一旦觉得从团辅中没有收获，就从团辅中离开，并不会有任何经济上的损失。而团辅人数比预定的少，则可能要归因于：成员收集到开启团辅之间的时间间隔过长、对领导者的初次印象、团辅的形式、场合、人群与成员预期不相符等情况。

因成员不太多，包括观察员、领导者、副领导者都一起坐进团体小圈中，增加了凝聚力，也避免了突兀感，只是这样设置的话，观察员就未能完全置身事外，不过，也因此会有更多参与其中的体验反馈，其中最直接的，就是在上文中所提及的一些感受，所以这些感觉都是真实可信的。

最后，迎来了团辅的结束，即第八次咨询，成员们都显示出对团体的不舍，只是每个人的表达方式不同，有的会直接表达情感，有的则会尽量让自己显得不那么在意，有的则是通过对团辅表达不满以期望获得更多的关注。但总体而言，成员们都是有收获、有成长的，对彼此的肯定和支持也增多了。包括领导者，也有不少的收获，在表达对成员们积极良好一面的关注时，乍一看，会觉得是咨询师的移情，但其实也可以理解为，领导者对成员的接纳度提升，肯定了成员们在团辅中努力所取得的收获。毕竟，团辅治疗与个体咨询不同，团辅的结束并不意味着问题的解决，而是一个良好的开始，成员们在其中得以学习、成长，学会相互支持，在今后的生活中，逐步改善生活质量，运用所习得的技巧，让生活越来越好。所以，与其去看到成员们仍然存有的问题，不如去关注他们积极的一面，督促他们继续努力，来得更有成效。

当然，这些很多都是团辅过后，很长一段时间才逐渐明白过来的，是带着思考进行了这次观察，并将体验整理下来。同时也感谢主任给我这样一次重新整理观察员反馈的机会，让我再一次与 GCBT 团辅产生联结，并对它深入地思考和剖析。

（张　艺）

二、广泛性焦虑障碍的团体认知行为治疗——观察员反馈报告（二）

第七轮

参加者人数基本维持在 8 人，迟到情况比较普遍，每次活动基本推后半小时开始。领导者风格冷静理性，情绪平稳。小组成员的状态整体偏安静，成员与领导者的互动多一些，成员间的互动相对较少。对领导者的活动配合度良好。

小组初期动力平平，第六次"守护天使"游戏后，小组动力有明显的改变，组员们的互动多起来了。互相之间因为互为守护天使而有了很多的情感联结与共鸣。开始表露自己的想法，并与他人交流心得。

一个很有意思的现象是，在第七轮的微信群里，与地面活动很不一样，成员们在群组里的互动颇多，除了请假与迟到的留言，大家似乎很乐意在群里交流各种话题，一开始是聊一些过去 1 周生活当中遇到的关于焦虑引发的事件，自己对焦虑突然有了新的体会，对于用药有一些问题等，总会有成员出来给予一些帮助解答。活动后期直到活动结束后几个月的时间里，群里的交流一直持续活跃，大家开始从疾病话题转向谈论生活中的一些琐事，如某人谈恋爱了、结婚了等，也有表露对某人的关心和询问的。过节的时候也总有人在群里给大家祝福。

成员的变化：

A 是一位中年男士，在团体里较其他组员发言显得强势一些，有一点以自我为中心，喜欢谈论自己，有时会打断其他组员的发言，在团体里的状态包括发言时都显得比较紧绷，手部会不停地有小动作。到团体后期，A 男士紧绷的状态依然存在，不过与其他成员互动增多，对于不喜欢的发言能耐着性子听完，而不只是自顾自地发言，并且表现出了与其他成员交流的愿望。在微信群里尤为明显，会很乐意向大家分享自己生活中的一些事情心得等。

B 是一位青年男士，非常内向，在团体里发言很少，声音也很轻，常常低着头，很少与人目光对视，容易脸红。当大家在积极参与讨论的时候，他常常会被大家忽略，不过观察员看到的是 B 虽然低着头，但却在很认真地倾听每一个人的发言。团体进行到后期，在谈论某一个话题的时候，B 开始发表了自己的看法，语句不是非常连贯，有些磕绊，声音很小，脸也红了。

C 是一位青年女性：整个团体过程中，鲜有开口，很难让人对她留下特别的印象，在其他成员有冲突时，她会选择沉默，并不参与其中。有时感觉她似乎想要说些什么，却又咽了回去。当话题比较安全时，她会说一些不痛不痒的话，或者问领导者一些不理解的专业概念的问题。在微信群里，该女生也是很少开口，偶尔会跟着大家发一些祝福的话。给观察员的感觉是比较拘谨犹豫，担心说话得罪人，善于隐藏自己的情绪，在小组中没有表现出过多的焦虑与负面情绪。

关于冲突：

在团体第五次的时候，成员间就某一成员的意见发生了一些冲突，团体气氛有些紧张，领导者似乎也感受到了这种冲突的焦虑，担心成员的冲突扩大影响小组气氛，于是有意地将话题转移，绕过冲突的话题。不过到活动结束，似乎紧张的气氛隐隐还在。观察员感受到领导者自身也被这种焦虑所影响，想刻意回避。

观察员的总体评价：

本轮小组在团体前、中期显得较为平静，而在后期及至团体结束后动力开始明显增强，并且小组成员在结束后的很长时间里仍保持着联系与交流，这是与其他小组很大的不同，并且近期的交流内容早已不再是最初时总围绕着病症的话题了。

第八轮

参加者除个别人偶尔请假外，基本每次出席，大多提前到达，准点开始活动。

领导者的带领风格活泼、有感染力，与组员互动积极，组员们很乐意分享自己的感受，并且互相给予支持与鼓励。组员间及与领导者的凝聚力很强，积极配合两位领导者活动。

从第一次至活动结束，小组一直维持很强的动力，每次活动结束，部分成员总会留下向领导者询问一些问题。

第八轮的微信群里并没有什么过多的交流，大多是请假与迟到的留言。

成员的变化：

观察员跟随了第八轮部分成员的入组访谈，印象颇深的是 A 女士。访谈时整体尤为焦虑，话多难以打断，面部表情愁容不展，对生活中诸多事情觉得心力交瘁，不禁令人颇为担心其在小组中的状态以及这个团体治疗是否能给她帮助。而令人出乎意料的是，A 女士在团体中的状态并没有像访谈时那样焦虑不堪，她时而安静地倾听其他组员的分享，时而也会参与其中，面部表情也显得轻松自在，常常是面带笑容地分享自己的感受，似乎在这个团体的氛围中感到很安全。

B 女生为一位在校大学生，团体初期时穿着朴素，表情话语较少，并不十分起眼，而随着团体动力慢慢进行，B 女生似乎也逐渐活跃了起来，会与成员互动，并且在团体中以及团体之外与另一男生有很好的联结，在团体中他们经常搭伴配合活动，在团体之外，他们经常结伴一起来一起走。观察员注意到 B 女生的表情也变得柔和了起来，笑容中有了小女生的气息。最后一次 B 女生穿了一条浅色长裙，非常有女人味，很漂亮，动作也多了一份小俏皮，给人一种有生机的活力。

C 男生刚刚大学毕业，团体刚开始的时候，C 每次走进房间，给观察员的感觉是不太自信，比较弱小，常常会拿眼睛望向周围的人，看他们脸上的表情，似乎在寻找着什么或担心着什么，在团体里的发言也不属于主动积极的那一部分人，发言声音偏小。到活动后期，观察员注意 C 走进房间时很少再会像刚开始那样四处张望了，脸上的表情多了一份淡定与从容，在团体里的发言也随意轻松了许多，在组里也找到了要好的伙伴。

关于冲突：

第八轮团体中，成员间并未发生明显的冲突，意见不一致的时候，成员基本以一种友好的方式表达出来。大家的注意力会更多地放在领导者引导的话题以及活动上。

（张严内）

第三节 治疗组员反馈

我在团体治疗中的感受

2015 年底，作为黄主任的门诊患者，我有幸参加了由黄主任亲自带领的"广泛性焦虑障碍团体治疗"第一期 8 周的活动，可以说这 8 周的学习经历对我的疗愈起了极其重要的作用，而这之后我的生命质量的提升更是不可同日而语，用如获新生加以比喻绝不为过。

记得第一节课，大家围坐在一起，黄主任的开场语也格外温暖，她说今天我不是你们的医生，我们是一起探讨学习如何认识焦虑、改善焦虑等问题的伙伴。接着，就从自我介绍开始，继而大家跟随介绍，还要把前面介绍过的所有伙伴加起来一并介绍，就这样以游戏、讨论、互动等方式开始了团体治疗。

这期间，每一周黄主任都给我们带来新的认知、新的方法，让我们慢慢认清过度的焦虑甚至出现很多躯体症状就一定是病了，不科学对待，会导致大脑更深的功能障碍。

从应对方式上，有生动的"刹车""换频道"等阻断法，也有自我交谈、意念冥想等疏解法，这些实操性很强的方法让我屡试不爽，应用至今。

其中黄主任给我们做的一次集体（催眠式）冥想，让深藏在潜意识里的很多痛苦真相慢慢呈现，再由我们自己经过面对、抚慰、告别、放下等心理暗示将它完整地处理掉。这也对我日后不断学习自我疗愈起到了引领性式的帮助，而对由此带来的认知改变、人格重塑、心理成长等都可谓功不可没！

有关团体治疗让我感触较深的有以下几方面：

1. 通过"焦友们"彼此介绍，让大家最直接明白我们不是孤军奋战，我们有了可以倾诉并被接纳的"家园"，这是所有参加过治疗的伙伴的共同心声，如怀抱给我安慰，似温床送我好梦绵长。

2. 对于认知上需要的改变，通过大家一起讨论，加上有领导者随时指正得到的共识，让我们第一时间获得心灵上的滋养，这一点对于思维敏感的我们尤为重要，每一个新关注点都成为大脑的快乐奖赏，而不再是以往自我虚构的种种错误思维"绑架"着我们欲罢不能。

3. 每周课都是以大家对一周的身心感受简短总结开始，这一点其实在强化每个人对新认知、新方法的运用，现在看来这是替代惯性思维的很有效的互动方式，而集体的智慧会令大家获得更多的尝试技巧，从而慢慢找到适合每个人日常的专注模式，从根本上恢复大脑功能或减缓损耗。

4. 团体治疗还让大家看到彼此的相同与不同，8周的相处让我们学到了弥足珍贵的生命之课——爱，我们学会了要有爱自己的能力，然后才能滋生出真正的慈爱之心关照别人、体恤周遭、接纳一切。也通过认知的提高，慢慢有了对生命更现实的理解，不再那么深度恐惧死亡等终极问题，这一点如果不是团体互动形式，恐怕也难取得真正治疗效果。

总之，这样形式的团体治疗对焦虑障碍患者的帮助无疑不可小觑，有一点足以证明它的意义与功效：8周后"焦友们"依然每周自愿聚集一次，或探讨或学习，互相鼓励，分享快乐，这样的活动又持续了很久。特别感谢北医六院所有为此项目义务付出的医生们，感恩之心，无以言表！

如今，我们的"焦圈"（黄主任起名）依然活跃，有的康复的"原焦友"甚至都快成了就医用药、心理诊疗的小专家了，有的"焦友"时有焦虑恐惧出现而在圈中求助时，无论什么时候，都一定有温暖的安抚、和蔼的解释与坚定的加油在那里，始终陪伴……

真希望，这样从根本上得到生命救治的团体治疗能成为专业医院日常就诊的常态模式，在我们优秀的专业医生极其匮乏，而中国目前又处于极其焦虑的大时代困境下，让更多的人能获得身体和心理上真正意义的健全，以助我世界大国之真正国泰民安！

（薇 安）

第四章　治疗操作中的注意事项

第一节　治疗师如何处理自我挫败感?

团体性心理治疗，在形式上一般由 1～2 位治疗师将心理治疗技术应用于一个小或大团体，通过来访者与来访者及来访者与治疗师之间进行讨论、观察、体验等形式进行心理问题的处理及人格成长。所以作为团体治疗的治疗师，需要具备一定的心理治疗基础，并且对各个年龄、背景、受教育程度不同的人群都有一些了解及接触经验，最好能具有丰富的心理治疗经验及社会阅历，这对团体治疗的整体把控尤为重要。可以看出，团体治疗对治疗师要求相对较高，这就造成有些治疗师在团体治疗时不自信，自我否定，存在自我挫败感。那么如何处理治疗师本身的自我挫败感呢?

我在此次团体治疗中分别担任了主治疗师及副治疗师，在这方面有一些小的心得体会与大家分享。

首先，要建立信心。我自己对心理治疗师的理解及定位为：心理治疗师是一个助人的职业，而不是救人的职业。治疗师自己也是凡人，存在担心、焦虑、不自信的情绪反应是合理及可以理解的，所以当自己将要担任一个团体的治疗师时，从对团体成员负责的态度及心理上，首先出现的就是自我怀疑——我是否能担负起这个重任? 在这个时候，首先自我分析，发现自己的优势，每个治疗师都有其各自的性格特点，比如自己在生活中是一个社交能力强的人、自己外形给人温暖亲切的感觉、自己专业知识水平比较高、自己随机应变能力强等，从自身去找闪光点是提升自信心很好的方式之一。

其次，团体治疗前多去总结既往个体治疗的特点。总结是帮助自我能力提升的很好的方法，其实人与人之间有很多共通点，所以总结个体治疗中的问题及经验，对处理团体治疗中的个体突发事件是很有帮助的，因为我们可以把团体中的个体看成一个整体，如 GAD 团辅治疗，可以将 GAD 团体看成一个 GAD 患者个体，在 GAD 个体治疗中一些技术的运用同样适用于 GAD 团体治疗，这样你就会将其想象成面对一个有共性的个体，而不是随时有各种未知出现的团体，这对于治疗的整体把控有帮助。

再次，要允许自己犯错，在一项团体治疗中，就算经验再丰富的治疗师也不可能做到尽善尽美，我们只是尽力去帮助团体成员中的每一位，但相对于每位团体治疗成员来说，大家的背景不同、生活不同，肯定会造成在团体治疗中接受和理解的程度不同，我们无法做到面面俱到，一定会在这个过程中有所欠缺，甚至出现小的失误，但这并不是不能胜任团体治疗师的标准，有些治疗师在一次治疗中出现失误，会造成在下次团体治疗中一直处于紧张状态，担心类似情况发生，使整个治疗显得拘谨及不自然。我记得我在做副治疗师时遇到过一次相对无所适从的情况，当时是在一次游戏中，游戏是让大家用夸赞的词语来描述团体成员，其中有一位成员，大家用"老实、实在"等词语来描述他，但游戏结束后在分享环节，该成员反馈给大家的感受是，他认为这些词是贬义词，给人的感受是好欺负、忍气吞声，当时这位成员情绪有些激动，使团体治疗的氛围一度陷入尴尬。在处理该成员的情绪问题时，治疗师和我并没有给予过多的关注，但这件事给我留下了很深刻的印象。那一次的团体治疗结束后，我与治疗师沟通了这个问题，我们都承认在当时的团体治疗中没有给出很好的处理方法，我更是一度担心这个事件会影响以后团体治疗的氛围，或使得该位治疗者脱落。但在下一次治疗中，我发现我多虑了，并没有因为上一次的事件影响以后的治疗，这位治疗者也没有脱落，原来我们的团体成员也是很宽容的，他们也允许治疗师犯错，允许治疗中出现其他的状况，而我们治疗师从中收获的是经验，也是对治疗的肯定。

最后，解决治疗师的自我挫败感，我们最好拥有一位督导师，督导师可以是你的上级医师、同级医师，或另一位观察员。在团体治疗出现问题后，要及时与督导师沟通，可以将自己的感受分享给督导师，督导师可以给予一些意见，帮助梳理情绪，分享一些经验等，有助于解决问题，加强能力，恢复信心。同时咨询师之间的巴林特小组活动也是不错的选择，治疗师的团体治疗小组也是自我成长、自我治愈的过程。

在团体治疗中我们会发现，挫败感与成就感同在，要接受自己的挫败感，及时调整，成为更强大的自己。

第二节　微信群的建立及利用

在这个网络信息时代，微信的出现也给团体治疗带来了新的突破，相比较之前的定期的面对面团体治疗形式，团体治疗微信群的建立增加了大家沟通交流的时间，拉近了彼此的距离。

在 GAD 团辅活动开始前，我们对微信群的建立及管理进行了商讨。任何事物都具有两面性，所以针对微信群的建立，我们也考虑了很多。微信群一方面方便了团体成员间的沟通交流，方便了治疗师的监督指导，另一方面对于患者信息、个人隐私等的保密性和可靠性也存在担忧。

针对建立微信群的必要性是无需置疑的，但如何更大可能地发挥微信群的效能，减少负面影响，也是在我们八组团体治疗中不断摸索实践的主要内容。首先要明确建立微信群的用途和目的，明确传达该微信群是用于团体治疗相关目的来建立的，设置群规，签署保密协议，保障患者信息安全。

GAD团辅治疗微信群分为2个。一个是每组团体治疗分别建立微信群，根据该组团体治疗成员的个数，成立小的治疗团体，治疗师可以通过微信群与大家沟通团体治疗时间，督促及指导治疗期间心理治疗技术的完成情况，更准确地帮助成员在团体治疗间期练习与掌握放松技术。在治疗的初期，大家会相对拘谨，活跃度不高，如果单是每周一次的团体治疗时间，彼此了解的时间太少，成员间会存在一定的戒备心理，无法完全地坦露自己的感受，担心受到伤害，这时微信群的建立就有了很好的帮助。在治疗的初期，治疗师或副治疗师应该充当管理者及领导者的角色，一定要尽量带动微信群的气氛，可让大家在微信群中多互动，增加相互间的了解，放下戒备，建立关系，通过微信沟通，一些"腼腆"性格的患者可能更好地表达自己，拉近彼此间的距离。同时治疗师也可以分享一些相关疾病、药物治疗和心理治疗知识及经验介绍，关于难点疑点的解释，关于患者如何自我调整的指导，帮助大家解决一些困惑。随着治疗的不断深入以及团体治疗成员之间的相互了解，大家在微信群里的沟通也会增多，可能是对于某一技术的相互间的谈论，成员间的治疗的感受及反馈，或一起讨论消化医生传递的知识和布置的作业，亦或是生活中的趣事，这个时候作为治疗师更多的是充当观察者的角色，收集大家在微信群中的表现及反馈，及时对治疗作出调整及完善。当然在这个时候，督促也是非常必要的，在长达2个月甚至更长时间的团体治疗中，成员出现惰性是在所难免的，但对于GAD团辅技术中比较重要的几项技术必须要通过不断地练习才能完全掌握，我们发现在各组治疗中都有治疗间期不去做巩固练习的成员，这个时候在微信群里给予适当的提示、督促是十分必要的，毕竟熟练地掌握放松技术才能更有效地治疗疾患。我们GAD团辅是为患者授之以"渔"，而不是授之以"鱼"。

另一个微信群被我们称为"焦圈儿"，是团体治疗结束后被试者自愿加入的微信群，人数上相对多一些，而这个微信群有着更为不同的作用，群内成员们有着很多的共性，可能有相同或相似的症状和诊治经历，有着同样不愉快和糟糕的生活背景，这会让成员们了解到自己并非唯一的"不幸"者，发现自己并不孤单，共鸣油然而生，还让成员有勇气有兴趣去探索自己症状背后更深层的心路历程，在接纳他人的同时接纳自己。有些成员会在群里分享自己治疗成功的喜悦，给予合理的建议，病友间可以相互学习、模仿，从而找到更适合自己的方法，增添治疗信心，看到疾病好转和痊愈的希望。同时我们也鼓励大家组织线下活动，形成自助团体，将团体治疗形式延续下去，能更加长久地帮助各位成员。这个微信群就像是一个社会缩影，反映了一个人的性格特点、人际交往的模式、互动的方式等，通过成员间相互支持、包容、接纳，得到自我成长。治疗师在团体治疗中扮演的角色和发挥的功能是尽量帮助建立支持性的、高凝聚力的、安全的、有活力的微型社会交往模式，然后以推动团体成长为目标，设定团体互动的模式和规则，作为一名相对透明的参与者融入团体之中。冷静观察，细心体会，适当参与，推动良性、治疗性的互动并予以诠释。

第三节　如何处理脱落问题？

在一个团体治疗中，脱落是十分常见的，特别是人数相对较多的团体治疗组。那么我们要如何看待脱落这个问题？又要如何处理及避免这样的问题呢？

其实经过八组的团体治疗不难发现，脱落多发生在治疗的初期，很多来访者对团体治疗的形式不了解，或抱着试试看的态度，或与自身的时间冲突等，这些都是早期脱落的一些原因，他们一般会表现出相对冲动，甚至敌意，或优柔寡断，需要不断鼓励。会采取过多的否定的防御机制，缺乏治疗动机，对心理治疗持怀疑态度，诊疗经历少，依从性差等，所以治疗前的沟通工作要做到位，在对来访者进行筛选甄别时，我们要观察并详细评估来访者是以怎样的心态来接受团体治疗，他们对团体治疗的了解程度、相信程度及可配合度，尽量将团体治疗的形式向患者详细说明，让患者有宏观的概念，让其自己决定能不能接受。这些高脱落风险的患者也存在一些共性，这对降低团体治疗初期的脱落率很有帮助，因为一旦团体治疗开始，治疗师就要承担起管理者的角色，要特别注意预防成员脱落。一旦治疗初期出现大量脱落现象，不但脱落的来访者不能得到益处，而且对于留下的团体成员也有不利影响，甚至可能造成团体治疗的失败，成员的稳定性似乎成为了成功治疗的必要条件。但如果治疗开始后由于各种原因出现了成员脱落，则应尽量避免产生"波纹效应"而造成更多的脱落。从八组治疗的人数分析上来说，稳定的治疗团体维持在 8 ～ 10人。在治疗的中期，成员们的个性都有所显现，有人过分活泼，有人过分沉闷，这时治疗师要对每一位成员做到"雨露均沾"，尽量避免让个别成员感受到被冷落、被遗忘，调动成员的积极性及参与性，必要时由治疗师给予一个推动力。对于治疗中缺席、迟到的现象要及时给予处理及纠正，首先治疗师应以身作则，商谈规定治疗时间，准时出席，不得缺席，令成员们感受到治疗师对团体治疗的重视，对于缺席、迟到的成员，治疗师应注意观察成员的情绪变化，及时鼓励成员表达感受，寻找契机给予合理解释，减少防御。形成稳定团体后，对于治疗效果有事半功倍之效。

附：治疗中期治疗师写给组员的一封信

（担心团体动力低迷不足的时候，治疗师可以在微信群中，主动与组员沟通，解释治疗的目的和意义，促进情感交流）

大家好！

不知不觉，我们的焦虑小组治疗已经过半了。大家有什么收获？或者还有什么困惑以及问题？欢迎大家在我们的治疗中来讨论，也欢迎在群里讨论。这样，我们的治疗就不受空间、时间的限制，可以每天进行了。

上周进行的第 5 次治疗，是前面 4 次治疗的整合。一方面，巩固练习了前面的放松技术，另一方面，在潜意识当中，进行了一个自我的探索、情绪的整理以及对未来成长空间的开拓。后面还有 3 次治疗，会继续在自我方面做更深入的认知觉察，并逐渐从自我成长转到实际的社会环境中，解决实际问题。

相比药物治疗，心理治疗的效果不会立竿见影，效果来得更加温和缓慢。另外，效果的多少，更与个人的参与程度相关。心理治疗绝不是被动地等待改变，而改变过程可能还会让人很不舒服。毕竟，改变既往熟悉的自我、熟悉的思维行为方式，可不是件轻松的事哦！需要大家主动地、持之以恒地努力。

我们的 8 次小组治疗是连续性、循序渐进的。每次主题不同，希望每位成员尽量都不要落课。这一个半小时看上去似乎平平常常，每次参加后自身似乎也并没有什么显著的变化。但是，每一次的治疗都像是种子，种下了，必定在将来某一天毫无期待的情况下开花。在此再次强调，请假次数不能超过 3 次。过多请假，一方面不能接受到完整的治疗，影响效果；另一方面，也不符合治疗设置。

作为大家的治疗师，我非常希望在每次治疗中看到大家，更希望通过共同的努力，看到大家的成长和转变。我们只剩下 3 次治疗了，希望大家能克服困难，每周留出一个半小时给自己，享受与自我相处的奢侈，也享受彼此接纳支持的美好！

第四节　如何处理治疗外关系的发展？

作为一名治疗师，经常会碰到来访者索要电话或请客吃饭、赠送小礼物等行为，遇到这些情况，我们应该如何处理呢？

首先针对不同的情况给予不同的处理方式，对于请客吃饭、赠送礼物等与金钱或经济相关的行为，一般我们直接拒绝。一旦牵扯到治疗外的经济往来，双方可能在心理上都会有或多或少的变化，那么治疗关系就不纯粹了，可能影响在治疗中做到自然、真诚、抽离、共情，会在单纯的治疗关系上铺上一层薄薄的类似于朋友的人际交往关系体系，很难做到客观公正。对于患者盛情的邀约，委婉或直接的拒绝对患者的情绪影响并不大，也不会影响到治疗关系。对于患者索要电话，以便日后联络的情况需要根据实际情况来操作。如果作为团体治疗师，治疗关系仅为八次的团体治疗，可参照上面微信群的做法，建议患者通过微信群来解决自身的困惑，分享感受，同时强化团体治疗的地位。既能避免个人关系的产生，也能很好地帮助患者解决问题。在我的团体治疗中，也遇见过几位单独通过微信联系我，这时我会对来访者进行评估。首先这个患者的性格特点是什么样的，人格是什么样的，亲密关系的建立是什么样的，同时，我也会思考，患者私下联系我是想从我这里得到怎样的帮助，我会有甄别地来筛选患者，尽量以不伤害为前提地避免私人关系的产生，给予合理解释。

第五节　对治疗中出现突发状况的组员如何处理?

在团体治疗初期,成员间彼此不熟悉,大家更多的是倾听、学习、试探,随着治疗的不断深入,成员会感受到治疗小组给予的安全感,渐渐地放下戒心,展现最真实的情感,这时可能组员在治疗中出现一些突发状况打断整体治疗的进程。例如在这次 GAD 第七组团体治疗中,其中有一位青年男性组员在讲述自己成长背景及父母教养方式时过深地暴露,情绪难以控制,突然哭泣,这时治疗师应及时切入,给予适当的共情,同时对其愿意暴露自身情感、对小组信任给予充分肯定,帮助其处理情绪,避免因此造成比较沉重的气氛,及时引导话题。治疗师在这个时期的示范作用很重要,如何共情? 如何倾听? 如何回应? 如何理解? 帮助成员彼此之间形成正向的沟通,从而增加团体凝聚力。

另一点较为容易出现的突发情况便是在某一话题上组员间存在不同观点而引起争执,我们将要如何处理? 小组形成之初,我们要设定一项团体契约,遵守相应原则,如尊重原则:要保证组员间所有的发言都是自愿、自由、安全的,组员间要做到相互尊重,只针对事情进行讨论,做到不批评、不指责他人,没有好坏及是非对错的评判。从治疗师自身出发,以支持的态度来接受组员的感受与观点,不以专业角度去评判组员们发言的对与错,所以在争执发生的初期,治疗师也需要及时介入,强调团体治疗的根本就是真诚体验每个活动,相互开放学习,双方的观点没有对错之分,只是表达自己内心的感受,无需给予纠正及说服。带着真诚倾听,点头,然后给出非评判性的回馈,团体成员交流时注意提示避免使用"你应该"或"你不应该"这样的字眼。

第六节　小组缺乏动力怎么办?

在 GAD 团体治疗的初期,每一治疗组都出现了同样的状况,大家习惯性地围绕着治疗师提问,而不是把关注点放在其他成员身上,都是希望自己从治疗师那里获得一些解答及专业的指导,而不愿主动谈及自身的感受,成员只关注治疗师说什么,只和治疗师有交流,而组员间缺乏有效沟通。究其原因主要是在治疗初期团体安全感和凝聚力还未建立。

好的团体治疗的基础便是建立团体安全感及凝聚力,在这里有两个小的方法可供大家参考。首先，在团体成员向治疗师提问时，我们可采取反问的方式让提问的成员先表达在何种情境下出现这种困惑，然后在组间去观察，这个困惑是否是成员间共性的问题，如果是共性的问题，成员便会产生共鸣，大家会觉得，原来不只是我自己有这样的困惑，大家都存在相同问题，我们便由此引导大家尝试阐明自身感受，然后就该问题作出解答。如在 GAD 团辅治疗时，经常有组员就是否应该进行药物治疗及对药物副作用的担心等问题提问，这时我一般会先询问组员们对这个问题的各自看法，让大家在相互的发言中自己去寻找答案，最后就这个问题做简单的总结式回应，培养互动式的模式，带动大家进行深入的交谈。

其次，也可以选择通过游戏的方式提高团体凝聚力，游戏是很好的互动方式，在 GAD 团辅治疗中，每次的团体治疗中都加入了游戏环节，如第一次治疗中的"串糖葫芦"就是减少成员间的陌生感，迅速捕捉到每位成员的特征，加深彼此间的了解。第二次治疗中的"盲人走路"是为了建立彼此间的信任感。第三次团体治疗的游戏环节称为"洗车"，目的是让组员间发现自身优点，建立信心。在每次的游戏活动中，成员间不再是简单的面对面的交流，而是彼此更贴近，互相搀扶，共同参与去完成一项活动或一项任务，让大家更多的感受协同、合作、互相扶持、互相帮助，在游戏中提高凝聚力，这样更能调动小组的动力性，推动小组成长。

第七节　如何控制治疗时间？小组讨论内容脱轨怎么办？

当一个治疗团体进入比较成熟的阶段时，团体内呈现出自然的原则，大家随机而动，展现自己最真实的行为状态，而此时的治疗师更像一个观察员，关注着整个小组的气氛及凝聚力，也关注着小组的进程及方向。在 GAD 团辅的八次团体治疗中，每一次的治疗都有一个主题，这就需要治疗师在治疗开始后良好把控治疗主题，既不能过多地干预，又要保证团体治疗的内容朝着既定方向进行。给予团体充分的自由，那么如何去把控治疗时间？

GAD 团体治疗将每一次治疗时间设定为 90 分钟，在我带领的第八组治疗组的第二次和第三次治疗中，组员们热情空前高涨，讨论热烈，气氛融洽，我不忍打断，而出现了超时的问题，针对这一现象，我与副治疗师商讨如何更好地控制时间，详细分析了两次超时的治疗过程。我们找出超时的原因，主要是对每一治疗项目时间掌控不够精确，在某一环节耗时太多，没有给予及时的回应及打断。而后在第四次治疗开始前，我们对治疗的每一环节时间进行了详细的分配，如作业回顾环节计划用时 10 分钟、游戏环节 20 分钟、健教环节 20 分钟等，如果某一环节实际用时少于计划用时，治疗师可以针对该环节中的某一观点进行更深入的探讨，如实际用时将超过计划用时，治疗师也要及时介入，给予总结性的发言，全局掌握治疗的进程。

当然，在治疗中也避免不了小组讨论内容脱轨，当团体治疗进入比较自然的状态时，团体成员会自发地展开谈论与分享，在这其中难免有与谈论内容脱轨的情况。这种情况下，治疗师一般应不应该介入、何时以何种方式介入也是我们需要关注的。我认为这个问题没有标准答案，要根据当时团体的实际状况因地制宜。首先治疗师应对小组成员进行全面的观察及了解，观察在该治疗小组中每个成员的特点、担任的角色、对团体治疗的接受程度及理解程度。如果你的团体治疗小组中有一位对治疗方向及治疗内容把控及掌握比较好的成员，那么其就会像领导者一样，很自然地会将脱轨的成员带回到正确的轨道，不需要治疗师的过多干预。但如果没有，则需要治疗师出面干预，将话题引导到团体治疗的主题内容上来。治疗师需要找一个合适时机切入，使得表达不要太生硬，或者采用迂回战术，如"我注意到大家对某话题（偏题话题）有许多观点及看法，我们可以在今天团体治疗后，在微信群里继续进行深入的讨论，对于某话题（治疗主题）大家还有什么看法"。

团体治疗绝不仅仅是靠治疗师的力量在工作，而是要用到团体自身的资源，治疗师更应像一个长者，引导和连接每一位家族成员，增加团体间的凝聚力，最终达到成员间相互扶持、成长。

（韩 楠）

第五章　治疗重点技术讲解

本章旨在系统地复习关键技术，从而深入了解整体操作手册的框架以及每个技术应用过程中应当达到的目的。

整体治疗计划的重点不仅在于从认知上改变患者焦虑的核心负性信念，还在于帮助患者学习一个可自我练习、自我精进的焦虑管理方法。

在前三次活动中，主要的任务是通过认知治疗的方法逐步帮助参与者理解焦虑的产生，认知自身存在的认知行为偏差。

从第四次活动开始将逐渐引入身体相关的练习，通过身心灵的整合帮助患者学习一套自主自助地应对焦虑体验的方式，以更好地与焦虑体验相处，达到内在的整合。

第一节　喉式呼吸

（本节喉式呼吸技术见于第三次治疗）

呼吸是一个人生存的命脉，是一个循环往复、生生不息的过程。生命的所有活力和生机都在一呼一吸之间延展爆发。喉式呼吸法来源于瑜伽练习当中的乌佳依呼吸法（Ujjayi），是一门用于练习瑜伽串联体式的专业呼吸法。Ujjayi 的意思是挣脱束缚、解放心灵、胜利。用喉式呼吸法吸气时，空气是通过喉管声门后部进入肺部，声带产生微弱的共振。这样，就能够甚至在呼吸时还能察觉到生命力和生命能量。这种呼吸的共鸣声其实就是轻柔的曼特拉（Mantra，神圣的思想或祈祷）。

这种呼吸法的主要目的是让氧气和生命能量完全进入肺部，渗透到我们身体的每一个细胞中；要使呼吸有节奏，并在整个练习中保持一贯性。这种声音可以成为一种集中精神的口诀。

喉式呼吸法的特殊之处在于，通过鼻腔呼气、吸气，并在咽喉末端发出轻柔的声音。呼吸声在经过喉头时，有沙沙声，像大海拍击岸边的声音，也像贝壳放在耳畔的声音，或是风吹过林梢的声音，这个声音其实就是你的胸腔扩展之后，大量的空气经过呼吸道所制造出来的声音。

喉式呼吸法的练习

以任何舒适的坐姿站好，保持背部挺直，脊柱拉伸。放松身体，但不能过于懒散，将目光焦点朝下，或彻底闭上眼睛。首先把注意力放在呼吸上，注意进出鼻孔的每一次吸气和呼气。每次的呼吸要做到深入、缓慢，带有一定的节奏并保持平静，接下来把注意力转移到喉部，你会感觉到在每一次的呼气和吸气中，气流都会轻轻地擦过喉管后部。

每次呼吸周期可以分为四个阶段：

第一个阶段：吸气。空气要一直到达身体下部，然后再慢慢溢及锁骨，此时腹部保持中立自然放松，不需要腹部过度的运动，区别于腹式呼吸的膨胀腹部。

第二个阶段：悬吸。是一个由吸气过渡到呼气的过程，吸气完成，呼气尚未开始。此过程随着练习的深入应当逐步缩短，呼与吸之间的切换自然顺畅。应当注意不要停留太久而造成憋气感觉，影响练习效果。

第三个阶段：呼气。气流从身体内部缓慢排出。呼气的过程中可适当收紧腹部，放松胸部，促进空气排出体外。区别于腹式呼吸的是不需要用力收紧腹部。

第四个阶段：屏息。吸气到呼气的转换。屏息的时间也不宜过长，不需要过多地停留体会，以免造成憋气，随着练习的深入逐步达到自然过渡。

以上是呼吸的阶段，在呼吸顺畅的基础上，一个重要的步骤是练习轻轻地收缩声门，将喉管前部朝后收缩，这样吸气时就有一种轻柔而响亮的体内共鸣从喉部响至心脏处，呼气时再从心脏响到喉部。这种声音类似微风的婆娑声，它产生的共振波动在人体内如涟漪般慢慢扩散开来，但不会溢出体外。

需要注意的是，悬吸和屏息切不可忘，也不可偏重其一。为了实现这种"顺畅的呼吸"，你必须在吸气、呼气的循环中保持声门打开。关闭声门就如屏住呼吸，如果这种情况发生，能量流就会中断，肌肉会变得缺乏氧气和生命能量，身体随之变紧。同时，微笑很有助于呼吸，因为这样做可以使气流在咽喉末端旋转，然后进入肺部。

不像腹式呼吸上下腹同时运动，喉式呼吸法只有胸部的呼吸肌和膈肌在运动，腹肌不参与呼吸运动，这也是练习有难度的地方，因为要精准地控制呼吸不容易，必须要专注，专注在呼吸的各个阶段和对声门的控制。熟练之后可以适当增加冥想，想象上腹部和胸腔充满空气，里面的心脏像个气球一样朝上、下、左、右、前、后六个面无限扩展，你的心越大，空间就越大，身心的解放，就在于内在空间的扩张。

可以将喉式呼吸法看做呼吸的内部延伸。一旦你掌握了控制声门的方法，接下来要做的是把注意力集中在计量每一次呼吸的长度上。要达到呼气与吸气之间的平衡，特别是时间上的均等。

呼吸是人体与生俱来的周期运动，与自然的日出日落、潮涨潮落一样周而复始，是意识可以控制的连接精神和身体的活动，是一切活动的本源。顺畅地与呼吸对接的过程可以帮助参与者缓解身体的压力和精神的紧张。在呼吸过程中通过有意识收紧声带，控制呼吸的节奏和频率。因声门收紧，气流通过的时间延长，从而加大呼吸的长度与深度，放慢呼吸的节奏。同时气流通过声带发出缓慢而深长的呼吸声，作为听觉刺激，有助于将注意力集中在呼吸的过程，从而转移注意力，释放焦虑感，增强放松的感觉。

呼吸练习的关键在于呼吸的过程是否保持流畅，避免有长时间屏息的情况。初学者可以先练习呼气时发声，当找到能够控制声带收紧的感觉后再练习吸气时的发声。

练习过程中出现放松甚至困倦都属于正常情况，鼓励参与者在活动间隙练习喉式呼吸，为学习后续的放松冥想技术打下坚实的基础。

第二节 渐进式放松

（本节渐进式放松技术见于第四次治疗）

第四次团体治疗的主题是渐进式放松训练，这种放松训练与瑜伽的休息术、冥想放松技术有相似之处，是心理治疗中常用的一项重要技术。通过引导将注意力集中在身体的特定部位，达到提升神经对身体调节能力，提高对身体觉察能力，同时放松身心的作用。

渐进式放松可以进行坐姿放松，也可以平躺放松。该技术的要点在于首先遵循一定顺序，从头到脚，逐步进行引导，每个部位适当停留几秒钟，观察参与者的表情、呼吸和相应部位的姿态，以判断参与人员是否同步进入放松的过程当中。对身体部位的描述要命名准确且清晰。

目前作为治疗技术被广泛应用的渐进式肌肉放松是 1908 年由哈佛大学的内科医生 Edmund Jacobson 创立的。这是一种不需要药物干预的深度肌肉放松技术。医学研究发现肌肉的张力可以反映个体的焦虑状况，肌肉的放松可以阻断焦虑的感受。此项技术需要学习控制特定的肌群，通过先收缩后放松的方式，帮助注意力集中在特定肌肉群，将意识带到特定肌群，达到有意识地对全身肌肉进行深度放松，最终缓解焦虑的目的。1938 年，Jacobson 出版了《渐进式放松》一书，书中包含了如何解除肌肉紧张的详细流程讲解。他终生致力于研究和推广这个技术并出版多本专著。

标准的渐进式放松流程不是锻炼，也不是自我催眠，而是通过特定的方法帮助练习者实现对肌肉的精确控制。一般选择在一个安静、光线柔和的房间当中，练习者采取坐姿，可以稍微倚靠椅背，闭上双眼。引导词告诉练习者放松和排除脑中出现的想法、身体的其他感觉和试图解决的问题的干扰，随它们去。开始练习的时候，每次练习专注于一组肌群。先通过主动将注意力集中到特定肌群，主动收紧，主动放松，体会放松的感觉，通过反复练习的生物反馈机制，利用外部方式强化放松过程中肌肉的感受，逐渐过渡到不借助外部措施也可进行肌肉放松的程度。标准训练有自上而下的固定顺序，建议每天都练习。渐进式放松的练习需要较强的个人动机，只有持续练习才可以显现效果。

渐进式放松训练除了在物理治疗领域很受追捧之外，其应用也逐步扩展到其他方面。肌张力控制的两个主要目的是预防和治疗焦虑。目前在失眠的治疗中，渐进式放松已经作为一种非药物补充或替代治疗被广泛使用，用于睡前放松肌肉，阻止脑中反复出现的想法。针对癌症患者失眠的研究显示渐进式放松训练可以改善整体睡眠时间。渐进式放松训练还可用于缓解各种疼痛症状，降低躯体及精神焦虑。在运动领域，这一技术被广泛用于提高运动员的心理健康水平，减少抑郁、焦虑、疲劳等心理状况的出现。还有研究显示渐进式放松训练用于缓解精神分裂症患者的紧张症状，增强患者的自我控制能力。还可用于辅助自然分娩。

对长期练习者的随访发现，长期进行渐进式肌肉放松训练可以降低整体的焦虑水平，减少预期焦虑相关的恐怖症，减少惊恐发作的次数和持续时间，增强对暴露升级的应对能力、专注力、情绪控制能力、自尊以及主动性和创造力。

放松训练作为一种有效的缓解焦虑的方式引入到我们团体治疗的设置当中。放在呼吸练习之后，主要是为了让参与者们进一步学习如何有目的地控制身体，配合呼吸法，利用科学原理掌握放松技术，有效地通过自助的方式缓解急性焦虑的感受，增强对焦虑体验的耐受程度。此外，许多焦虑障碍患者均存在睡眠障碍的问题，通过渐进式放松的练习也可以帮助参与者更好地改善睡眠，进而改善情绪的基础状况，降低基础焦虑水平，对病情的长期改善更加有利。

放松引导语（示例）：

每个人都像我一样，坐得很舒服，两条腿平放在我们的前面，舒服地坐在椅子上，我们可以轻轻靠在椅子上，但不要窝在上面。注意我们的肩膀，肩膀是最容易紧张的地方，让我们的肩膀放松地轻轻靠在椅子上。胳膊也不要使劲，轻轻放在我们的腿上。接下来，我们闭上眼睛，全身放松。

首先，我们做几个呼吸。能用喉式呼吸的就用喉式呼吸，不能用喉式呼吸的我们就放松、减慢呼吸的频率。我们一起来，做五个。我们深深地吸气，想象如海水涨潮一般，我们把所有新鲜的气体吸入我们的身体里，再缓缓地呼出去。吸气的时候想象带着深深的能量，进入我们的身体，进入我们的腹部，进入我们的血管，进入我们的手指，每一个手指。气体流动，甚至到达我们的脚趾，用每一个脚趾去感受气体的到达。呼气的时候，想象气体交换之后，慢慢地排出去。每一个细胞的废气都被排到很远很远的地方，如同海水慢慢地退去。新鲜的能量又慢慢地进来。保持这种呼吸的状态，让海水自由地涨潮、退潮。尽管我们不去注意它，大海每天都在这样运动。这是大自然自然发生的状况，我们的呼吸也同样如此。那我们把呼吸交给大自然，让它自然地去运动。

我们把注意力放在头顶，想象每一次吸气的时候都有新鲜的清凉的充满能量的气体进入我们的大脑。让我们的头顶去放松，从头皮开始逐渐去放松，到我们的耳朵，到我们的后脑勺，到我们的前额。去想象，开始放松了，舒展了。现在把注意力放在眉毛上，放在眉间，眉间都慢慢舒展开，我们每一个人都不皱眉，眉间逐渐舒展。额部的肌肉放松，眉间的肌肉放松，现在我们把注意力放在我们的眼皮上，让我们的眼皮也放松，轻轻地搭着，不使劲。眉毛不使劲。接下来让我们的脸部肌肉也放松。我们的嘴放松，不使劲。不咬着牙。让我们的下巴放松。对，整个面部非常平和，也很柔和。我们停在面部的感觉，停留一下。大家体会一下放松的感觉。好，非常好。

我们接着往下走，下面把注意力放在脖子上，脖子的后部。脖子是非常容易紧张的部位，让我们的脖子既不后仰，也不前屈，我们让脖子的每块肌肉都放松下来。让我们的呼吸气体到达这个部位，去体验放松的清凉的感觉。非常好。我们再来到脖子的前面，前面的肌肉也放松，伴随我们的呼吸。非常好。下面来到我们的肩膀，这是非常容易紧张、承受重负的部位。让它松下来、滑下来。让我们的肩膀滑下去，体会没有任何压力、很轻也很放松的感觉。很好。

我们再往下，放松我们的背部。大家想象，每一个细胞、每一块肌肉都在伸展，都很喜悦，都很宁静，我们不使劲。很好。对，完全是松弛的。我们再想象我们的腰。工作中承受了很多的压力，我们让压力也放松。腰部的肌肉在自主地呼吸。非常好。我们再来到前面，我们的胸也放松。很好。我们再来到我们的肚子。上腹部，胃，最容易痉挛的地方，让它松展、放松，好像不是自己的，去谢谢我们的胃，陪伴我们这么久。也感谢我们的身体，让它休息。好，接下来来到我们的臀部，它坐在椅子上，承受我们的重量，感谢它，并且让它也放松，不使劲。臀部放松之后，来到我们的大腿。如果感到紧张，让它松弛。来到我们的膝盖，欣赏我们的身体，感谢它，去照顾它。（眉毛不使劲。不皱眉。）来到我们的小腿，让小腿放松。来到我们的脚，它很松弛地踩在地上，去体验和地板相触的感觉，让每个脚趾都松弛下来。这时候呢，全身都暖洋洋的，都放松了，好像身体不是自己的，又好像，是一根羽毛，非常轻，没有重量。一根羽毛存在于天地之间，非常地轻，没有任何负担，似乎自己也不存在了，甚至可以飘在空中。假如身体还有某个部位紧张，来到这个部位，感谢我们的身体，请这个部位放松下来。非常好。

好，大家体验一下这个感觉，这就是全身放松的感觉，脑子里什么都不想，所有想法都消失了，只是与身体共处。好，大家保留一会儿。一会儿如果可以的话，意识慢慢地回来。如果可以的话，活动活动手指头，活动活动脚趾头，慢慢地睁开眼睛。

技术要领：

1. 放松训练的准备姿势：后背轻靠在椅子上，双脚落地，双手放松地放在大腿上。双眼微闭。切忌不要"葛优瘫"在椅子上。否则有些肌肉可能会不协调代偿用力，可能导致姿势无法维持、肌肉酸痛等问题。

2. 通过呼吸引导意识集中在感觉紧张的肌群，并且跟随呼吸的起伏更好地感受肌肉由紧张到放松的过程。同时喉式呼吸有助于帮助参与者将意识保持在当下，防止因精神过度放松而入睡的情况。

3. 引导过程中适当增加一些冥想的意向，如代表轻松的羽毛、风、清泉等帮助参与者更好地体会放松的感觉，整合放松的感觉。

4. 根据标准渐进式放松训练的要求，放松的顺序应当按照从头到脚、从上至下、从前向后的顺序依次进行，切勿上下前后反复。

5．可以提示参与者通过先收紧再放松的方式帮助注意力集中在特定的肌群。在感觉到紧张的部位可多做停留，可配合呼吸，吸气时收紧，呼气时放松，感受紧张感的缓解。

6．在练习过程中观察各个参与者身体姿势的变化，以确保大家进度基本相同。在练习完成后一定进行感受的反馈，强化正性感受，了解参与者在过程中遇到的困难，答疑解惑，最大限度地鼓励参与者在治疗结束后进行自我练习。

第三节 冥 想

（本节冥想技术见于第 5 次治疗）

冥想的英文 meditation 一词源自拉丁语 meditatio，来自动词 meditari，意思是"沉思"。在《圣经·旧约》中，hāgâ（希伯来语：הגה）意思是叹息，也是打坐。当希伯来语圣经被翻译成希腊文时，hāgâ 成为希腊人的禁忌，所以拉丁语圣经将hāgâ/ melete 翻译为 meditatio。"冥想"一词作为正式的逐步冥想过程的一部分可以追溯到 12 世纪的僧人贵戈二世。

冥想是很多古代宗教的传统和信念。在印度教、佛教甚至天主教中都有冥想相关的修行活动。传统的冥想是在一个安静的环境中，采取坐姿，闭合双眼，在重复唱诵中进行。从 19 世纪开始，冥想脱离印度宗教进入到了西方文明，进入到个人生活和商业活动当中。许多心理学、神经科学和心血管相关的研究都显示冥想对健康状况有改善作用。

1979 年，在美国麻州大学医学院开设的减压诊所，卡巴金（Jon Kabat-Zinn）博士将冥想引入心理治疗领域，创立了正念疗法，最初用来帮助患者处理慢性疼痛和压力。正念技术包括身体扫描、坐禅、行禅、哈他瑜伽等，之后又发展出了正念认知疗法、辩证行为疗法、接纳与承诺疗法。目前正念冥想治疗已经在很多领域得到广泛应用。

冥想既可以是一个动词，指的是一种个人将注意力集中于一个特定目标、想法或活动的练习；也可以是一个名词，指的是进入了一种心境澄明、物我两忘的状态。

在典型的正念冥想课程中，冥想通常是这样进行的：一个人坐在地上，闭上双眼，后背挺直，盘腿而坐，调整姿势以进入冥想状态。在 10 ~ 15 分钟时间里，他宛如一位旁观者从外向内观察自己的念头。如果能够借助摄像机的镜头，请想象这样一个过程：脑中的影片逐步放慢，念头出现的速度也逐步放慢，直到静止，在精致悬空的念头中选择一个继续追随、观察想法的变化，观察想法变化的过程，觉察但不固着。注意呼吸非常重要，当意识散乱时，通过重新专注于呼吸再次进入冥想的过程。在练习过程中需要清除杂念，从而达到更平静、安宁的状态。

　　冥想可用于帮助心灵成长，是培养正念的主要方法。人类练习冥想已有久远的历史。它已经发展出多种形式，而且几乎能在所有主流宗教中找到其身影。冥想的方法可以和多种疗法配合使用以达到增强改善的作用。

　　人的大脑分为左右两个半球，左半球擅长推理、计算、逻辑，右半球擅长直觉、感受、想象。在日常生活工作中，常常要求我们处在理智优先的状态里，而对情绪、情感、创造力的要求相对较少，因此使用左半球的频率高于右半球。冥想是一种很好的激活大脑右半球功能的活动。对于压抑情绪的释放、困难问题的解决、左右脑协调配合等方面均有良好的效果。

　　正念冥想练习对多种心理健康问题均有显著疗效，包括抑郁障碍、焦虑障碍、创伤后应激障碍、双相障碍甚至边缘型人格障碍、物质滥用、强迫症、进食障碍等。研究结果表明正念冥想能够提高患者的情绪调节能力、促进积极情感、提高社会心理功能。在正常人群中，正念冥想练习也可以帮助练习者减轻心理痛苦、减轻压力、提高生活质量、改善睡眠、提高工作记忆和执行功能、提高维持注意的能力。

　　生理学和生物学研究发现，冥想的过程能够增进脑电活动中与记忆、注意、学习和感知相关的脑电波的发放，调节神经电活动。而脑影像学的研究发现冥想者的背外侧前额叶和顶叶、前扣带回海马有显著激活作用。这些都是大脑中管理情绪、记忆、注意力和认知过程的脑区。对长时间的冥想练习者的研究发现，他们双侧大脑半球的纤维连接和投射通路有稳定的增强，提示冥想可能促进大脑两个半球和各脑区之间的信息交流。

　　作为针对抑郁和焦虑的疗法，正念冥想可以帮助患者放开负面想法，而非沉溺于其中。训练人们去体验当下，而非顾虑过去或未来，可以帮助患者内心摆脱抑郁或焦虑的怪圈。

　　事实上，有证据表明，这种训练可以改善抑郁甚至焦虑症状。2010 年，针对两种正念冥想疗法治疗抑郁症和焦虑症的效果，波士顿大学心理学家斯蒂芬·霍夫曼及其同事基于相关研究的荟萃分析（定量评估）的结果表明：冥想疗法课程能够迅速且显著改善这两种症状，这种改善效果在 3 个月后还存在。但相关研究数据的完整性及代表性仍有欠缺，需要更多的研究作证。2013 年的荟萃分析在一定程度上支持了 2010 年的评估结果。根据当时在蒙特利尔大学就职的心理学家巴萨姆·库利及其同事的分析，这两种正念冥想疗法可以治疗抑郁症和焦虑症，不过效果并不优于非正念认知疗法。另外一些研究表明，在治疗焦虑症方面，正念冥想的效果并不理想。在今年发布的另一项荟萃分析中，英格兰萨塞克斯大学心理学家克莱拉·施特劳斯及其同事发现，正念冥想可以治疗抑郁症，但对焦虑症无效。不同研究在正念冥想治疗焦虑症的效果方面得出的结论不尽相同，这或许是由于患者群体的差异。

　　综上所述，练习冥想无论对于患者还是健康人都有显著的作用，因此本团体治疗也将冥想作为核心技术引入到治疗当中。

　　本团体治疗当中冥想的设计主要有两个目的，一方面是对前面所学放松技术的应用，通过引导练习巩固之前治疗的效果，让参与者在之前治疗的基础上尝试进行深入自我的探索；另一方面冥想的练习是为后续进行想象暴露练习做准备。冥想的内容是以呼吸和放松引入冥想状态，以过去—现在—将来作为时间线进行串联，体会冥想过程对个人身心的积极影响。

我们结合冥想的引导语逐段解析冥想的结构和冥想过程中的注意要点。

冥想引导语及解读：

1．我们靠在椅子上，非常舒服的姿势，感觉全身是放松的，现在呢，我们开始喉式呼吸，能够喉式呼吸的喉式呼吸，开始吸气，缓缓地呼出，好，再一次开始……

解读：我们的冥想以让参与者舒适地在椅子上做好准备开始。此处可以增加强调椅子的安全解释，并且邀请每位参与者感受椅子对身体的支持。这里椅子代表了生理和心理的安全，是我们最基本的需求，同时也为后续的探索提供冒险的背景。通过这一觉察引导参与者开始一个从外在支持到内在中心的旅程，标志着冥想的开始和结束。此处可以根据实际操作的时间进行调整，对于进入状态较慢的参与者可以多进行几次喉式呼吸的尝试和引导。

2．想象海水涨潮，从远方前来，又缓缓退去，非常好，想象海水在天边，缓缓地前来，又缓缓地退去。非常好。接下来注意力集中在我们的头顶，想象头顶是非常放松的，想象我们的额头，不皱眉，不皱眉，对，额头是放松的，面部是放松的，我们不咬牙，整个面部放松下来，注意力来到我们的肩膀，想象肩膀放松，肩膀是最容易紧张的地方，注意力来到我们的背部，让背部的每一块肌肉都松弛，舒展每一块肌肉，注意呼吸，来到我们的腰部，腰部也是放松的，非常好，注意力来到我们的胸部，舒展我们的胸廓，自然地呼吸，放松的感觉，来到我们的腹部，放松我们的腹部，我们的胃，保持放松的感觉，来到我们的臀部，轻盈地坐在椅子上，虽然有支撑，但是是放松的，来到我们的大腿，来到我们的小腿，来到我们的脚，每一个脚指头，放松的感觉，接触大地的感觉，走路有力量，自由，放松我们的手指，让每一个手指头也是放松的，现在我们的全身已经放松下来，停留在这种感觉里。那么现在我们舒适地坐在椅子上，感觉自己的存在，这种存在是放松的，坚定的，是自己真实的存在，感觉到自己是独特的，有价值的，有爱的，珍贵的。我们从宇宙天地间汲取着能量，体会这种全身心的放松，我们可能会感觉热，或者麻，或者松，这些细微的感觉，更多地我们感觉自己是一个活生生的充满无限可能的生命存在。如果发现，此时此刻，身体有任何的紧张，请对它们说，谢谢，感谢它们让你知道了这份紧张，然后，放松，让这些紧张，随着呼吸，随着呼气，一直排出体外。如果身体放松下来，吸入的空气自然可以去身体里所有需要的地方，假如身体还有某一部位是僵硬的，它会限制吸进来的空气在体内流通，那么发掘它，感谢它，把它呼出去。感受我们的呼吸在体内流通，我们的气流有色彩，选择你喜欢的颜色，这种美好的颜色随着呼吸在体内流动，可能还会有声音，好听的声音也在体内流动。让自己感受，呼吸正在接近紧张的部分，再一次地放松身体，可以想象我们的膝盖或者脚踝，让呼吸与它交流，通过呼吸为它传送能量，此时，呼吸是我们与内在交流的途径，仿佛我们的身体是一个容器，对每一寸气息都愿意接纳，当紧张随着呼吸的气息排出体外时，我们创造了一个新的空间，来容纳新鲜的气息。来自身体任何一个部位的紧张，实际上都在发出信号，提示我们对自己的关注、接纳、爱。

解读： 放松训练作为进入冥想过程的诱导，帮助参与者在进入冥想之前获得身体的放松和安全的感觉，降低焦虑水平，为后续探索自我的内容做充分的生理准备。放松训练的要素可以参考放松训练部分，值得注意的是由于参与者在治疗间隔期间已经进行过一些渐进式放松的练习，为了控制时间可适当加快该部分的速度，避免参与者直接因放松进入睡眠状态，保持参与者的觉知。在冥想准备的过程中要不断地强调安全、接纳、被爱的体验。

3. 深深地进入身体，欣赏自己的生命，让生命进入自己的内在，欣赏自己，感谢自己，看到自己被光环笼罩着。光环的出现，是因为身体所有通路被打开，这样的光环，带着色彩和温暖，能够帮助其他人同样看到光芒。想象被光环笼罩的自己，温暖、明亮、多姿多彩，内在是和谐的，想象你的内在，正以好的方式流动，那么你表现出来的外在的美好温暖反映出你内在的安宁和谐。

解读： 当身体准备好之后，进入心理准备的阶段，此阶段主要是让来访者在进入小屋之前做一些想象的尝试，将积极的感受具体化为一个物体，在引导词中我们选择了光环，暗含每一个人都是天使的隐喻。光环不仅明亮，而且温暖，是被爱的感觉的凝结，提供了一种可体验的具体的安全感，也是作为后续探索过程中的情感保护物，是探索自我阴暗面的一盏灯，不断提醒参与者放大积极的感受。

保持这样的状态，更加深入地走向我们的内心，这时我们的眼前会出现一所房子，我们内心居住的地方，这是一所高大的豪华的，也可能是简陋的朴实的房子，也可能是一间小小的草屋，是我们内心居住的地方。接下来，我们走进这所房子，环顾四周，看是一所什么样的房子，什么样的地板，什么样的颜色，什么样的感觉。

解读： 冥想过程中小屋的设置相当于人对内心的投射，小屋的环境、材质、构造暗示着参与者对自我形象的感知。有些参与者在此处可能会看到一些让自己有些难过的场景，注意不要过分地修饰和形容小屋，例如不可以说让我们进入这个华丽的小屋。而是通过完善小屋的细节，如地板、门、窗、屋顶、内设、周围环境等帮助参与者对自我形象有一个具像化的了解，以便在后续分享过程中对参与者的自我意象进行积极地构建。在进入小屋之后需反复强化安全、温暖的感觉。小屋相当于个人的内在智慧与觉察，参与者得到邀请去为这个智慧之所创造一个理想的环境，个人受邀去接触对自己的爱，并与自己的生命力产生亲密的连接，探索自我之旅的起点。

4. 闭上眼睛，我们在这个内心的房子里，我们发现一间小屋，开门进去，发现是一个图书馆，架子上有很多书，这些书都是我之书，记载的都是我的经历，从出生、1岁、2岁、少年期到青年期，我们的欢乐、痛苦。我们从架子上取下一本书，看看书上写的是什么，也许还会取下另一本书，我们看到什么，不管是什么，这间图书馆，储藏的都是既往的经历，或者美好，或者痛苦。

解读： 图书馆的设置相当于记忆的宫殿，或称为个人圣殿，此处借鉴了萨提亚冥想中个人圣殿的部分，当被邀请打开我之书时，实际是在邀请回顾个人的经历，站在一个旁观者的角度对童年、少年、青年时期产生重大影响的各类事件进行简单的回忆和梳理。如果有人停留在了那些引起强烈情绪反应的事件上，引导他们观察和聆听当时的感受，尊重自己的感受。在这个阶段，引导者应当注意参与者的情绪反应。在回顾过去的过程中某些参与者出现了比较强烈的情绪波动，例如大哭。在保证足够的间隔和持续的引导的基础上，邀请副治疗师对情绪波动较大的参与者给予特别关注，可以轻抚其肩膀或上臂进行安慰。主治疗师此时注意引导其他参与者保持在冥想的过程当中，避免被过多干扰，无论何时都注意不要对情绪的表达进行评判。

5. 放下书，离开图书馆，回到我们身体的房间，大厅里，我们会看到有一个长长的楼梯，通向地下室，内心更深层次的地下室，从来没有进去过，但是我知道它在。我们慢慢地一步一步地走进地下室，看到地下室有一排空的盒子，盖子是打开的，我们放一些东西进去，我们所有的情绪，不好的经历，困难的体验，纠缠的，所有一切，把它一一放在空盒子里。痛苦、焦虑、紧张、挫折、失败，对自我的不满，对他人的怨恨，通通把它们留在这些盒子里，最后盖上盖子，锁上锁。这些是既往陪伴我们的一部分，我们并不抛弃它们，但是我们把它放下，把它留在过去的经历当中，它是记忆的一部分，但是目前我们不再需要它时时陪伴。

解读： 地下室象征个体的潜意识。地下室的告别封存设置是在潜意识的空间进行带有觉知的选择，将已经释放的情绪例如评判、指责、痛苦、迷惘、惶恐等负面的情绪体验隐没在潜意识的背景中或完成一次告别。此处也可以运用具像化的技术，引导参与者想象那些负面情绪的形状、大小、材质、触感、温度、坐落在身体的哪个部位。强调储藏的目的不是抛弃、压抑，而是放下。让它们不再占据心灵的资源，不再成为焦虑的源泉。

6. 转过身去，我们会发现另外一个盒子，一个很小的、金光闪闪的、精致的小盒子，是内心的智慧的盒子，轻轻地打开它，里面有解决我们目前问题的方法，打开它，看看是什么。非常好，我们现在得到了内心智慧的指引，我们重到地下室，来到身体之宫，感谢我们的身体，感谢内心的智慧。

解读： 在安放好那些不愿继续背负的负面情绪之后，打开智慧盒子帮助参与者在空虚的心灵中寻找属于自己的积极正面的智慧，自己生命的闪光点，重新唤回内心温暖的感受，拾起信心、自爱。

7. 这时我们发现，在身体的房子里，有一个小门，推开这扇小门，来到我们心灵的花园。非常漂亮的花园，有绿树，有小草，有鲜花，有小路，我们呼吸芳香的气息，感受放松的感觉。与自己独处。在花园看到一个人，这个人笼着这光，这个人就是未来的自己，笼罩在阳光里，宁静、快乐、自信、有力量。他看着你，你也看着他，想象在你眼里，未来的这个安静有力量的自己是什么样子，想象3天后的自己是什么样子，3天后的自己会有一些新的经历，也会放下一些旧的东西，再展望1周后的自己，再往里看，是6个月之后的自己，想象6个月之后的自己会在哪里，在什么样的场景之中，你希望他是怎么样的。

解读： 花园的意象是遇见未来的自己，利用雕塑的形式呈现内心对于未来的希望，将虚幻的未来场景具像化，通过与内心积极感受的互动进一步深化积极的体验对现实和未来的影响。再次强化过去的已经过去，每个人都可以有新的选择，还有作出其他选择的机会。邀请参与者一起做好准备去书写人生的新篇章，珍惜过去学到的功课，并创造崭新的未来。

8．对现在的自己说，你是宇宙里的一个人，你能够扎根下去，接触到来自地心的引力，也能够凭直觉，接受来自天上的能量，与他人很好地连接。对未来的自己微笑，请他等着你，目送他离开。

继续放松，慢慢收回意识，活动手指、脚趾，慢慢睁开眼睛。

解读：通过与宇宙能量的连接，感受来自外界的力量的支持和照护，从梦想的未来回到脚踏实地的当下，再次体验旅程中那些轻松、温暖、充满希望的感受，鼓励来访者立足当下，回归当前生活的时候带着来自过去的礼物和对未来的向往。

冥想的结构总共分为引导、放松、探索自我形象、重塑内在体验、安抚负面情绪、重拾内在信心、展望美好未来、回归现实8个部分，是对参与者某些生命经验的梳理，内在力量的寻找、顺位和释放。其中，中间的6个部分都可以独立出来，作为短时间冥想练习的主题。在冥想结束之后，要留有与参与者分享感受的环节，对参与者所表达的感受进行接纳和适度的积极构建。比如当参与者分享自己的小屋时如果出现了对自己小屋的不满、羞愧等表达，鼓励其他成员对这样的小屋的优势面给予回应，但要避免探讨为什么是这样的、如何改善等话题。分享环节尽量引导参与者表达放松、放下的感受，轻松积极的感受，将积极的感受扩大到整个团体的动力当中。

第四节　想象暴露

（本节想象暴露技术见于第6次治疗）

暴露疗法是一种治疗焦虑障碍的行为疗法，分为现实暴露和想象暴露。暴露疗法是在安全的前提下将焦虑源完全或部分暴露于焦虑障碍患者，帮助患者克服焦虑或应激反应，在程序上类似于行为实验中动物行为消退的实验范式。多项研究表明此疗法对广泛焦虑障碍、社交恐惧、强迫症、创伤后应激障碍和特殊恐怖症的治疗有效。

将暴露作为一种治疗模式开始于20世纪50年代，当时心理动力学观点主导着西方临床实践，后逐步开始行为治疗。南非心理学家和精神病学家首先将暴露作为一种减少病理恐惧的方法，用于治疗恐惧症和焦虑相关问题，并将他们的方法带到了英国的Maudsley医院培训项目。约瑟夫·沃尔普（Joseph Wolpe，1915—1997）是第一位对此感兴趣并将精神病问题视为行为问题的精神病学家之一。他曾与在南非开普敦大学心理学系工作的心理学家詹姆斯·泰勒James G. Taylor进行过亲切友好的学术交流，虽然他的大部分作品都未发表，但泰勒是第一位证实使用暴露疗法治疗焦虑的心理学家，他所使用的方法包括情景暴露与预防应答，目前仍是暴露疗法技术当中最常用的。暴露疗法的基础是巴甫洛夫消退原理。暴露治疗师识别伴随恐惧诱发刺激的认知、情绪和生理唤醒，然后试图打破维持恐惧的逃跑模式。这是通过让患者暴露于越来越强的诱发恐惧的刺激中来完成的。在一系列稳步升级的步骤或挑战（一种等级制度）中，恐惧最小化，可以是明确的（"静态"）或隐含的（"动态"——参见方法因素），直到恐惧终于消失。患者可以随时终止暴露操作。

暴露疗法是治疗恐怖症最成功的疗法。已公布的一些荟萃分析包括研究 1 ~ 3 小时单次治疗恐怖症，使用成像曝光。在 4 年后的治疗后随访中，90% 的患者在恐惧、回避和总体损害水平方面保持了相似的症状减轻，而 65% 的患者不再有任何特定恐怖症的症状。广场恐怖症和社交焦虑症都是通过暴露疗法成功治疗的恐怖症的例子。广场恐怖症是对拥挤空间的非理性恐惧，源于古希腊语术语"Agora"或市场。而社交焦虑症是一种焦虑症，其特征为在一种或多种社交情况中存在显著恐惧。这种恐惧本身可能非常虚弱，另外患者常常担心在公共场合表现出焦虑和失去控制。有经验证据表明，暴露疗法对于广泛性焦虑症患者可能是一种有效的治疗方法，特别适用体内暴露疗法，这种疗法比广泛性焦虑症的成像接触疗法更有效。体内暴露治疗的目的是通过系统和控制性的创伤刺激治疗来促进情绪调节。自 20 世纪 50 年代以来，已经开发了几种暴露疗法，包括系统脱敏、浸没、内暴疗法、长时间暴露疗法、实物暴露疗法和成像暴露疗法。

随着技术的发展，虚拟现实技术与暴露疗法相结合的虚拟现实暴露疗法（virtual reality exposure therapy，VRET）是目前治疗创伤后应激障碍（PTSD）的时髦的"高科技"新方法。美国心理学家使用这种方法对几名现役陆军士兵进行了测试，使用了超过 6 次的身临其境的计算机模拟军事设置。这些士兵自我报告的 PTSD 症状在治疗后大大减少。暴露疗法也显示出对共病 PTSD 和物质滥用患者的治疗前景。另外，在治疗强迫症方面，特别是对青少年起病的患者，暴露疗法也有相当显著的疗效。2015 年的一项研究指出了暴露疗法和正念之间的相似之处，指出正念冥想"类似于暴露情况，因为（正念）修炼者转向他们的情绪体验"，接受身体和情感反应，并且避免参与它的内部反应。影像学研究显示，腹内侧前额叶皮质、海马和杏仁核均受到暴露疗法的影响，脑影响研究表明在这些区域的活跃与正念训练产生的效果相似。这样，没有宏大的道具和舟车劳顿，不需要高科技复杂程序的夹持，大脑自己就可以通过想象力帮助我们进行暴露的治疗。这也是想象暴露疗法起效的重要原理。综上所述，暴露疗法与正念冥想训练之间存在相似的作用，我们的团体治疗就将两种方式结合在一起，结合系统脱敏的理念和操作方式，引入了基于冥想技术的想象暴露疗法。帮助参与者在可控的范围内，在安全的环境当中通过冥想的技术想象焦虑场景，系统脱敏。同时，想象暴露疗法也是前面团体练习的呼吸、放松、冥想、自我交谈等技术的综合运用。想象暴露疗法的流程与技术要点：① 循序渐进，逐步升级。开始真正的想象暴露之前，需要先制订合理的暴露场景和暴露等级。让参与者罗列出让自己感到焦虑的场景，并且分别对场景所引起的焦虑程度进行评分。值得注意的是场景的设置越具体、生动、形象越好，且尽量选择主题比较单一的场景。例如，独自进入某地的电梯的场景。避免选择类似先跟父母吵架，上班被领导训斥，之后当着全公司的人进行检讨这样的系列事件作为暴露场景。治疗师在引导想象暴露过程中可以利用冥想中的具体化技术，尽量帮助参与者填充必要的细节以使其获得更好的身临其境感。② 在进入想象暴露之前，需要理解想象暴露过程中的关键设置：安全屋，安全物品，以及暴露场景。其中安全屋的设置在于帮助患者找到放松、温暖、安全的感觉，如同芬兰浴中的桑拿屋的作用。安全屋的设置可以沿用既往冥想过程中的圣殿，也可以选择现实中感到安全的地点或居所。可以根据所要暴露场景的等级调整安全屋的布置。安全物品的设置就如同引导语中的提示，可以选择具体的具有安全意义的物品，如雨衣、雨伞、安全帽，也可以选择带来安全感的象征物，如喜欢的毛绒玩具，内心的守护天使，光环或光剑。尽量避免使用引起紧张情绪或有此隐喻的物品。安全物主要用于帮助参与者在暴露过程中保持旁观者的视角，缓解焦虑，体验稳定情绪，避免情绪及体验完全被暴露场景占据的情况。只有意识同时在当下和过去才能够将恐惧感与场景的联系消解，整合旁观者视角，改善情绪体验的耐受性。因此，安全物品也可以选用略为夸张的超现实的物品，以帮助参与者更好地区别想象与现实的差别。③ 本培训所使用的想象暴露疗法基于冥想和正念进行了改进。综合运用之前的呼吸、放松、自我交谈等练习。暴露的目标是增强参与者对焦虑场景的耐受能力，所以一般在参与者的焦虑水平逐步降低到完全可以耐受的程度时结束暴露练习。④ 处理情绪的失控。方法与冥想过程中的相同。在观察到练习过程中出现情绪失控或焦虑发作的苗头时，治疗师应当提示参与者通过安全物品返回安全屋，如出现强烈的情绪体验，需要副治疗师进行情绪保护，并强调这是一个耐受性的练习，避免过度沉浸在焦虑的体验当中。⑤ 结束练习后对练习过程进行反馈和总结，了解并处理参与者练习过程中的感受和遇到的困难。对于引起强烈反应的参与者，跟他们讨论想象的经过，帮助参与者调整暴露场景的选择。

（高慧敏）

参考文献

[1] 饶秋玉，译. 阿斯汤伽瑜伽. 约翰·斯考特. 沈阳：辽宁人民出版社，2007.

[2] 威廉·沃克·阿特金森. 呼吸的科学. 天津：天津人民出版社，2012.

[3] Douglas A. Bernstein, Thomas D. Borkovec, Holly Hazlett-Stevens. New Directions in Progressive Relaxation Training：A Guidebook for Helping Professionals. Westport：Praeger Publishers Inc，2000.

[4] 王志成，译. 冥想的力量. 2 版. 斯瓦米·阿迪斯瓦阿南达. 杭州：浙江大学出版社，2010.

[5] 刘海凝，译. 冥想. 斯瓦米·拉玛. 天津：天津人民出版社，2016.

[6] 钟谷兰，译. 萨提亚冥想：内在和谐、人际和睦与世界和平. 约翰·贝曼. 北京：中

国轻工业出版社，2009.

[7] 李卫娟，译. 控制焦虑. 阿尔伯特·埃利斯. 北京：机械工业出版社，2014.

[8] 克里斯多夫·柯特曼，哈洛·辛尼斯基. 如何才能不焦虑. 北京：北京联合出版公司，2017.

[9] 李鸣，译. 团体心理治疗·理论与实践（第5版）. 亚隆. 北京：中国轻工业出版社，2010.

第二篇　治疗配套家庭作业本

写在前面的话

病情的改善是循序渐进的，不要期望达到完美。

1. 治疗成功和起效的关键在于始终如一，持之以恒地运用所学技术。

2. 症状反复在所难免，是预料之中的。它们既不会带来任何实际的危险，也不意味着治疗的失败。

第一章　模块一

1. 请总结今日所学的感悟和收获。
2. 填写"焦虑事件记录表"（表2-1-1）。

表2-1-1　焦虑事件记录表

日期	当你感觉焦虑时发生了什么（焦虑发生的原因、地点、人物、经过）	当时你是怎么想的？有没有产生什么灾难性的念头或画面？（对此你的相信程度是多少？0～100%）	产生灾难性的念头或画面后，你当时有什么感受、情绪及躯体症状？

第二章　模块二

1．请继续填写"焦虑事件记录表"（表2-2-1）。

表2-2-1　焦虑事件记录表

日期	当你感觉焦虑时发生了什么（焦虑发生的原因、地点、人物、经过）	当时你是怎么想的？有没有产生什么灾难性的念头或画面？（对此你的相信程度是多少？0～100%）	产生灾难性的念头或画面后，你当时有什么感受、情绪及躯体症状？

2．填写"思维记录表"（表2-2-2）。

表2-2-2 思维记录

负性思维（旧的思维）	替代思维（更具适应性的思维）

3．目标设定 设定目标旨在取得一种成功和掌控的感觉。对自己在短期和长期目标方面取得的成果进行记录。这将有利于动机的维持，以最终完成短期目标，也会让我们感到长期目标的完成胜利在望。达成短期目标的过程中，你需要奖励自己的一些成功行为，然后让自己谨记在心：当你最终实现长期目标时，你将获得一个更大的奖励。

（1）设定现实的治疗目标。若你将目标设定得不切实际（如我在各方面都很完美，我不焦虑），那你注定失败（没有人是完美的，焦虑是一种功能性情绪，人皆有之）。

（2）设定短期的目标和长期的目标：有些目标实现起来所需的时间要长一些，还有的目标会包含一系列子目标。所以，为了获得成就感和控制感，设定一些短期目标对我们大有裨益。而你心中也需设定一些长期目标，对这些短期目标进行方向上的引导。

（3）把你的目标制订得尽量详细。一个模糊的、定义很差的目标会比一个简单的、明确的、定义良好的目标难实现得多。因为一个简单、明确定义的目标会清楚地告诉你为了实现它你需要做些什么。

（4）设定有意义的目标。如果你的目标对你来说是有意义的，你就会更容易遵从这个目标（表2-2-3）。

表2-2-3 目标的设定与实施

长期目标	达到目标所必需的技能和资源	实施情况	实施后的心情

续表

短期目标	达到目标所必需的技能和资源	实施情况	实施后的心情

第三章　模块三

1．请完成"情绪认知监测表"（表2-3-1）

写下你的每次焦虑的日期和时间，标明焦虑发生时的各种事件和情境、你的想法和行为、你当时的情绪和躯体反应（如焦虑、悲伤、无助、心悸、发颤、出汗、呼吸困难等）、焦虑的具体内容（如"我会陷入争论""我感到无所适从"等）。

表2-3-1　情绪认知监测表

日期/时间	事件/情境	想法/行为	情绪/躯体反应	具体的焦虑内容

2．结合喉式呼吸进行呼吸的练习与记录

喉式呼吸练习记录：每一次开始练习之前和完成练习之后用下面的表格（表2-3-2）说明你的焦虑情况，这样在整个过程中你可以控制好你的进度。

0	10	20	30	40	50	60	70	80	90	100
没有焦虑		轻度焦虑		中度焦虑		重度焦虑		极重度焦虑		

表2-3-2　喉式呼吸练习记录

	练习1		练习2	
	之前的焦虑	之后的焦虑	之前的焦虑	之后的焦虑
第一天				
第二天				
第三天				
第四天				
第五天				
第六天				
第七天				

第四章　模块四

1. 请继续进行喉式呼吸练习并记录（表2-4-1）。

表2-4-1　喉式呼吸练习记录

	练习1		练习2	
	之前的焦虑	之后的焦虑	之前的焦虑	之后的焦虑
第一天				
第二天				
第三天				
第四天				
第五天				
第六天				
第七天				

2. 结合今天所讲的放松技术进行放松的练习与记录

渐进式肌肉放松练习记录：每一次练习，开始之前和完成之后用下面的表格（表2-4-2）说明你的焦虑情况，这样在整个过程中你可以控制好你的进度。

0	10	20	30	40	50	60	70	80	90	100
没有焦虑		轻度焦虑		中度焦虑		重度焦虑		极重度焦虑		

表2-4-2 渐进式肌肉放松练习记录

	练习1		练习2	
	之前的焦虑	之后的焦虑	之前的焦虑	之后的焦虑
第一天				
第二天				
第三天				
第四天				
第五天				
第六天				
第七天				

3．请结合今日治疗师所留问题（人生需要思考的七个问题）完成"生活的意义"的思考。

七个问题如下：

（1）我是谁？

（2）我为什么在这里？

（3）我的生活目标是什么？为什么有这个目标？

（4）我生活的目的和意义从何而来？（有没有内在的支撑？每个人可能不一样）

（5）我喜欢自己的生活方式吗？如果不喜欢的话，我对此采取了什么措施？

（6）我生活中的哪些方面最使我感到满意？

（7）是什么正在阻碍着我去做我最想做的事？

第五章　模块五

1．请结合今日治疗师所讲的"呼吸想象放松"技术进行自我练习并记录（表2-5-1）。如练习过程中情感起伏较剧烈，请立即停止，不要勉强自己继续练习。

| 0 | 10 | 20 | 30 | 40 | 50 | 60 | 70 | 80 | 90 | 100 |

没有焦虑　｜　轻度焦虑　｜　中度焦虑　｜　重度焦虑　｜　极重度焦虑

表2-5-1　呼吸想象放松练习记录

	练习1		练习2	
	之前的焦虑	之后的焦虑	之前的焦虑	之后的焦虑
第一天				
第二天				
第三天				
第四天				
第五天				
第六天				
第七天				

2．请完成自我觉察练习　自我觉察是指个体能够辨别和了解自己的感觉、信念、态度、价值观、目标、动机和行为。心理学家荣格曾说过"向外看的人在梦中，向内看的人方觉醒"。自我觉察不仅是自我了解的前提，更是自我发展的前提。当你愤怒、郁闷、恐惧、内疚、焦虑、烦躁、抑郁的时候，你会怎么办？很多人选择干点别的事转移注意力，比如刷微信、看电视、购物等，通过这一系列行为确实可以在短时间内驱逐不快情绪，可是没多久，那种不快情绪又会找上门，就像一个你讨厌的朋友，无论你如何找借口避开他或在外如何逍遥，他就是在你家门口等着，无论如何总是要面对。当你开始面对，就踏出了自我觉察的第一步。觉察意味着感觉到自己是独特的，有价值的，有爱的，珍贵的，能容纳下一切。

我在觉察……

请和朋友或家人同时分别做此练习。

练习的此时此刻，请从以下几个方面进行仔细的体验和记录。

（1）请仔细体验然后填空。

a. 仔细感觉此时此刻自己身体上的几个主要部位，然后回答以下问题：

我现在头部的感觉是：

我现在心脏部位的感觉是：

我现在胃部的感觉是：

b. 仔细体验自己现在的情绪并填空：

我现在的积极情绪（如爱、乐观、希望、同情、忠诚等）有：

我现在的消极情绪（如恐惧、仇恨、嫉妒、贪婪、愤怒等）有：

c. 请记录你此时此刻的想法或者念头：

我现在的想法是：

我现在的念头是：

d. 请记录下你此时此刻想做的事（至少3件）：

我现在想做的是：

我现在想做的是：

我现在想做的是：

e. 请记录下你此时此刻对你朋友或家人的察觉：

我察觉我朋友或家人的眼睛里流露出的是：

我觉察我的朋友或家人的身体姿势是（放松或紧张？）：

我觉察我的朋友或家人的情绪是（平和或烦躁？高兴或不高兴？）：

我觉察我朋友或家人的注意力（集中或分散？）：

我察觉我朋友或家人（喜欢或不喜欢做这个练习？）：

（2）请和朋友或家人分享你的感受，并请记录下你对自己的新发现：

我的新发现：

我觉察到……

仍然请和你的朋友或家人同时分别做此练习。

（1）请先仔细回忆一件让你自己感觉高兴的事，然后按照以下要求填空。

a. 仔细感觉自己此时此刻身体上的几个主要部位，然后请回答以下问题：

我现在头部的感觉是：

我现在心脏部位的感觉是：

我现在胃部的感觉是：

b. 仔细体验自己现在的情绪并填空：

我现在的情绪是：

c. 请记录你此时此刻的想法或者念头：

我现在的想法是：

我现在的念头是：

d. 请记录下你此时此刻想做的事（至少3件）：

我现在想做的是：

我现在想做的是：

我现在想做的是：

（2）请和朋友或家人分享你的感受，并请记录下你对自己的新发现：

我的新发现：

（3）请先回忆一件过去发生的让你感觉生气的事，然后按照以下要求填空：

a．仔细感觉自己此时此刻身体上的几个主要部位，然后回答以下问题：

我现在头部的感觉是：

我现在心脏部位的感觉是：

我现在胃部的感觉是：

b．仔细体验自己现在的情绪并填空：

我现在的情绪是：

c．请记录你此时此刻的想法或者念头：

我现在的想法是：

我现在的念头是：

d．请记录下你此时此刻想做的事（至少3件）：

我现在想做的是：

我现在想做的是：

我现在想做的是：

（4）请和朋友或家人分享你的感受，并请记录下你对自己的新发现：

我的新发现：

（5）请仔细回忆一件最近发生的人际交往中的不愉快事件，然后按照以下要求填空：

a．仔细感觉自己此时此刻身体上的几个主要部位，然后回答以下问题：

我现在头部的感觉是：

我现在心脏部位的感觉是：

我现在胃部的感觉是：

b．仔细体验自己现在的情绪并填空：

我现在的情绪是：

c．请记录你此时此刻的想法或者念头：

我现在的想法是：

我现在的念头是：

d．请尽可能回忆当时你所觉察到的对方的一些反应：

我回忆起对方眼睛里当时流露出的是（愤怒？紧张？害怕？厌恶？不满？）：

我回忆起对方当时的身体姿势是（前倾？后仰？握拳？抱臂？）：

我回忆起对方当时的情绪是（激动？平和？）：

我回忆起对方当时说话的声调（高亢？低哑？）：

我回忆起对方当时说话的速度（快？慢？急？缓？）：

e．假如时光可以倒流，你此时此刻还会采取和当时一样的行为吗？为什么？
请记录你现在的想法：

（6）请和朋友或家人分享你的感受，并请记录下你对自己的新发现
我的发现：

3．结合今日治疗师所讲的"冥想"技术，尝试在家进行自我圣殿探索的冥想。

你可以想象一片温暖的沙滩，一片繁花似锦的草地，一片静谧的森林，或一间生着炉火的舒适客厅。不管你想象出的是什么场景，将它变成你心灵的圣殿。那里的一切都符合你喜欢的样子。有愿望杖、智慧盒、"我"之书。身体是你居住的圣殿，在你和你的身体之间，建立联结。重构我们不再需要的东西，并用一个祝福让它离开（因为它在过去满足了某种目的），给我们的心理储藏室腾出空间。最后在心灵花园构建未来的稳定的自己。

第六章　模块六

1. 请结合上几次治疗中所学到的喉式呼吸技术、渐进式躯体放松技术及冥想技术继续进行放松训练并记录（表2-6-1），以期熟练、合理及整合地运用以上技术。

0	10	20	30	40	50	60	70	80	90	100
没有焦虑		轻度焦虑		中度焦虑		重度焦虑		极重度焦虑		

表2-6-1　放松技术整合记录表

	练习1		练习2	
	之前的焦虑	之后的焦虑	之前的焦虑	之后的焦虑
第一天				
第二天				
第三天				
第四天				
第五天				
第六天				
第七天				

2. 请结合今日治疗时所讲，回家尝试继续做"动物变身"的小游戏。如果自己是一只动物的话，想象自己会是一只什么动物？它叫什么名字？在哪里？和谁一起生活？它每天做什么？它看起来过得怎么样？你有什么话对它讲？它有什么话对你讲？

第七章 模块七

表2-7-1 守护各自的精灵

时间	关爱方式	实施情况	实施后的心情	体验到被以什么样的方式守护、爱和关心	体验到被守护、被爱、被关心后有什么感受或感悟
第一天					
第二天					
第三天					
第四天					
第五天					
第六天					
第七天					

第八章 模块八

回顾各部分的预期结果。

和我治疗前的情况相比，CBT 对我的焦虑的改善结果如下：

使用下面的分数来评价你的改善情况：

例如：无改善，0%；

一半改善，50%；

……

治愈，100%。

- 对焦虑和焦虑的管理有了更多的理解　%
- 能够区分和认识焦虑症状、恐惧和认知　%
- 思维和行为对感觉的影响认识有所增强　%
- 能够分辨出负性和灾难性的认知，能够运用学会的认知和行为技巧去管理　%
- 控制和管理焦虑问题的能力增强，包括惊恐发作和恐惧　%
- 能够运用认知 - 行为技巧减少复发　%
- 学会控制压力，提高生活质量　%
- 更好的决策能力　%
- 对自己更好、更温和　%

取得的其他结果：

1.　%； 　　2.　%； 　　3.　%

总体来说，在我的焦虑问题上我取得了　%的进步。

最后，请写给自己一段话，总结所有的感悟和收获。

写给自己

后　记

建议：

1. 选择你认为能完成的和对你来说获益最多的家庭作业，继续坚持 1 个月或更长时间。

2. 设定切实可行而又具有意义的目标（包括长期目标和短期目标）。

3. 我们鼓励你把呼吸、放松和冥想练习当成你的一个习惯。

4. 不要畏于症状的反复和病情的复发，将它们当作改变和自我矫正的机会。

5. 不论你感觉如何糟糕，你还是能够以某种方式来帮助自己。

6. 我们还将提供给你一些可能会对你有帮助的其他策略，我们建议你持续使用。

治疗师写给大家的信：

首先感谢大家的参与。八次治疗时间很短，大家从开始对治疗怀疑和深受病痛折磨的痛苦中，逐渐开始了解焦虑，包容它，理解它，学会与它相处，在治疗师的辅助下发现了自己内心的力量，也学会了各种处理及应对的技术。其次，虽然八次治疗结束了，但真正的疗愈才刚开始，希望大家在今后的日子里，把八次治疗的所学所悟融入自己的生活、学习、工作中。路虽远，行则将至，事虽难，做则必成。感恩相遇，感恩一起相处的美好时光，再次谢谢大家！

（黄薛冰　李志鹏　陈淑燕）

第三篇 焦虑自助学习手册

说明：这本书是在我们做了大量的临床实践后，慢慢总结和梳理出来的，参考借鉴了多本书籍，是北京市科学技术委员会的科研项目《团体认知行为治疗对广泛性焦虑障碍疗效的随机对照研究》的一个延伸成果，本篇各章节为团体治疗前发放给焦虑患者的阅读材料。

引言：

当今社会，节奏越来越快，竞争越来越激烈，焦虑症的发病率也越来越高。持久的焦虑情绪、长期慢性焦虑、急性焦虑发作等不良的情绪给我们的生活带来了太多不便。其实，在我们生活的每一天里，都有可能出现焦虑。有一些人过于在意，反而强化了焦虑的情绪，比如某人突然感到心悸，其实这是一个常见的生理现象，他过度在意，认为身体出现了问题，反复检查求证，导致自己长期生活在焦虑的情绪之中；而有一些人并没有意识到自己焦虑情绪，并以一些不良的方式应对，比如抽烟、熬夜、酗酒，久而久之出现了更多的问题。焦虑的表现方式多种多样，每个人的应对方式各不相同。而当你焦虑的时候，你对你的焦虑有多少认识？你又有哪些科学的应对方式？在这本书中，将带领大家一起认识焦虑的概念、不同的焦虑类型和很多应对方式。同时，在这本书里面我们会跟大家一起分享我们在工作中遇到的关于焦虑的案例，和大家一起分享他们的故事，看看导致他们焦虑的认知、思维方式和成长经历是什么，看看他们是如何制订策略，最终战胜焦虑的。

在书里提供了一些自助练习，这样我们可以练习将所讲的技术用于焦虑上，通过反复练习，大家一定会摸索出最适合自己的应对方式。

接下来，请大家准备一本便携的笔记本，以便你及时记录下你的焦虑；然后寻找一个安静、能独处的地方，以便你随时能够进行放松训练或冥想，让自己平静下来；然后告诉你的伴侣或家人你将要做的事，要求他们及时地帮助配合你，并给你鼓励。

因为本书篇幅有点长，所以希望大家能够坚持下去，当你理解了所有的内容，完成所有练习时，你将会从中获得很大的收益。

第一章　认识焦虑

当看到这本书的时候，不知道你已经和焦虑斗争多长时间了？在患上焦虑症后，也许你会觉得莫名其妙地心慌着急，对一些毫无意义的事情过分担心，而这样长期的担心会带来睡眠的问题，在你失眠的漫漫长夜，你也许觉得孤立无助，担心明天会不会继续失眠，因而加重了焦虑的情绪；也许你会有人际方面的问题，你害怕在陌生人面前讲话，你会心慌、脸红、不知所措；如果你是个男孩，也许你会害怕和女生讲话，在单独面对女生时你感到手足无措，甚至想要逃跑，为此你感到很痛苦，你觉得你无法像别人那样正常工作生活；也许你会过分地担心未来将会发生不好的事情，你会不由自主地想到父母或亲人发生车祸或者病故。当这些想法出现的时候，你被吓坏了，你觉得心跳加速，浑身颤抖，你害怕这样的事情会真的出现，想控制这种可怕的想法却又无能为力，你快要崩溃了！也许你会担心自己的身体得了某种严重的疾病，你因此坐立不安，反复到医院找医生看病，花钱做体检，对检查结果始终怀疑，你会想："如果一切都正常的话，我为什么会感到不舒服呢？"有的人会更糟糕一些，因为突然发生的焦虑情绪让你心跳加速，四肢无力，呼吸困难，你为了防止这种突发状况的发生而不敢走出家门，或者长期离不开家人的陪伴，这是一件多么痛苦的事情，生活的轨迹会因此而改变。当到医院医生反复对你说"你身体很好，没有任何疾病"的时候，你愤怒了！也许你毫无原因地对任何事情莫名其妙地担心，在家中走来走去，对很多事情毫无兴趣，总是觉得浑身不舒服，因此也影响了你的工作和生活。类似的情况还有很多，慢性焦虑使人承受了很多躯体的不适感，使我们的亲密关系和人际关系变得紧张，人变得敏感易怒，使酒精、烟草和药物使用率增加。现在的人们经常通过买醉、购物或暴力的方式解决焦虑的问题，但是这些方法往往适得其反。酒精和烟草、大麻带来成瘾性的问题，一部分人出现物质依赖的问题，进而出现幻觉、妄想和暴力行为。不良的生活方式带来家庭关系的问题，让家庭成员之间经常发生敌对、争吵，甚至导致家庭关系破裂。焦虑，确实影响了我们生活的方方面面。

案例

张女士，女，37岁，教师，是一个性情温和的女人，事业心强，35岁时就当上了当地小学校的校长。生活中她对丈夫温柔体贴，除了工作之外，她还要负责家中所有的家务。她和丈夫有一个4岁的漂亮女儿，她每天相夫教女，生活平静快乐。可是好景不长，她发现丈夫外出应酬的次数越来越多，有时半夜三四点才回家，对她也开始越来越挑别刻薄。对丈夫的这些改变她看在眼里，但因太爱这个家庭，她还是选择沉默。想不到她的隐忍却让丈夫变本加厉，张女士开始听到身边的流言蜚语。这时张女士出现睡眠差，经常做噩梦，梦醒后觉得心慌不安，她一方面恨丈夫不顾夫妻情分，另一方面害怕失去他，导致家庭破碎。有一天噩梦还是变成了现实，丈夫不但坚持要跟她离婚，还在某次喝醉后掐着她的脖子不放手，她险些丧命于此。1周后的某天，她走到学校门口时突然感觉自己的心脏在剧烈跳动，忽然大汗淋漓，无法呼吸。之后反复出现这样的情况，她无法正常工作，不敢独自出门。她开始不停地到医院看病，要求住院治疗，但所有检查都不存在任何问题，她对医生的解释很反感，认为医生不理解她，后辗转到精神病院心理科治疗。

这是一个焦虑症的案例。很显然，张女士的焦虑症状有现实的基础，在现实的基础上不断地泛化。后来了解到张女士从小对自己的要求就很高，凡事必要求完美，容不得有一点瑕疵。所以在工作中她的表现很突出，年纪轻轻就当上了校长。但是另一方面，完美主义的性格让她无法接受家庭的变故，导致失眠、焦虑等一系列的症状。她的焦虑表现为心慌、心跳、大汗淋漓、呼吸困难、有濒死感。焦虑的表现多种多样，给焦虑下一个明确的定义很难，但是我们可以从 3 个不同的维度来了解它。

第一节　焦虑的不同维度

首先，有一部分焦虑的人会把精力集中在还没有发生的事情上。这句话怎么理解呢？比如有些人会反复担心自己或家人的身体出现问题。人食五谷杂粮，难免会生病，大部分人很豁达，生病就生病呗，该治病治病，该吃药吃药。但是一小部分人在还没有生病的时候就开始纠结了：会不会生什么病？生病了该怎么办？上有老下有小的，家人谁来照顾呢？这么思来想去，糟糕，失眠了。失眠后更纠结啊，你看你看，刚想着会生病吧，这么快就验证了，这下连觉都睡不着了。还有一些想得更远，要是死了该怎么办？我见过一个男生，老是担心死了以后的问题，他常想："你说我们死了以后要去哪里？是不是就永远见不到亲人了？"为此他无法正常工作、交女朋友，他觉得反正人都是要死的，做什么都毫无意义。这就是焦虑的指向性，这一部分的焦虑，它的特点就是指向未来。

我来跟你们讲讲这个男生的故事吧。

案例

施某，27岁，公务员。他从小就是一个优秀的男生。因为父母都是教师，所以从小对他的教育都很严格。从小学起，他父母给他的目标就是"如果你只是第二名，说明你不够优秀"。在如此严格的教育下，他一直以严格的标准约束自己。在别人还向父母撒娇的时候，他就开始为自己的学习做计划，在同学们嬉戏打闹的课间他都在埋头苦读，从小学到高中他的成绩一直名列前茅。终于他以优异的成绩考上了理想的大学。到大学之后一切都改变了，原本一直是优等生的他在这所大学显得十分平庸，来自各地优秀的学子第一次让他感受到了沉重的压力。他开始害怕考试，每学期要到考试的时候他都感到内心忐忑，晚上辗转难以入睡。4年的大学时光终于熬过去了，由于不堪压力，他放弃了一线城市的工作回到老家考公务员，入职后做一些清闲的工作，日子平平淡淡，压力也渐渐消失。可是今年春节家里出现了变故：母亲查出乳腺癌晚期。这个消息让他再次失眠了，他担心母亲就这样离开他，反复回想从前与母亲相处的点点滴滴，觉得还没有开始孝敬母亲她就快走了，为此他十分自责。2周后，他彻底失眠了，失眠带来心情烦乱，坐立不安。他对未来充满恐惧，觉得人总是会死，一切都毫无意义。他没有心思上班，觉得就算努力工作一切也没有希望。他在网上查了很多关于生死的资料，越查就越觉得心慌，有一天在单位因呼吸困难被送进了医院。

从上面的案例看，施某从小就在高压的教育下成长，父母对他要求过高，让他从小就是一个完美主义者，凡事一定要做到最好。在成长过程中除了学习没有其他的目标，导致他抗压能力差，容易以不良的方式对抗压力。在经历一些变故无法承受时，他的心理防线崩溃，内心充满焦虑，最后把焦虑指向还没有发生的死亡上，并无法自拔。人生来就会面对死亡，虽然最终大家都会离开这个世界，但是在有限的时间里我们可以做无限多的事情，可以在有限的时间里寻找无限，可以在有限的每一分一秒中，获得无限的幸福。如果把所有的关注都用在当下，我们就会生活得更轻松、愉快。

其次，一部分人会出现无法控制的灾难性的想法。怎么理解"灾难性的想法"呢？想象一下，你和女朋友在浪漫的爱琴海度假，你们坐在飞快的游艇上，沐浴着明媚的阳光，看着无边无际蓝色的海面，内心充满了幸福喜悦的感觉。这样的画面美好吧？可是突然之间，你脑海里冒出一个可怕的想法：这个时候，游艇爆炸了怎么办？一些更加可怕的画面在脑海里接踵而来，血腥的场面，被炸得支离破碎的人们，还有你女朋友的惨叫声。你试图控制住这些想法，但是你根本无法做到，因此你心跳加速，手忙脚乱，手心冒汗，甚至无法呼吸……哦，对不起，我无意吓唬你们，我只是想生动地向你们描述一下灾难性的焦虑。

好吧，聊点轻松的话题。比如某个领导，工作能力非常强，为人也风趣幽默。可是他有一个不为人知的毛病，就是每次演讲或者重要讲话的时候他就担心自己会出丑，为此他在演讲之前会做很多准备工作：不停地照镜子，怕身上有什么不雅观的东西，甚至不敢多喝水，怕演讲的时候小便失禁……而这样的担心让他演讲时的状态越来越糟糕，他陷入了一个恶性循环。

最后，是导致焦虑的文字和图像。这么说吧，很大一部分焦虑的人有一个共同的特点，他们会这样跟大夫说："我最近老是做噩梦，梦见死人追着我跑，梦见我被很多可怕的动物围攻。"托马斯有一个关于睡眠和焦虑的研究，他发现焦虑和失眠与大脑活动过度有关，而这种活动过度与言语有关。这个研究是定义焦虑的最后一个重要依据：焦虑包含文字和图片。

所以，当你再次焦虑的时候，可以自己感受一下：你的焦虑从何而来？带来这些焦虑的是哪些文字和图片的信息？而它们是如何转变到最终让你的大脑接受焦虑这个信号，从而引发一系列焦虑症状的？

讲一个我的例子，可以生动阐释上面的理论：我在小的时候被猫抓过，当时七八岁的样子。我在姑姑家花园里玩耍，不小心踩到母猫的尾巴，母猫惨叫了一声，张牙舞爪地向我扑过来，尖锐的猫爪抓伤了我的脸和脖子。那时的情景到现在我依然记忆犹新，从此以后我变得害怕猫科动物，只要远远地看见猫，我就会很紧张，心跳加速，手心出汗。后来，当有人在我旁边说起"猫咪"这个词语时，母猫张牙舞爪的画面和那惨叫声便出现在我的意识里，让我紧张不安。

第二节　焦虑的类型

在这个世界上，有谁能够拍着胸脯说"我从来没有焦虑过"？也许有，那可能是佛祖或者得道高人了。比如我就有很多焦虑，小时候考试不及格，放学回家的路上那叫一个忐忑不安啊，再比如高考之前，几乎没有一天不做噩梦的，总是在想，我要是考不上怎么办？我要是落榜了家人和老师该怎么看我？直到现在，我有时还会做高考迟到或者交空白卷的梦呢。有的人在演讲前心跳加速，坐立不安；有的人如果第二天有重要的事情，当天晚上就会反复地做一些准备。我认识一个高中生，一到考试的时候就会得肠胃炎，考过了就没事。那这些算不算焦虑症呢？

焦虑分为正常的焦虑和病理性的焦虑。刚才我说的那些就是正常的焦虑。区分这两种焦虑是非常重要的，因为正常的焦虑对我们来说会有一些好的地方。比如刚才我说的考试不及格的焦虑、害怕考砸的焦虑，它就会对我们有一种促进的作用，担心回家会被打，那下次一定会更加努力；担心考不上大学，那就会更加努力地复习考试。担心第二天的事情会出问题，那就反复准备确保万无一失。在人类的进化过程中，我们因为焦虑获得生存和发展。想象在远古的森林中，因为害怕饿死，人们肯定会去寻找食物；因为害怕被野兽攻击，人们就会团结起来，以群居方式带来安全感。生存的问题解决之后，又开始寻求更新的发展，这才有了我们。还有一些现实的问题，你担心自己太胖了会被男神抛弃，那就会获得减肥的动力；要是你担心吸烟酗酒会带来健康的危害，那就会有了戒烟戒酒的动力。总之，正常的焦虑是有一些好处的、清晰的，并且会带来解决的动力。

而病理性的焦虑是我要说的重点。所谓病理性焦虑，说通俗一点，就是不符合常理的、不符合人们道德观的和几乎不可能发生的焦虑。还是举例子吧，比如有个男孩子在某一天不幸被一只大狗咬了，在以后的生活中，这个男孩只要听见狗的声音就哆嗦，后来发展为看见毛茸茸的东西就觉得恐慌。这就是不符合常规。再比如，还是一个小男孩，某天他不小心瞟了一眼女生的胸部，当时他觉得自己这么做不道德，觉得自己做了一件很流氓的事情，在之后的日子里不断自责，后来只要看见女生就觉得别扭，最后发展到和女生讲话满脸通红，心跳加速，然后逃之夭夭，这就是不符合人们的道德观。什么叫不可能发生的？比如恐高症，老是担心飞机坠毁、电梯会出事，其实这些灾难发生的概率很小，但是很多人会把大部分的精力放在了担心这些事情上。

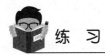

练　习

1．回顾一下你生活中发生过的焦虑，通过以上讲述分析一下哪些是生理性焦虑、哪些是病理性焦虑。

2．总结一下你经历过的生理性焦虑给你带来了什么好处，而病理性焦虑又有哪些困扰。

3．回顾一下发生过的焦虑，它们有哪些文字和图片的信息？

第三节　了解焦虑——知己知彼，百战不殆

现在，你对焦虑或多或少有了一些认识，要战胜它，我们对它还需要有更进一步的了解。

生活当中，焦虑无处不在，如果我们没有清楚地了解这些困扰背后的焦虑的话，我们很难控制或者说摆脱它。A小姐是一位医生，她深知抽烟会带来很多健康的问题，但她这么多年用了很多方法还是无法戒掉它。在她看了一些有关焦虑的书籍之后她做了一个表格，里面记录了她抽烟的时间及抽烟的量。后来她发现当她次日有手术或者讲课的晚上会抽10支以上的烟，其他的时间会少很多。这样，她发现她抽烟是为了对抗焦虑。后来她在想抽烟的时候，在表格后写下当时的心情，比如"我

觉得莫名其妙的烦躁，可能跟明天的手术有关""今天很郁闷，想来一支"。这样 4 周以后，她抽烟的量明显减少了。这叫做自我觉察和监控。这是一个自我成长的很有用的方法，它的益处表现在生活的方方面面。

认识自身的焦虑，首先要静下心来分析问题，并且对自己要有一个很深入的了解，比如面对一个问题的时候我们可以先让自己平静下来，如冥想、放松训练，这些以后我们会详细介绍。之后用自己熟悉并且喜欢的方式来挖掘问题。

案例

王小姐是一名教师，她以前有 180 斤，喜欢吃高卡路里的甜食和炸鸡，这个习惯源于她上次失恋以后。经过指导，她开始记录并表达自己的焦虑情绪，但是她的方式是涂鸦。在每一次她想吃的时候会先给自己做一个简单的放松训练，之后用干粉画笔在纸上涂出想要表达的情绪，并给它们一一命名和解释。好消息是 2 年后她减了 15 斤。这也是自我监督、自我表达的一种方式，每个人都可以寻找一种适合自己的方法，并坚持下去。

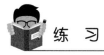 练 习

焦虑记录表

时间（详细到分钟）	事件	感受	应对方式
周一			
周二			
周三			
周四			
周五			
周六			
周日			

建议：

1. 尽可能记录你的焦虑，并且不要对焦虑有任何主观上的评判。

2. 随时随地、及时记录你的焦虑。

3. 贵在坚持。

第四节　焦虑对人的影响

让我们来看看焦虑对生理、认知和人际关系方面的影响。

生理：长期的压力会造成广泛的躯体症状。为什么有的人明明是焦虑，却明显地感到胃部不适、头晕、疲劳、恶心、发热，甚至手脚麻木，因为长期焦虑影响到了人的各大系统，甚至使人的大脑皮质缺少一些必要的神经递质。

案例

钟小姐，23岁，自由职业者。钟女士每年参加体检，身体很健康，但是半年来莫名其妙地会觉得头晕，开始几秒就过去了，后来持续的时间越来越长，有时长达两三个小时。近3个月来症状越来越复杂，头晕过后感到双脚麻木，后背发烫。一直反复体检都没有查到问题。钟小姐的父亲前年查出胃癌晚期，去年因为要给父亲筹备手术费她欠了很多钱，所以身体的不适是由于长期慢性的焦虑带来的。

认知：焦虑的认知部分，指向焦虑时的想法。

这是一个很经典的例子：想象你带着你3岁的女儿到公园玩耍，女儿高兴地摆弄着她的风筝，不时发出"咯咯"的笑声。你在一旁欣赏着女儿开心的样子，内心充满了幸福和喜悦。这个时候突然出现一个男人，他走到女儿身旁一脚把风筝踩坏，并且他面无表情，毫无歉意！风筝踩坏了，女儿也大哭起来，这个时候你会怎么看这个男人？流氓、毫无修养的家伙，没礼貌，或者很多不好的评价吧？那么如果现在我告诉你，这个男人是个残疾人，又聋又哑，而且还是个盲人。你现在会怎么想？还想揍他吗？这就是不同的认知带来的一系列心理变化。当一个有社交恐惧的人在人群中的时候，一些消极的、灾难性的想法占据着他的大脑。我被别人嘲笑怎么办？我昏过去怎么办？这种糟糕的感觉让人无法忍受。问题出在了哪里？指向焦虑的认知带来了一系列的心理和生理变化。

人际关系：你身边有没有出现过这样的人，他讲话很快，做事很赶，对自己要求严格，稍不顺心就发脾气，老爱计较得失，总之，跟这样的人相处很累，消耗能量。焦虑不仅影响你，还影响到了你身边的方方面面，比如亲子关系、夫妻关系、同事关系和朋友关系等。

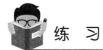 **练 习**

1. 在笔记本中写出焦虑时你身体的变化，越详细越好。

2. 向身边的人请教一下你哪些焦虑的表现影响了你们的关系，并且在笔记本中详细记录。

第五节 解释你的焦虑

"不识庐山真面目，只缘身在此山中"。这句话怎么理解呢？在前面我们讲过，一些人会不自觉地用一些行为来对抗焦虑，还有一些人因为慢性焦虑出现了躯体不适的问题。很多人一开始是不知道这些的。换言之，当我们焦虑的时候，我们如果分出一些精力来解释焦虑的根源、导致焦虑的认知和目前可以采取的应对方法，是不是会更好一些？

产生焦虑的大致过程：外界刺激＋指向焦虑的认知＋不适当的应对方式＋生理改变＝焦虑情绪，当你出现焦虑情绪的时候，要学会对它进行分析理解，外界的刺激包括家庭、工作、人际关系、健康和财务等。

案例

林女士45岁，她22岁时在大学校园遇见现在的丈夫，毕业后两人结婚生子，她放弃自己的事业在家中陪伴孩子、做家务。长时间与社会脱节的生活让她越来越依赖自己的丈夫。但是半年来她的丈夫常常晚归，对她的态度也大不如前。她开始慌了，她认为现在的自己是一个废物，除了家务什么都不会，如果有一天丈夫离开她，她将无法养活自己和女儿。这样的想法越来越强烈，想到这些她就觉得头疼欲裂。她开始不停地洗衣服、擦地板、反复拆洗窗帘和床单，直到有天晕倒在家中。后来在家人的劝说下到医院就诊。

针对这个案例我们分析一下：

1. 刺激　家庭。

2. 认知　我是一个没有用的人，我无法独自生存下去。

3. 不适当的应对方式　反复洗东西、做家务。

4. 生理改变　晕厥。

同理，当清楚自己焦虑的来源、固有的认知和对抗方式之后，我们应对焦虑就会更加轻松。

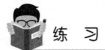

练 习

1．找一个近期的焦虑事件，按上述步骤详细解释和分析。
2．为自己寻找一个健康有效的应对方式。

第六节　找出核心焦虑

所谓核心，就是中心、最主要的部分。当你找出你焦虑的核心，你就可以有针对性地寻找一些解决问题的方法。在前面的内容中我们讲了一些监测焦虑的方法和技巧，当你依照我们的练习做并且坚持下来之后你会发现：一些引发焦虑的观念或想法总是反复地在我们的脑海中出现，反反复复，挥之不去。这时我们应该注意：也许我们已经找到了自己的核心焦虑！

第二章　思维与认知治疗

上一章我们讲述了焦虑的概念、焦虑的类型和一些自我监测的方法。相信大家现在对焦虑已经有了初步的认识。现在我们已经可以区分生理性和病理性的焦虑，并且在产生焦虑的时候学会了分析和理解，最终找到核心焦虑。

下面，我们的重点是让你了解当感到焦虑和紧张时，思维起的作用。并且向大家介绍潜意识在焦虑中起到的作用。

先说一下思维的概念。思维是人脑对客观现实概括的和间接的反映，反映的是一类事物共同的、本质的属性和事物间内在的、必然的联系，属于理性认识。

第一节　认知与焦虑

心理学家 Beck 发现，你自己的想法决定了你的情绪；那些遭受负面情绪压力的人往往会进行一些思维扭曲。换句话说，负面情绪，比如说焦虑或者抑郁，往往来源于对这个世界错误的理解。

还记得我前面讲的关于风筝的案例吗？当你看到自己的幼女玩耍的时候，内心一定是幸福而安宁的。突然间有人粗暴地打破了这种幸福的画面，并且他还粗鲁地踩坏了你孩子的风筝，没有一点歉意。我想此时你内心一定充满了愤怒：皮肤发烫、心跳加速、瞳孔放大、肌肉紧绷。也许再过几秒你就会把他揍倒在地上。这些，是由你的认知带来的情绪，因为你对这件事的理解是：我的女儿被这个无理的家伙欺负了！而当我告诉你"他是一个又聋又哑的盲人"时，你的火气一定会瞬间消了下来。此时你对他一定充满了理解、同情，甚至你会对你刚才的情绪感到内疚。因为此时你的理解是：他看不见也听不见，踩坏风筝也并非有意。从这个例子可以看出，并不是这个情景或者事件让人的情绪波动，而是人对于此事的不同理解。

根据研究 Beck 发现，改正扭曲的想法，并用更为理性和现实的想法替代，可以显著改善人们的情绪，这就是认知疗法。认知疗法是 20 世纪 60—70 年代在美国心理治疗领域中发展起来的一种新的理论和技术。它是一组通过改变思维和行为的方法来改变不良认知，达到消除不良情绪的短程的心理治疗方法。"认知"是指一个人对一件事或者某对象的认知和看法，对自己的看法，对人的想法，对环境的认识和对事的见解等。具体治疗方法如下所述。

1. 识别自动化思维　前面我们讲到，引发焦虑或者负性情绪的是人对事件的看法，或者思维的方式。而一些思维方式是自动出现的，已构成了人们思维习惯的一部分。比如，有人在街上摔了一跤，不同的人就会有不同的自动思维，"好丢脸，我怎么老是出丑？""会不会骨折了？那样的话工作怎么办？""有没有人看见？会不会嘲笑我？"再比如一个人怕蛇，他只要一看见蛇，便自动地产生这样的想法：这条蛇会伤害我。每个人的头脑中都涌动着大量的自动化思维，这些思维在很大程度上影响着我们的生活。所以，在出现一些情绪问题时，我们可以静下心来，通过自省和自我提问等方式，找出导致不良情绪的思想。比如，当你在路上摔跤的时候出现的"我怎么总是这么倒霉？"这种想法，请静下心来思考，为什么会出现"总是倒霉"这样的观念？我确实是一直都在倒霉吗？还是说，我的内心深处一直有"我是个倒霉的人"这样的自动化思维？

2. 识别认知错误　所谓认知错误即人们在概念和抽象上常犯的错误。这些错误认知相对于自动化思维更难识别，因此，在出现负面情绪的时候更应认真识别。可套用上一周我们讲述的步骤——记录。

3. 真实性检验　真实性检验是把人的自动思维和错误观念作为一种假设，然后在严格设计的行为模式或情景中对假设进行检验，从而认识到原有观念不符合实际的地方，并自觉纠正，这是认知治疗的核心。

4. 去中心化　去中心化是让人意识到自己并非被人注意的中心。很多人感到自己是别人注意的中心，自己的一言一行都会受到他人的评价。一些社交恐惧症患者就存在这样的问题，总是觉得别人在观察自己，为此感到脸红，不自在，最终选择逃避。好的办法是先记录自己的想法、担心的问题，然后再一一向周围的人求证。你会发现，根本没有人在意你。

 练习：测试想法对你身体的影响

闭上你的眼睛，想象你走在一片广阔的草原上，阳光温暖，微风拂面，你感觉非常地惬意。你赤脚走在草地上，越走越远，越走越远。忽然你感到左脚踩到了什么东西，滑溜溜，冰凉冰凉的，你低头一看，你踩在一条毒蛇的尾巴上，它恶狠狠地盯着你，开始准备攻击……

现在注意你身体的反应，你是不是感觉肌肉开始紧张，心跳开始加速？这就是你身体的反应，这就是认知。

第二节 认知强大的作用

正如前面所尝试的一样，我们的认知无时无刻不在影响着我们的情绪。举一个简单的例子：同样一句"你这个傻瓜"，不同的认知就会带来不同的心情。如果这句话是你恋人对你说的，那你一定充满了喜悦，多么宠溺的一句话啊；如果是你单位的领导、你的老师或者长辈这样说，设想一下，你会有什么样的体验？你一定会有被否定、被侮辱或者更多的感受，你的情绪一定是低落的；又比如，你的死党对你这么说，你还会在意吗？有一句老话"无知者无畏"也是这样，如果我们对某事毫不知情，那又何来恐惧呢？我一个同事带着5岁的儿子看恐怖片，大人被吓得哇哇叫，小孩子在那里咧着嘴傻笑，为什么呢？孩子压根不知道这些是什么东西！

而认知与焦虑的关系也正是如此。当我们认为我们的身体正处于某种危险时，我们的身体必然会有一些相应的反应，从上节关于草原中的蛇的想象中看出，身体其实无法区分什么是真实的，什么是虚拟的，你的大脑接收到信号后会迅速作出反应，你的身体会像你所担忧的一样出现改变。

看到这里你可能对焦虑又有了更进一步的认识。确实，一部分焦虑源于我们对大脑发射了一些危险的信号。比如一个男孩被狗咬过，下次他看见狗的时候会不自主地想"我可能要被咬了"，当大脑接收到危险的信号时，必然迅速对躯体作出指令：加快心跳呼吸，缩小瞳孔，增加肌肉紧张度以便迅速进入攻击或逃跑的状态。然而很多人不知道这些过程，或忘了鉴别自己的自动化思维，当身体出现这样的改变时会陷入更进一步的恐慌：我的身体是不是出大问题了？更有甚者会想，我是不快死了？这下糟糕了，大脑又接到一个新的信号：我快死了。接下来它会发出更多的指令：心跳更快，呼吸困难，心中恐慌不止，甚至休克。

 练 习

1. 关注自己，识别自己的自动化思维。
2. 当你焦虑的时候，分析一下你给大脑发出了什么样的信号，并记录在笔记本上。

第三节 常见的认知歪曲

认知疗法假定，如果人们在没有切实的危险时感到焦虑，那么他们正在对自身、他人和这个世界做出虚假的推断。专家们根据多年对焦虑症治疗的经验，总结出几种比较常见的认知歪曲。

1."大家都在关注我"　这种情况在生活中比较常见。一些社交恐惧症患者常常认为自己的一举一动都被大家关注着，他的"大家都在关注我"的认知对大脑发出一个信号——"我可能会被挑剔或者嘲笑"。所以在人群中他们往往出现不自然、不敢与人对视、脸红、手抖、恶心或尿急等状况。当出现这些状况时，他们开始回避社交，甚至导致社会隔离。

案例

李先生在近10年的时间里害怕出现在人群中，现在上班的时间他如坐针毡，一下班便往家里钻，不想出门。只要在人群里他就觉得不自在，好像所有人都在盯着他看似的。而且，跟别人讲话他从来不敢看人的眼睛，一讲话就脸红，恨不得找个地缝钻进去。为此，他现在几乎没有朋友，更不要说找女朋友结婚生子了。有一次单位考核，每个人都必须上台发言，他急得像热锅上的蚂蚁，当他上台讲话的时候，已是大汗淋漓、全身发抖，后来在家属的劝说下到医院治疗。

2."我的安全随时都会受到威胁"　你身边有恐高的朋友吗？我见过一个大男孩，到3层以上的楼房就会感觉眩晕、呼吸困难，我问他："当你出现这种恐惧的感觉的时候，你心里是怎么想的？"他说："我想的是，我可能会摔死。"当然，理智上他是不相信自己会无故从三楼掉下去，但是这种想法却如影随形，让他无法坐电梯和飞机。还有一些人，老是担心地震、海啸、泥石流等灾难发生，不敢到海边，不敢住高楼，更不敢去爬山，当然，他们自己也很明白，把时间和精力放在这些几乎不会发生的事情上很可笑，但是"我会受伤的"之类的想法让他们每天都过得战战兢兢。

3."我病了，完蛋了"　一些人极度担心自己的身体，这群人老喜欢出现在医院，有的反复住院检查身体，有的人整天郁郁寡欢，总是担心自己得了不治之症会拖累家人。"有一段时间我一直陷在这样的想法里，我觉得我将不久于人世，想想我走后孩子没人照顾我就忍不住哭。"这是一个焦虑症患者对我说过的话，你看，我们一直被一些还没发生或者几乎不可能发生的事情缠住，并且反复对大脑发射一些不正确的信号。所以，在这样的观念下，痛苦是必然的。

4."我必须完美"　当今社会，高校学生焦虑症、抑郁症发病率越来越高，并且，焦虑症在精神科疾病中比重型精神病的发病率要高出 10 ～ 15 倍。焦虑症的发病率如此之高可能还与从小形成的性格有一些关系。有的人从小就被父母寄予厚望，由于无形中的压力，对自己的要求就会变得很高，容不得自己有任何瑕疵。

案例

　　王小姐23岁，研究生毕业，目前在一家外企工作。从小到现在一直很优秀，也很顺利。工作后感觉自己处处不如人，常常在公司加班到深夜，但是加班的办法并不奏效。可能是由于休息不好，一次在与其他公司签订协议的时候出了点失误，老板批评她"办事效率差"。因为这件事情王小姐茶饭不思，总是担心被公司开除，后来出现失眠、精力不集中，工作中屡屡出现错误，最后被公司辞退。

　　分析："我必须把所有事情做得很完美"。这是一种扭曲的认知，它会使人形成一种错觉：如果我没有做得像我想的那样完美，我就是有罪的，我就是没有办法像别人一样好好生活的，我就是一个失败者。其实人无完人，谁又能做到十全十美呢？这种扭曲的认知会像一座沉重的大山一样，压得人喘不过气来。

　　5."会不会有不好的事情发生在我或者家人身上？" 这也是比较典型的一种思维。有个老太太得了焦虑症，每天在家老是有担心不完的事情，儿子刚出去上班她就开始给儿子打电话，担心儿子在上班途中出车祸，如果儿子有一次没接老太太的电话，那老太太就会急得脚瘫手软，连走路都走不稳。这种想法会引发无止境的对灾难的恐惧，人为地制造了一种慌乱和无助感，好像不好的事情真的发生了一样。

【扩展知识】潜意识的作用

　　潜意识这个概念相信大家都不陌生。潜意识是指人类心理活动中不能认知或者没有认知的部分，是人们已经发生但是未达到意识状态的心理活动过程。在弗洛伊德的心理学理论中，无意识、前意思和潜意识虽然是三个不同层次，但是有相连的系统结构。对于潜意识，萨提亚用了一个非常形象的比喻：这就像一座漂浮在水面上的巨大冰山，能够被外界看到的行为表现或者应对方式，只是露在水面上很小的一部分，大约只有1/8露出水面，另外的7/8则藏在水底。而暗涌在水面之下更大的山体，则是长期被我们忽略的内在，或者说潜意识。潜意识隐藏在神秘的水面之下，在现实中却影响着我们的方方面面。潜意识虽然神秘，在我们的生活中却会留下一些蛛丝马迹。比如我们的梦境，就是潜意识给我们意识传递的一些信息。大多数人都知道抽烟、酗酒的危害，但是很大一部分人依然难以戒掉它们；学生中大多数人都知道要好好学习，考上好的大学是大家最好的出路，但是认真刻苦学习的人却只在少数。有一句大家经常说的话："道理我都懂，可就是做不到。"为什么呢？因为属于潜意识的7%的冰山决定了你要走的方向。换言之，潜意识在很大程度上决定了你这个人，而不是意识。潜意识不分对错，它对人的情绪比较敏感，当你把酒言欢吞云吐雾的时候，潜意识得到了愉快的信息，于是它把烟酒和愉快联系到一起。当需要愉快的感觉时，你的潜意识就会让你端起酒杯，继续吞云吐雾，什么对身体有害，管它呢！还有，当一句话你认真重复三次以上，潜意识就开始有了记忆。比如一些人担心自己的健康，总是怀疑自己身体出现了很大的问题，总是在心里说"我得病了，我得病了……"长此以往，潜意识开始相信"我有病，我是不健康的"这个信息，那么你冰山的 7/8 就开始往这个方向走了。

 练 习

用重复的方式给你的潜意识植入一些新的东西，比如，我很美、我很能干、我很愉快等，观察之后一段时间的效果，并在笔记本中记录。

第四节 解决的办法

在前面的内容里，我们讲了焦虑的概念和一些导致焦虑的认知、行为以及生理改变。那么到现在为止，对于焦虑，你已经有了多少好的策略？

案例

小刘，男孩，11 岁，父母都是高级知识分子，所以他从小被严格要求。2 年级的时候，因考试没有达到理想的成绩被罚下跪，并且每天学习到半夜 1 点。后来每到考试他都觉得紧张不安，认为"我很笨，肯定不会考好"。每次考完后回家不停地做题，整夜无法睡觉，自己觉得痛苦，出现自残行为。

分析：小刘家教极严，从小性格内向，谨小慎微，父母以体罚的方式教育孩子，导致他从小自卑，对自己的认知是"我是一个很差劲的人"，以至于出现后来一系列的麻烦。所以让小刘改变对自己的认知非常重要。那么大家一起来分析一下，这个错误的认知是怎么形成的呢？父母望子成龙心切，但是处理问题的方法欠妥，长期累积，最后造成孩子错误的认知和不良的应对方式。解铃还须系铃人，当小刘的父母得知问题的原因后开始改变对他的教育方式，他们开始与小刘谈论一些学习之外的话题，一起细数小刘身上的很多优点，对以前偏颇的教育方式向小刘道歉，并告诉小刘："你那么棒，爸爸妈妈为你骄傲。"1年后，小刘走出了焦虑的阴影，现在他正自信满满地走在校园中。

还有一些常见的不良认知：

我是一个坏人。

我是一个很差劲的人。

我不会得到幸福。

我糟糕极了。

我不如别人。

我无法拥有健康的身体。

我比别人差。

 练 习

1．回想一下你最近一次出现焦虑的情绪是什么时候，回忆它，并分析导致焦虑的认知，以你现在所学的知识重新评估它。

2．核实灾难是否发生并分析其严重性。当你焦虑的时候，脑海里会不会浮现出一些画面？比如你羞愧地坐在人群中，看着人们嘲笑的表情，恨不得找个地洞钻进去。比如家中失火，你看着家人在大火中挣扎，浑身吓出冷汗。这时，以提问的方式检验一下你的灾难性思维。

- 最糟糕的情况是什么？
- 最糟糕的情况发生的可能性有多大？
- 如果发生了我该怎么办？
- 会不会还有其他可能？
- 最有可能的结果是什么？
- 我过去这么想的时候，灾难发生了多少次？

 练 习

1．识别至少一种灾难性思维，并将它记录下来，将与之相关的焦虑以 1～10 评分，问自己问题然后写下答案，最后对焦虑水平重新评估。

消极思维：由于我的疏忽家中会着火。焦虑评分：9分。

问题：

(1) 最糟糕的结果是什么？

我将失去这个家庭。

（2）最糟糕的结果发生的可能性有多大？

几乎不可能。

（3）如果最坏的情况发生了，我该如何面对？

我可以报火警。

（4）除了最坏的结果，还有什么可能发生？

发现家中有火情，及时被消防员扑灭。

（5）什么情况最可能发生？

每次出门仔细检查煤气和水电，家中安全无事故。

（6）我预感灾难事件将要发生时，它发生了几次？

没有。

最终焦虑评分：2

2．你们真的这样看我吗？——检验自动化思维。在前面讲过很多次的案例中，社交恐惧症的某人总是担心别人嘲笑自己，在人群中不自在、心慌胸闷、无地自容，有的甚至呼吸困难、小便失禁。这样的情况有的人会持续很多年，有人痛不欲生，有人因此失去了一些亲密关系。

解决的方法：检验。就是用一种很明确、很客观的方式检验一下这些自动化思维是正确的还是扭曲的。具体操作方法：

（1）在笔记本中记录在人群里的时间、当时的感受及出现的状况，你也可以用表格的方式让一切显而易见。

（2）在每一次记录后写下自己引发这些的思维，比如我很丑、我很没用、我长得很奇怪、我长得很猥琐、我皮肤黑、我平胸……

（3）在写下第2步中所说的思维之后，在你的身边找至少10个人问他们同样的问题。比如"你们有没有觉得我长得很丑？"并把所有人的答案记录下来。

案例

晓红是银行的收银员，某一次与客户发生了口角，客户指着她骂了一句"长得这么丑还好意思出来上班！"之后，晓红总是觉得心里很不舒服，好几次回家在床上翻来覆去地照镜子，总是觉得自己的嘴巴和鼻子长得怪怪的。后来她出门老觉得有人盯着她的脸看，弄得她浑身不自在，之后看见人多便觉得心慌脸红，浑身发抖。后来在我们的帮助下她做了这样的计划。

在人群中的焦虑评分：7分。

（1）在人群中最怕什么？

最怕别人嘲笑我丑。

（2）被嘲笑的可能性多大？

很小，但不确定。

（3）你觉得自己确实丑吗？

有一点，还可以。

（4）找身边 10 个人求证，并记录。

- A 同事："我觉得你挺可爱啊！"
- B 同事："没什么特别的，我一直不觉得你有这样的问题。"
- 组长："你想多了吧，我觉得你长得不错啊！"
- 父亲："你从小到现在一直表现很优秀，从不让我们操心，我觉得你很好，很优秀。"
- 母亲："我的傻女儿哟，你那么俊的一个人哪里不好看嘛？"
- 男朋友："你觉得自己丑？开玩笑吧？！"
- 闺蜜 A："你真傻，别人说你丑你就信，你这么就不自信一点呢？"

……

焦虑评分：1 分。

 练 习

与朋友或家人讨论一下最近让你焦虑的事情，将从他们那里学到的解决方式记录下来。

3. 聚焦于当下　现在我们懂得了焦虑的概念、机制以及很多种应对焦虑的方式，这样，当焦虑再一次来临的时候，我相信大多数人已经有了应对的策略。这里还有一种策略：将你的注意力聚焦于当下。什么是当下？当下就是此时、此刻。在每一个属于我们的当下里，我们关注自己的呼吸，此刻的感知，此刻的心境，此刻我们所看到的、感受到的等，当我们把注意力聚焦在当下时，有一些焦虑便无所遁形。比如担心以后会生病，担心家人在外出车祸，担心考试不及格等。要做到这些，首先你要学会关注自己，并且关注此时此刻正在你身边发生着的事情。

第三章 焦虑行为

第一节 什么是焦虑行为?

前两章我们讲了焦虑的概念、焦虑的不同类型、焦虑的自动化思维及焦虑的错误认知。现在,我们来了解一下焦虑行为。所谓焦虑行为就是当你出现焦虑情绪时,你应对焦虑采取的行为。

案例

> 许先生今年 38 岁,是一家公司的高管。他热情、开朗,爱好健身,但是他一直有一个坏习惯改不了,这个习惯给他带来了很大的困扰:从小学开始,他一紧张就会不停地抠手指甲,以至于到现在他的手变得很畸形。现在,当他工作压力太大或者家庭关系紧张的时候,他仍然控制不住不停地抠、磨手指甲,有时候手指都磨出血了还停不下来。为此他很困扰,多年来尝试了很多办法都不见效。

分析:在这个案例里,许先生的这种行为就是我们所讲的焦虑行为,在他出现焦虑情绪的时候,以这种方法来对抗焦虑,试图减轻焦虑情绪。其实这种办法并不奏效,它无法真正起到抵抗焦虑的作用,反而给人带来其他的困扰。然而尽管这样,很多人仍反复尝试这种焦虑行为,如此一来,这种焦虑行为和焦虑情绪就形成了一种恶性循环,当焦虑时就磨指甲,越磨越难受,越难受就越焦虑……到最后我们已经分不清楚是焦虑情绪导致我们这样做,还是这样的习惯导致了我们的焦虑问题,如同永远无解的鸡生蛋还是蛋生鸡的议题。

案例

鲁小姐，29岁，自由职业者。她18岁开始到城里打工，由于天资聪敏，25岁便累积了一批客户自己另起炉灶。2015年以来市场开始不景气，店里的收入一年不如一年。当她独自坐在店里的时候，她的心里就会升起一种莫名其妙的恐慌，然后出现浑身不适。一次，她偶然在这个时候喝了一瓶可乐，碳酸饮料冰爽的感觉让她轻松了很多，后来她就爱上了这种饮料，每天都会喝一两瓶来改善情绪。去年体检她空腹血糖偏高，并有中度脂肪肝，但是现在戒掉可乐又成了一个新的难题了。

分析：当焦虑出现的时候，我们都会有各种各样的解决方法，有些方法貌似有效，长此以往却有害而无益。通过喝可乐，鲁小姐确实得到了放松，但这种不正确的放松方式却给她的身体带来了严重的影响。

通过以上两个案例我们了解了什么是焦虑行为，并且我们知道，一切不良焦虑的行为不但起不到解决焦虑的作用，反而会起到不好的作用。讲到这里一定会有人问，那么，我们该如何识别自己的焦虑行为呢？我们总结了以下几点。

1. 直面自己的焦虑情绪。这个话题前2章也提到过，现在我问一问大家：当你焦虑时，你自己知道吗？有些人的焦虑情绪很明显，每每焦虑就会觉得心跳加速、坐立不安、心神不宁等，但是有的焦虑情绪表达得不是那么明显，或者有人刻意去忽略它，那么就会带来一些新的问题。直面自己的焦虑情绪，就是去面对，不逃避。当你即将面临重大考试，紧张焦虑的时候，当家庭或人际关系紧张让你备感压力的时候，当你遇到挫折惶恐不安的时候，请你承认并接纳这些焦虑情绪的存在，并正确处理它。因为只有你直面这些焦虑，才能找到一些正确的解决之道。

2. 记录自己的焦虑情绪。第1章我们讲过如何以表格的形式来记录自己的焦虑以及对抗的方式。除了表格以外还有一种方式比较常用：随身携带一本笔记本，以日记的方式记录，这样的好处是能随时随地观察自己，并可以根据记录的内容总结出经常用来对抗的行为方式，很客观，并且一目了然。以下是许先生某一天的记录：

2015年12月19日：

09：20时，我在家中准备出差的东西，忽然想起现在都19号了，公司这个月的业绩又是一塌糊涂，员工的工资都是问题。想到这些后心里有点慌，不由自主地开始抠起了我的指甲，抠着抠着，觉得心里舒服了一些。

12：05时，因孩子教育的问题和妻子发生了一些口角，我忍不住说了一些伤人的话，说出去之后很后悔。我拿出磨甲片不停地磨我的指甲，其实指甲已经被磨得很短了，我不停地磨它，后来磨破了，手指上都是血。做完这些心情竟然平静了很多，我都怀疑自己是不是变态了。

19：00时，下飞机到昆明，心中还在纠结中午和妻子说的话，不由自主地叹了口气，心中突然有些难受，想抠一下手指，但手指已经被我磨破，最终还是忍了下来。

22：25时，在宾馆看电视准备睡觉，脑海里忽然闪出很多不愉快的念头，越想控制越挥之不去，感觉到心脏的跳动，呼吸也有些困难，十多分钟才恢复过来，心里觉得难受，孩子还那么小我就有一身的病，又抠了一下手，心情并没有什么改善。总结这一天我情绪波动比较大，并且我靠着抠、磨指甲改善情绪，现在我的手指变得越来越糟糕了。

练　习

选一种适合自己的方式记录下焦虑的时间和你的应对方式，并对此作出总结。

3．分析你所选择的焦虑行为给你带了来了什么　许先生的焦虑行为给他带来了生活上的不便，他是健身连锁店的高管，每天都要在健身房锻炼，指甲严重的损坏使他好几次不得不中断了训练。再看看鲁小姐的焦虑行为，每天喝1～2瓶可乐貌似能缓解焦虑，却给她的身体带来了严重的损害。当然，也有人一直保留着很好的焦虑行为：宋先生是一位外科医生，超强压力的工作让他常常处于焦虑的情绪中。焦虑的情绪有时会让他变得暴躁，动不动就会对家人乱发脾气。最近几年他发现了一种很棒的抗焦虑的办法：每当焦虑情绪来临的时候戴上耳机听一些摇滚乐曲，在这个时候他完全沉浸在这种强烈的节奏中，并在歌者撕心裂肺的呐喊中释放自己的焦虑。这个办法让他既对抗了焦虑，又不影响家人和自己的生活。

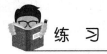

练　习

分析一下你的焦虑行为给你带来了什么影响，并记录在笔记本中。

第二节　常见的焦虑行为

很多焦虑行为常常是反复、无止境的，但是不同的焦虑行为可以归纳成特定的类型，最常见的是反复检查、迷信、避免、过度责任心、过度准备等。

1．反复检查　这种类型的焦虑行为是通过反复的检查来缓解焦虑情绪。中学生小张就是这样一个需要反复检查来缓解焦虑情绪的人。小张从小学起就很努力地学习，但尽管这样他的成绩还是无法达到父母的期望。父母常常在看到他的成绩之后唉声叹气，这让他备感压力。不知从什么时候起他开始养成了反复检查的习惯。他的焦虑在于担心填错答案，每次做完作业他都要从头到尾反复检查，考试的时候更加紧张，常常是还没做完题就开始反复地检查，这样的情况让他无法像其他同学一样顺利地完成考试。去年某一天林女士看了一则报道：吉林省的一家住户因为忘了关煤气导致第二天发生煤气爆炸。她在报道中看见爆炸之后一家人伤亡的惨状，那个画面让她久久不能忘怀。此后她每天出门和睡觉之前都要检查煤气的开关，有时候半夜都会起来检查，虽然反复检查让她遭到了家人的抗议，但是她仍然坚信这是避免灾难发生的最好办法。

2．迷信　特别是一些把焦虑指向未来的患者，他们总是担心未来会发生一些灾难性的事情，所以试图减少或阻止这些灾难事情的发生。张女士的丈夫是个长途车司机，她很担心丈夫的安全问题，所以丈夫每次出门她都会尽量让丈夫避免"4""13"等时间点。平时她从来不穿黑色和白色的衣服，有时她看见这两种颜色就会觉得心慌、紧张，脑子里会控制不住涌出一些丈夫过世的画面，为此，她减少了外出活动的次数，她相信避免了这些丈夫就能够安全回家。但事实上，她做这些事情与她丈夫的安全问题毫无关系。

3．避免　避免行为和迷信有些相似，避免行为就是一部分焦虑症患者坚信通过避免一些东西就能让他们所担心的事情免于发生。小王在某次和女生讲话后满脸通红，之后几次和女生讲话都觉得手足无措，他因此遭到男同学们的嘲笑，后来他最大的恐惧就是和女生讲话。这个恐惧导致他避免和女生接触，每当有女生靠近他的时候他都会感觉浑身不适，想要马上逃离。

4．过度责任心　这一类人对自己有极为严格的要求，如果有些地方做得不太完美，他们就会觉得非常不舒服。朱莉（化名）是一位教师，她常常用很高的标准来要求自己，她主要的焦虑就是怕自己哪里做得不好给学生带来不好的榜样。她的理想是做"所有人心中满意的老师"，这让她每天都很累，却无法停止。她拿出部分工资资助班上贫困的学生，周末免费帮成绩差的同学补课，为了工作，她牺牲了自己的时间。

5．过度准备　过度准备的行为也常见于完美主义型的人，这里有一个很特殊的例子：李女士是一位护士，大学毕业后以优异的成绩考入当地最大的医院工作，工作一年后她被分配到了传染科。在传染科上班的每一天她都觉得心惊胆战，生怕自己也被传染。每天下班她都要反复洗手，用手消液消毒，有时把手都洗破了她还是觉得不够干净。最后，她为了杀菌，每天服用两颗抗生素。

 练习：识别你的焦虑行为

在这一章我们讲了焦虑行为和它们常见的类型，现在轮到你来识别自己的焦虑行为了，回想一下你最近出现的一次焦虑，找出你应对焦虑时的行为，并对它们进行分析。最后，把这些详细记录在笔记本上。

第三节　如何消除你的焦虑行为?

很多时候,你所担心的事情(比如煤气爆炸、发生空难、海啸等)最终没有发生并不是因为你的焦虑行为阻止了它们的发生。焦虑行为大多只能暂时缓解焦虑的情绪,与这些灾难性事件完全没有关系。我相信很多人都知道这些道理,但是为什么我们到现在都还没有摆脱焦虑行为呢?下面我们一起来探讨一下解决问题的方法。

当我们已经知道焦虑行为会给我们的身体或者心灵带来伤害的时候,我们为什么无法控制它们?比如有些人用玩手机的方法来抵抗焦虑,几年下来手机占用了他大部分的时间,让他熬夜、发呆,甚至感觉头晕眼花。尽管如此,他使用手机的时间仍然在增长,像很多成瘾行为一样,他一旦离开手机就会变得烦躁不安,甚至出现戒断症状。所以,很多焦虑行为最终会转变为成瘾行为,让我们难以自控。现在,我们一起来了解一下我们大脑的反应模式:神经学家克莱尔·兰吉认为,成瘾行为生成的大脑反应与吸毒的大脑反应是相同的,只要行为是奖励,跟过去的奖励结果相搭配,大脑对它的处理方式就跟毒品一样。大脑深处的若干区域释放化学物质多巴胺,与贯穿整个大脑的多巴胺受体结合,反过来产生强烈的快感。大多数时候,多巴胺的释放水平较低,但某些药物和上瘾体验能让多巴胺大量喷涌。

当我们正在承受焦虑的痛苦时,一些焦虑行为的出现让我们的焦虑情绪得到缓解,甚至带来愉悦的感觉,但是短暂的缓解和愉悦感非但不能解决我们的焦虑,反而给我们带来更多的伤害。大脑把多巴胺喷涌转换成愉悦感,初期有利方面明显大于不利方面。但很快,大脑会把这种喷涌解释为错误,产生的多巴胺会越来越少。随着大脑产生耐受性,多巴胺生成区域开始进入静待状态,每一轮高峰之间的低谷变得更低。就是说,当你的大脑产生耐受性的时候,你将依靠加大药物剂量或者增加焦虑行为来得到缓解和愉悦。还记得喝可乐的鲁小姐吗?她以喝可乐的方式来对抗焦虑情绪,开始一杯或者一小瓶可乐能缓解焦虑,带来愉快感,后来需要的量越来越大,最终导致身体出现问题。因为大脑产生耐受性,生产多巴胺的区域不再生成健康剂量的多巴胺,这时候你就需要加强刺激来达到新的平衡。这是一种恶性循环。

如何应对这些行为呢?首先我们来谈一句经常被人们挂在嘴上的话——"人无法戒除一些不好的习惯是因为缺乏意志力"。其实这个论述是不成立的。事实上,被迫拿出意志力的人往往会最先失败,要戒除这些不好的习惯,最好的办法是为它们找到替代物。前面提到的鲁小姐,长期喝可乐会带来健康问题,那么如果找到一些好的替代物,比如清茶、白开水等,那么结果会不会更好一些?再比如抽烟的人,吸烟者想到香烟的一点,就是嘴唇之间叼着烟带来的安抚感,戒烟的时候可以用口香糖等来替代烟草。

其次,要远离诱惑的环境。在上一章我们在拓展知识里提到过潜意识的作用:我们的潜意识会不分对错地记住一些能够带来舒适感觉的事情,比如在房间的某个角落静静地吸完几支烟带来的放松感，比如在某个音频节目的陪伴中吃完一大堆垃圾食品的满足感等。当这些记忆被封存在潜意识中的时候，一些熟悉的环境、声音、香味等都会激发出你潜意识的欲望，从而给你的戒除计划带来巨大的挑战。

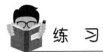 练 习

　　找出你的焦虑行为，寻找一些可以替代的良性行为，并在你的笔记本上写下你的计划。

第四章　自我关照

第一节　何为自我关照?

上一章我们学习了解决焦虑的一些策略,并且在最后讨论了如何聚焦于当下。这一章我们要讲的是如何做到更好地自我关照,并学会放松。

自我关注是指对自己的外在和内心有意识地注意,并通过注意调整自己与外部环境不适应的一种行为。适当的自我关注是一种很好的注意状态,但过分的自我关注又可能引发一些焦虑的问题。而自我关照的意思,是引导自己向内心看,所谓"用心之光向心中看,用智慧之光关照自己的心灵",这也是一种佛家的修慧之法。

下面,我们一起进入一个自我关照的旅程:

找一个舒服的姿势坐着,关注你的呼吸,感受空气从你的鼻腔进入,充盈你的肺部,感受它们从你的嘴巴完全呼出。继续关注你的呼吸,关注每一次呼吸给你身体带来的改变……好,下面,我们开始关注我们的皮肤,关注每一块肌肉,让它们慢慢地放松下来……

这只是一个让自己放松,并且开始关注自己感受的开始,下面我们会从几个方面讲述如何专注自我,与自己相处,并且保持平和的内在状态。

1. 自我关爱。当我们感觉焦虑的时候,我们把所有注意力聚焦在引发焦虑的事情和此刻焦虑的想法上,这样一来,我们便无法了解内心深处的想法和需求,更无法客观地思考问题。并且,此时此刻我们的情感和直觉是压抑的。比如,一个恐高的人坐在飞机上,忽然,由于气流的问题飞机出现了颠簸,这时,他的心里充满了恐惧,各种各样不好的想法出现在他的脑海里,让他心跳加速、呼吸不畅,甚至晕厥过去。其实在这个时候,空姐正在广播里对大家说:"各位旅客,我们的飞机在爬升的过程中遇到一些气流,有些颠簸,请回到座位,系好安全带。"飞机爬升的过程难免遇到颠簸,只要依照广播中要求的做好就会没事,可是他当时根本无法集中注意力去听别人说什么,更无法冷静地分析:飞机遇气流颠簸是再正常不过的事情,空难的发生率微乎其微。所以,保持自我关注的习惯,可以帮助我们建立更深层次的关系,降低我们对焦虑的需求,之后出现的一些变化会让我们更有力量去面对身边发生的一切事情,会让我们更加爱自己。

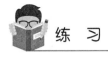 **练 习**

以我们刚才所讲的步骤反复让自己放松下来，专注自己的每一个变化，保持平和的状态。

2. 刚才向大家介绍过自我关照旅程，下面我们再介绍一些日常生活中能让我们平静下来自我关照的事情。

（1）播放一些能让你平静下来的音乐。给大家介绍一下音乐对情绪的影响。首先，音乐当中一些声学上的基本特性会被人的脑干所捕获，脑干会将这些识别为值得注意的信息，人体的一些生理节律（如心率）在音乐节拍的影响下会和音乐同步。其次，某些音乐在某个人的经历中会以正面的刺激同时出现，当听到相应的音乐时就会引起相应的正面情绪。人感受到音乐所传递的情绪，继而将其内化。最后，一些音乐会让人联想到一些正面的视觉画面，继而引起相应情绪。神经科学方面，有不少研究表明听音乐能引起边缘系统的激活，而边缘系统和情绪有着极为密切的联系。所以，你可以选择一些适合你的音乐，当你处于焦虑情绪的时候，可以通过这些音乐让你平和下来，以便于你倾听自己内心的声音。

（2）闻香。香道是历史悠久的传统艺术，香，可芳香养鼻，颐养身心。当你感到焦虑烦心时，不妨在桌前燃一支雅香，看烟丝婀娜飘荡在眼前，闻闻那若有似无的淡淡的香味，此时，你的心就会慢慢地安静下来……

（3）品茗。在红茶与绿茶里面含有一种叫做 L- 茶氨酸的氨基酸，它可以刺激脑 α 波，让大脑处于和平和警觉的状态。不但如此，茶道也能让人静心平和。茶道，就是品赏茶的美感之道，是一种以茶修身的生活方式。三两好友围坐于茶桌，挑一泡自己喜欢的茶放于盖碗中，沸水沿碗壁注入，淡雅的茶香瞬间四溢，将茶汤倒入公道杯中，平均分给每个人品尝，其清甜、回甘让人心情愉悦。

（4）赏花。一些花本身就有治愈作用。薰衣草：其香味是失眠患者的良药，可以改善抑郁情绪，去除紧张，平息肝火。玫瑰花：可舒缓潜在的紧张与压力，释放使人快乐的多巴胺。天竺兰：可以抚平焦虑、沮丧，提振精神。白兰花：使人消除疲劳，舒缓心情。迷迭香：使人活力充沛，神清气爽。除此之外，花鲜艳的颜色和美感也能给人带来愉悦的体验。

（5）美食。当一个人在享受自己喜欢的美食时，心情一定是愉悦的。食物会为人体的细胞提供所需的能量和营养。当你遇见美食，将其缓缓送入口中，感受美食如魔法一般唤醒你的味蕾时，你一定会感到幸福与满足。

（6）登山。想象一下，当你心情极度低落的时候，你登上山顶眺望远处，心情会不会愉快起来？登山可以促进毛细血管功能，让人感觉全身舒爽通畅，也可强筋健骨，令双脚灵活有力，是一种极佳的锻炼方式。并且，它可以让人亲近自然，静思养神，心旷神怡。

（7）日光浴。身体也需要阳光的滋养，增加维生素 D 的合成，增强机体抵抗力。现在的生活中，很多女生怕晒，出门便用墨镜、口罩、太阳伞等防护，远离阳光，所以大家还是要花点时间到太阳下走一走，感受太阳照在身上的温暖，让你的身体得到滋养。

3. 自我暗示。前面我们讲到过潜意识强大的动力，知道这些原理后我们不妨在每天醒来的时候暗示一下自己，对自己说：我很愉快，我很幸福，我很平静，或是我很美丽。这样一来，你这一天都将会在愉悦中度过。

第二节　接纳自己

上一节我们讲了如何自我关照，如何让自己平和下来。大家一定要反复尝试这些方法，相信一定会对你有所帮助。可是有的人会对我说，我已经照做了，为什么还是无法平静下来呢？下面，我们要聊一些前面没有提到过的东西。

焦虑除了自动化思维、灾难性思维、扭曲的认知以外，还有一点比较重要的原因，有些焦虑来源于内心强烈的冲突。这种冲突带来了很多不确定、不安全和自我的否定。

案例

王小姐，35 岁，自由职业。6 岁的时候王小姐被邻居一个男孩性侵，她告诉家长后父母非但没有为她讨回公道，还指责她"丢人现眼"；12 岁时她被班上的同学孤立，一日放学后还被泼了一身墨水，她默默承受，没有再跟父母告状。多年以来一种焦躁不安的感觉让她痛苦，后来她以酗酒的方式对抗焦虑，最终酒精成瘾。

分析：可以看出，她的问题从很小的时候就一直存在，并且多年以来都未曾解决，儿童时候身心的创伤却被父母看成是一件"丢人现眼"的事情，经历了这些以后，其实她是愤怒的、麻木的，甚至是痛恨自己的，她的焦虑其实就是一种强烈、持久的冲突。治疗 1 月后，在治疗师的引导下她宣泄出内心的委屈、痛苦和愤怒，但是这种宣泄和放松训练还不能完全解决她的问题。治疗后期，在治疗师的帮助下她开始学会理解并接纳自己，"是的，我并没有错，错的是他们，我不应该受到惩罚""我接受我自己受过的所有伤害，我要爱我自己"，当她这样说的时候，她的人生开始走向光明。

通过这个案例我想说一个事实，就是：当一个人无法接纳自己的过往或者一些伤痛时，他会在焦虑的泥潭里继续泥足深陷。所以，不论我们做错过什么，或者是别人对我们造成过什么样的伤害，我们能做的是放下所有的仇恨，放下所有的悔恨和歉疚，拥抱并接纳自己，对自己说："我接受你，我一直爱你。"

是的，每个人的成长都会伴随着一些痛苦的回忆，或许是别人的错误给你带来了无尽的痛苦；或许你有一些遗憾或者做错过什么，都没关系，因为它们的存在见证了你的成长，因为它们的存在，现在的你才是完整的。唯有接纳这些，你才能够更加幸福、安宁。

心理学家巴甫洛夫认为：暗示是人类最简单、最典型的条件反射。从心理机制上讲，它是一种被主观意愿肯定的假设，不一定有根据，但由于主观已肯定了它的存在，心理上便竭力趋向于这项内容。

积极的自我暗示必须遵循以下原则：

1. 简单 不能用复杂语言进行描述，因为潜意识不懂逻辑。

2. 正面 负面的暗示同样有效，但是没有意义。因此永远不要对自己说我很笨、我很糟糕、我不行、我很穷、麻烦了、完蛋了、不可能、我失败了等话，一定要拒绝负面的字眼。

3. 肯定 不能用否定、模糊的字眼，如我不会生病、我不会失败、我有可能做到。应该改为：我会成功、我很健康，我一定能够做到。

4. 重复 刺激潜意识一次是不够的，需不断重复，并形成稳定的习惯。

还有一种好的方法——视觉暗示。视觉化对潜意识的暗示力量，远远胜于其他暗示方式，因此，凡是重要的信念，请视觉化。把你要做到的事情一条一条地写在最显眼的地方，然后把它们视觉化。在本书中我一直强调请大家准备一本便携的笔记本，把一些计划写在笔记本中，其目的之一，就是想要大家把做好的计划视觉化。善用潜意识的力量，成功会比你想象得更快、更轻松。

在此，我推荐一些"积极的自我暗示"给大家，它能很好地帮助你们将意识和潜意识集中到积极的焦点上。

自我激励：我很棒、我一定行。

自我期望：我一定能获得健康。

自我要求：我一定努力。

自我表扬：我真是好样的。

自我欣赏：我真行，我真美。

自我关心：我要注意我的身体，我要关爱自己。

自我奖励：我要为自己买份礼物，我最近太棒了。

自我命令：立即行动！

第三节　自我交谈

　　1. 倾听自己　大家有没有过这样的经历：没有原因地，突然觉得心里莫名其妙地紧张、心慌、心烦、不知所措。有的人在这个时候会抽一支烟，有的人因此浏览大量的网络信息，有的人会用购物的方式对抗等，但这些时候你有没有停下来仔细想过，"在我的身上到底发生了什么？"是的，有的时候我们常常忘了去探究自己的感受。焦虑分为生理性焦虑和病理性焦虑，当我们出现焦虑情绪的时候，我们应该静下心来倾听自己的感受，这个符不符合我们的常理？是集中于当下问题，还是对未来的事情焦虑不安？是有特殊原因的还是漫无目的的焦虑？当我们考虑到这些的时候，对自己的焦虑可能就有了一个大概的认知。

　　可是，有的时候我们为什么会莫名其妙地感到焦虑呢？前面的拓展知识我们讲到过潜意识，大家还有印象吗？想一想潜意识的概念：潜意识是已经发生但人们并未到达意识状态的心理活动过程。随着时间的增长，我们对很多事情已经淡忘，但是这些却牢牢地记录在潜意识里。当某种似曾相识的情景突然出现时，它会唤起潜意识的记忆，最终它以一种情绪或者感受出现在你的意识里。这些情景可以是一阵风、一种香味或者某种声音等，但是很少有人会注意到这些，所以当你足够平静，当你开始倾听你自己时，你就会对自己越来越了解。

案例

　　林先生是一名优秀的教师，他热爱自己的工作，事业顺利，家庭和睦，但奇怪的是每天傍晚的时候他就会感到莫名其妙的焦虑。这种焦虑的感觉让他觉得很烦闷不安，在这个时候他就会不停抽烟，一支接着一支，直到晚上9点多的时候才会趋于平稳。十多年来他一直无法戒掉对烟的依赖，而且最近两年越抽越多。后来在治疗师的帮助下他能够在下午这段时间慢慢平静下来，但是这种情绪依然难以平复，直到某次被催眠后他才恍然大悟：小时候全家都靠父亲的收入生活，父亲开货车，脾气暴躁，几乎每次回家都会痛打他一顿。在他9岁的时候父亲忽然很长时间没有回家，他听见有人议论说父亲出车祸了，他不敢问母亲，又觉得心慌不安，于是他每天放学后都坐在村口忐忑地等待着父亲……

　　分析：在这个案例中，当林先生在还是小孩的时候，对"父亲的车祸"感到焦虑不安，对于当时的他来说，这可是一件天大的事情，后来他回忆，当时这样的情况可能持续了一个学期。这是一个在他成长经历中发生的创伤事件，但是随着时间的推移，他把这件事情遗忘了，当相同的情景出现时，潜意识记忆的情绪被一次一次地勾回……

所以，当你出现莫名的焦虑、烦闷和不开心时，你可以想办法让自己平静下来，通过和自己对话更加了解自己，了解这种情绪的出处，进而更好地去解决它。

这里有一个很好的办法来帮助我们寻找成长过程中还没有解决的情绪问题：

Ａ．找一个安静的地方，坐下或者躺下，想办法让自己平静下来。

Ｂ．回想一个最近让你觉得焦虑的事件，在这件事件中你有什么样的感觉（如委屈）？请记住这个感觉，并在笔记本中详细记录。

Ｃ．在心中从一数到三，当数到三的时候，回到上一次让你感觉委屈的事件中。在笔记本中记下让你有"委屈"的感觉的事件、时间以及有关的人物和当时的感受。

Ｄ．记住这种"委屈"的感觉，在心中从一数到三，当你数到三的时候，你会回到再上一次同样让你有"委屈"的感觉的事件中，并在笔记本中详细记录。

以此类推，从一个引起焦虑的事件开始分析和感受，根据同样的感受继续往前推，最终找到引发焦虑情绪的根源。

练　习

根据上述的步骤练习，寻找引发焦虑情绪的核心问题。要求：练习时最好有家人陪伴，如有无法处理的不适，立即让医生处理。

2．了解自己的思维模式　当然，上面我们讲述的是引起焦虑的一小部分原因，还有一部分的焦虑源自于自动化的、惯有的或者灾难性的思维模式。这个在前几节中我们也提到过，这些思维模式往往容易导致我们歪曲的认知。当出现焦虑的时候，平静下来，与自己对话，找出那些导致歪曲思维的蛛丝马迹，接纳并且改变它。我们的灾难性思维，我们的"应该如此"，我们的过度概括，都是我们的条件反射，所以我希望在你们出现焦虑的时候能想到这些，然后对抗灾难性思维、检验证据、分析，最终解决它们。

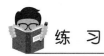

练　习

回忆一下最近出现的焦虑，以这一章我们所讲的方式让自己平静下来，想着让你焦虑的情绪，往前回忆一下，在你成长的过程中有没有类似的情况出现？当时发生了什么？或者再往前，发生过什么？然后一一记录在笔记本上。

第五章　放松的技巧

上一章我们学会了自我关照、自我对话和了解自己的思维模式，学完前3章，我们已经学会了很多不同的解决焦虑问题的方式。这一章，我会向大家介绍一些放松的技巧。放松疗法是按一定的练习程序，学习有意识地控制或调节自身的心理活动，以达到降低机体唤醒水平，调整那些因紧张刺激而紊乱了的功能。放松治疗的原理：一个人的心情反应包含情绪与躯体两部分，假如能改变躯体反应，情绪也会随着改变。放松治疗通过意识来控制肌肉的反应，把"随意肌肉"控制下来，再间接地松弛情绪，建立轻松的心情状态。

大家有没有发现，我在好多地方都会提到一句话"让你自己平静下来……"究竟如何快速地让自己处于平静的状态呢？下面我们从几个方面向你介绍。

第一节　紧张的状态

紧张是人体在精神及肉体两方面对外界事物反应的加强。紧张的程度常与生活变化的大小成比例。紧张使人睡眠不安，思维及注意力不集中，头痛、头晕、心悸、疲惫。普通的紧张是暂时的，而焦虑症的紧张则是长期、慢性的。紧张的负性生理反应：①心率加快、血压升高、头晕、心悸、心慌等；②食欲不振、消化不良、肠胃失调；③四肢乏力、容易疲劳；④头痛、肌肉紧张、疼痛；⑤睡眠质量差，失眠、多梦，罹患心身疾病。负性心理反应：①焦虑，内心不安、恐惧、困扰和紧张的感受，有时还伴有生理上的不适；②退缩和抑郁，抑郁是由多方面的不良感受组成的一种心理压力的情绪；③情绪暴躁，易激惹，一旦遇到挫折和不顺心的事情，表现为情绪失控、暴躁、激动；④无助感、绝望感；⑤注意力不集中，由于长期应对压力，注意范围缩小，注意力不集中；⑥厌烦、缺乏成就感。负性行为：服药，反复到医院检查；饮食、烟酒等过度；人际关系差，有攻击行为。

第二节　放松的方法

上一节给大家讲了紧张的概念和一些负性生理及心理反应和负性行为。了解完紧张，我们就知道为什么要学习放松了。放松，是对事物的注意或控制由紧变松。放松的方法有很多，例如渐进性肌肉放松、想象放松法、喉式及腹式呼吸。放松是一种应对焦虑最好的方式，但是它需要反复练习，并且长期坚持。以下是一些放松的小技巧，希望大家尝试，并且找到最适合自己的方式坚持下去。

呼吸

关注你的呼吸，感受空气从鼻腔进入肺部，慢慢流经你的腹部，最后完全呼出这些气，感受呼吸带来的身体改变，并告诉自己"现在我越来越放松"。

放松肌肉

在 3 分钟的时间内，你可以试着做下面几个动作来放松肌肉。

（1）坐下，找一个舒服的姿势，闭上眼睛。

（2）吸气，持续吸气 6 秒左右，尽可能收紧你的肌肉。

（3）把吸进的空气全部呼出，让身体松弛下来，然后有节律地呼吸 20 秒。

（4）再重复 2 次即可。

渐进式肌肉放松

下面，请找一个你最舒服的姿势坐着，关注你的呼吸，感受清新的空气从你的鼻腔进入你的肺部，肺部的充盈带来胸廓的波动，然后，将它们慢慢呼出。好的，继续关注你的呼吸，吸气……呼气……吸气……呼气……现在，放松你的头皮，让你的头皮完全地放松；放松你的前额，让你的前额完全地放松；放松你眼部的肌肉，让它们完全地放松；放松你的眼睛，让你的眼睛完全放松；放松你脸部的肌肉，让它们完全地放松；放松你的牙齿，放松你的嘴唇，让它们微微张开；放松你的下巴，让你的下巴完全放松；放松你的喉咙，让你的喉咙完全地放松；放松你脖子的肌肉，让它们完全地放松；你的肩膀承受了太多的压力，现在，让你的肩膀完全地放松。放松你的背部，感受椅子对它的支持，让它完全地放松；放松你的手臂、手腕、手掌和手指头，让它们完全地放松；很好，放松你的臀部，让你的臀部完全地放松；放松你的大腿和小腿，让它们完全地放松；放松你的脚腕、脚掌和脚趾头，让它们完全地放松。好，现在你全身的肌肉已经完全放松，你已经进入了一种前所未有的放松的状态。

想象放松法

（在渐进式放松的基础上）好，现在你已经进入了一种前所未有的放松状态。继续关注你的呼吸，吸气……呼气……吸气……呼气……想象现在，你正走在一片广阔的草原上，清风微微地吹着你的头发，太阳的光线柔和地照在你身上，你深深地吸了一口气，然后缓缓呼出，现在，你觉得非常的舒服，非常的放松……好，你继续走在草原上，你每走一步，都感受到草地的柔软，你每走一步，都会觉得越来越放松，越来越放松。现在，你看见草原上有一条清澈的河流，你走到河边看着清澈的河水，太阳照在河水上波光粼粼，你看着它们，觉得眼睛酸酸的，眼皮重重的，这时，你感到越来越放松，越来越舒适。现在，你觉得双脚越来越沉重，四肢越来越无力，你躺在草地上，感觉身体越来越沉，越来越沉……你抬起头，看见阳光照在你的脸上，阳光很刺眼，于是你闭上眼睛，在草地上沉沉睡去。

腹式呼吸

● 躺在一个舒适的位置。

● 关注你的身体，放松紧张的肌肉。

● 关注你的呼吸。

● 手掌朝上，双手平放在两侧。

● 鼻子吸入空气，把呼吸的位置从胸腔转移到腹部，胸部保持静止，腹部像一个气球一样收缩、膨胀。

● 慢慢吸气，呼气，反复循环。

● 持续约 10 分钟。

如果开始做有困难的话，把一只手放在腹部，感受手在腹部上下移动。

喉式呼吸

喉式呼吸，又称乌佳依呼吸，是一门专业的呼吸法，吸气时，空气通过喉管后部进入肺部，产生微弱的共振，如果我们有意识地去听，就能听到自己的呼吸，甚至觉察到生命的力量。这种呼吸法的主要目的是让氧气和生命能量完全进入肺部，渗透到身体的每一个细胞中；是要使呼吸在整个练习中保持一贯性。喉式呼吸法的特殊之处在于，通过鼻腔呼气、吸气，并在咽喉末端发出轻柔的声音。呼吸声在经过喉头时，有沙沙声，这是胸腔扩展之后，大量的空气经过呼吸道所制造出来的声音。

方法：以任何舒适的坐姿坐好，保持背部挺直，脊柱拉伸。放松身体，闭上眼睛。首先，把注意力放在呼吸上，注意近处鼻孔的每一次呼气和吸气。每一次的呼吸要做到深入、缓慢，带有一定的节奏并保持平静，接下来把注意力转移到喉部，你就会感觉到每一次呼气和吸气中，气流会擦过喉管后部。

每次呼吸周期的四个阶段：

第一个阶段：吸气，空气要一直达身体下部，然后再慢慢溢出到锁骨。

第二个阶段：悬息，是一个暂停的过程，吸气完成，呼气尚未开始。

第三个阶段：呼气，气流从身体上部呼出，逐渐排空直到身体下部。

第四个阶段：屏息，本次呼气完成，下次吸气还未开始。

接下来开始轻轻地收缩声门，将喉管前部朝后收缩，这样吸气时就有一种轻柔而响亮的体内共鸣，从喉部到心脏处，呼气时再从心脏到喉部。需要注意的是，悬息和屏息切不可忘，也不可偏重其一。

为了实现这种顺畅的呼吸，你必须在吸气、呼气的循环中保持声门打开。关闭声门就如屏住呼吸；如果这种情况发生，能量流就会中断，肌肉会变得缺乏氧气和生命能量，身体随之变紧。同时，微笑是很有助于呼吸的，因为这样做可以使气流在咽喉末端旋转，然后进入肺部。

简言之，不像腹式呼吸，上动下也动，喉式呼吸是上动下不动，这也是其难练之处，因为要精准地控制呼吸不容易，你必须要专注，专注于你的呼吸，再加上你的冥想，想象上腹部和胸腔充满空气，里面的心脏像个气球一样朝上下左右前后六个面向无限扩展，你的心越大，空间就越大。

冥想

冥想是瑜伽实现入定的一项技法和途径，把心、意、灵完全专注在原始之初之中。冥想起源要追溯到有记录的历史年代，好似人类开始探究内在和谐与放松过程就有了。冥想的主要目标就是让人内心平静，然后对当时事物保持高度警觉的状态。焦虑症患者如果能够长期坚持冥想，对焦虑的缓解是有很大作用的。冥想会让你平静下来，集中于当下，释放身体中没有必要的焦虑，获得放松。

训练：

1．随息法　意念呼吸自然出入，心息相依，意气相随，不加干涉。

2．数息法　默念呼吸次数，从一到一百，单数"呼"，双数"吸"。

3．听息法　两耳静听自己的呼吸声，排除杂念。

4．观息法　如观者一样，去观察，体会自己的呼吸。

5．止息法　通过以上任何一种方法的习练，久练纯熟，形成一种柔、缓、细、长的呼吸。

冥想训练：选择一个安静的地方，用自己喜欢的姿势坐着，或盘腿，先关注呼吸，让自己平静下来，继续关注呼吸，最后把自己的注意力全部集中在呼吸上，当有杂念出现时，尽量过滤它。开始会有一定的难度，但是经过反复训练之后能完全专注于呼吸，达到效果。

 练 习

反复练习以上的放松方式，寻找一种最适合你的坚持下去，并在笔记本上记录你的感受。

【扩展知识】快速眼动法（EMDR）

EMDR 是美国心理学家朗辛·夏皮罗发现的一种心理治疗方法，中文名叫快速眼动法。1987 年，年仅 39 岁的夏皮罗被告知患了癌症，她决心要与命运抗争。有一天她在公园散步时，突然产生了一种奇异的感觉，等这一短暂的时刻过去，她竟然奇迹般地平静下来，她仔细回想了一下，当时她的双眼曾飞快地左右移动了好几次。后来她通过大量实验和研究，创立了 EMDR 疗法。

EMDR 治疗包括 8 个阶段：

1．评估患者是否适合接受此疗法，制订出合理的治疗目标和可能的疗效。

2．"准备期"，帮患者预备好进入重温创伤记忆的阶段，教导放松技巧，使患者在疗程之间可以获得足够的休息及平和的情绪。

3．"评估"，评估患者的创伤影像、想法和记忆为何，分别出何者严重，何者较轻。

4．"敏感递减"，实际操作动眼和敏感递减阶段，以逐步消除创伤记忆。

5．"植入"，以指导语对患者植入正向自我陈述和光明希望，取代负面、悲观的想法以扩展疗效。

6．"光照"，把原有的灾难情况画面与后来植入的正向自我陈述和光明想法在脑中连接起来，虚拟练习。

7．"结束"，准备结束治疗，若有未及时完全处理的情形，以放松技巧、催眠等法来弥补。

8．"评估"，总疗效和治疗目标达成与否，再制订下回治疗目标。

上面用了很长时间来介绍 EMDR 的来由和操作流程，是因为其实在临床中我们常常以此来让严重焦虑的患者平静下来，并植入一些正向的东西。在"光照"的部分，我们以缓慢的速度匀速引导患者的目光左右移动，并让患者想象一些美好的画面，反复练习之后，大部分患者的焦虑症状确实得到了缓解。我们把这部分简单的动作分解出来，以便患者反复练习。

 练 习

1．找一些能让你舒适和放松的音乐。

2．找一个人用两指引导你的目光匀速左右移动，并在笔记本上记录你的感受和情绪的改变。

第六章 实战对抗焦虑

前五章我们讲了焦虑的概念、形成的机制和一些对抗焦虑的技巧，想必现在大家已经掌握了很多对抗焦虑的办法。在这章，我想通过几个案例来阐述一下如何具体地运用这些技能，如何针对不同的人选择不同的治疗方案。

案例1

曾小姐，女，35岁，护士。护士的工作本来就繁琐忙碌，更何况她在肿瘤科，每天都要面对生老病死、生离死别。不知道从什么时候起，她养成了这样一个坏习惯：每天下班直奔超市，买一大堆零食，如土豆片、辣条、巧克力等高热量的东西回家，边追剧边不停地吃。开始还好，后来每天晚上都要吃100块左右的零食才能睡觉。她自己也知道长期夜间吃垃圾食品的危害，但是她没有办法控制自己。这样几年下来，她已有80多千克，去年单位体检，她被诊断为中度脂肪肝、高脂血症、高尿酸血症，并且医生告诉她，她有高血压和糖尿病的风险。这次，她开始认真对待自己的问题了，但是改掉这些习惯太困难了，于是去年5月份她找到了我。在交谈中我发现她语速极快，五官紧缩，是一个长期慢性焦虑的样貌。接下来我让她认识到她吃垃圾食品的习惯和焦虑的关系，她恍然大悟，开始配合我制订一些解决办法的方案。

第一周：感受焦虑

买一本笔记本，记录每次想吃垃圾食品时内心的感受，记录准确的时间、想吃的东西、情绪和应对方式（表3-6-1）。

表3-6-1 感受日记1

时间	想法	情绪	吃的东西
2017.5.21 20：02	想吃东西，觉得做什么都毫无意义	心慌不安，心烦	土豆片、爆米花、豆腐干、鱼罐头
2017.5.22 19：49	就买一点点，不吃的话睡不着觉	无奈，情绪不稳定	米老头、辣条、可乐
2017.5.23 21：00	我这辈子应该是改不了这个习惯了	心烦、想发脾气	土豆片、香肠、方便面
2017.5.24 21：30	今天吃点低卡路里的问题应该不大	情绪较平稳	豆腐干
2017.5.25 18：45	因为科室的问题心里很烦，想大吃一顿	焦虑	土豆片、鸡翅、牛肉干、鸡腿、面包
2017.5.26 19：00	因为昨天吃得太多了，很懊恼	不开心，自责	可乐两罐
2017.5.27 20：10	值班，但是没有时间吃东西，担心自己撑不下去	焦虑	方便面

根据一周的记录她明确：饮食的问题确实与不良情绪有关，当她有自责、焦虑或不稳定情绪的时候，进食垃圾食品的量会加大很多。这一周，她找到了问题的根源。

第二周：了解焦虑

虽然曾小姐是护士，对焦虑的概念并不陌生，但现在她还需要再系统地去了解焦虑。这周她做了一个学习计划：

周一：在下班后翻出以前的医学课本，用1小时的时间对焦虑症的概念、症状及临床表现进行学习，总结出与自己有关的部分，并做笔记。

周二：在周一学习的基础上，利用手机、计算机搜索和焦虑有关知识点，总结，并在笔记本中记录。

周三：回想在过来的日子里，焦虑给自己的人际关系带来了什么样的影响，并一一在笔记本中详细记录。

周四：值班。

周五：和朋友讨论有关焦虑的话题，把别人和自己的观点都一一记录下来。

周六：去公园散步，听舒缓的音乐，尽量让自己放松。

周日：用1小时来总结这一周的收获。

第三周：学习放松

这一周，我开始教曾小姐一些放松的技巧，并且要求她每天练习。首先是渐进式肌肉放松练习：找一个安静的地方，先使肌肉紧张，保持5～7秒，注意感受肌肉紧张时产生的感觉。

然后闭上眼睛感受身体的全面放松。关注呼吸，吸气时肌肉紧绷约5秒，吐气时缓缓地放松，约15秒时间。从中体会紧绷与松弛时的差异，每个部位做2～3次，直到感觉放松后，可以休息一段时间。

手指及手腕：紧握拳头，限于手指、手腕及前臂用力。从惯用的手开始，上下手臂夹紧，两手同时做。坚持15秒，放松时，双手自然下垂。

头部尽量上仰，尽可能抬高眉毛，额头紧紧往上推挤，让其产生皱纹，拉紧头皮及额头，坚持15秒，然后让它们完全放松，放松时，想象你头部的肌肉变得柔软。

眼睛用力紧闭5秒，眼皮缓缓张开一条缝，眼球自然往下，可以看到鼻尖，想象放松的感觉，在眼睛周围舒展开来。

上下牙齿紧咬，舌头紧紧向上抵住，15秒后放松，上下牙齿轻轻张开，舌头悬空。

上下唇紧闭，脸颊向左右尽量拉，放松时，嘴唇微微张开。

肩膀用力往上挤，拉紧肩部的肌肉，放松时，肩膀下沉。

拉紧胸部的肌肉，坚持10秒，然后想象你的胸部完全放松。

腹部尽量突出，臀部夹紧，放松时，全身重量下沉于臀部，想象臀部的肌肉变得平缓而柔软，腿及脚下沉。

脚趾用力向下弯曲，大小腿尽量夹紧，放松时，脚底平贴地面，腿及脚下沉。

这是一个简单的放松练习，它能让我们的身体处于放松状态，曾小姐掌握这种放松技巧后，每天睡前练习半小时左右，1周后她感觉自己放松多了。

除了渐进式放松，她还学会了冥想：坐在椅子上，双脚垂在地面，双手轻轻地搭在大腿上，挺直腰背，确保身体舒适。眼睛睁开，开始进行深呼吸，用鼻子吸气，用嘴巴呼气，在吸气的时候，感受肺部的扩张，在呼气的时候，感受身体变得柔软。轻轻地闭上眼睛，正常地用鼻子呼吸，吸气和呼气都通过鼻腔，把意识放在身体的感受上，感受身体在椅子上的压力、双脚和地板之间的接触、双手和大腿之间的接触，意识到环境中所有的声音，只是去注意身体的各种感受，而不是去评判它，在呼吸的时候，感觉自己身体的运动、腹部或胸部的起伏，不要尝试去改变呼吸，而是去感受身体的运动，把意识集中在呼吸当中，花一点时间，给你的大脑完全的自由，然后让意识再一次回到身体，轻轻地睁开眼睛。

这一周，曾小姐练习了渐进式放松和冥想，她决定把这两个习惯坚持下去，这周每次做完练习她都会在笔记本上记录下自己的感受（表3-6-2）。

表3-6-2 感受日记2

时间	方法	感受
2017.6.10 19：10	渐进式放松	拉肌肉的时候用力不对，放松时的感觉不明显
2017.6.11 20：00	渐进式放松	呼吸调整得不好，容易走神
2017.6.12 22：12	冥想	开始注意力难以集中，后来慢慢找到了感觉
2017.6.13 19：25	冥想	30分钟冥想后感受到前所未有的放松
2017.6.14 值班		
2017.6.15 20：20	冥想	有时脑子里会有一些杂念，越想赶走越赶不走
2017.6.16 19：40	冥想	这样做能让我平静下来，不去想那些零食

第四周：转移注意力

坚持了一周的放松训练后，曾小姐发现自己开始有一些改变了：下班的时候觉得很放松，不会再有强烈的购买零食的欲望；当没有零食吃的时候，烦躁、不安的感受比以前减少了很多，体重减轻了 500 克。这些改变让她动力十足，接下来的一周她开始试着转移注意力：培养一些新的爱好。

曾小姐在高中的时候曾经是班上的文艺委员，她的舞蹈还曾在学校获过奖。现在，她要把这个爱好重新找回来。这一周她在附近的健身房办了一张卡，并给自己定下了一个规定，这一周除值班日外，每天到健身房运动一个小时：周一、周三和周五学跳舞，周二和周日跑步。

四周下来，曾小姐成功地戒掉了晚上吃垃圾食品的习惯，并将体重减轻了 2 千克，这让她备受鼓舞，并为自己做了更多长久坚持下来的计划。

案例 2

付女士，50 岁，家庭主妇。50 岁的付女士在周围的人眼里是一个幸福的女人：丈夫是橡胶工厂的厂长，能赚钱，又体贴她，2 个漂亮的女儿现在都已成家立业。其实这十多年来每一天她都是痛苦的。2007 年某天半夜，她突然感到心慌胸闷，后来难受得在床上打滚，连夜被家人送到医院急诊。后来她反复出现这样的情况，这让她痛苦极了，她去了很多医院，重复做过很多检查，但还是查不出任何毛病。每次发作，她都觉得自己快要死了，她每天提心吊胆，紧张不安，再也无法像以前那样正常地生活了。十多年来日复一日的这种痛苦让她失去了活下去的信心。2016 年某日她服用安眠药自杀，被家人及时阻止，后来在家人的劝说下找到我。以下是我们的对话：

我："能跟我说说你现在的感受吗？"

付："我每天都过得很痛苦，无缘无故地觉得心慌、胸闷，甚至会有快要死去的感觉，为此我无法跟家人正常相处，无法入睡。"

我："十年来你很多次到医院检查身体，医生怎么说？"

付："他们说我的身体根本没有问题，但是我想不通，身体没有问题的话我为什么会这么痛苦？"

我："你自己是怎么认为的？"

付："我觉得我的心脏和肝有大问题，总是觉得心跳得很快，腹部不舒服。"

我："可检查报告显示确实没有问题，这些都是客观的证据。"

付："我认为是技术不够先进，我还想去更发达的地方检查。"

我："如果我现在告诉你，你得的是焦虑症，你接受吗？"

付："是的，我承认我很焦虑，但这也是因为我身体出问题了。"

显然，付女士对焦虑错误的认知导致了病情的复杂化，在对她进行认知治疗后，我们一起制订了解决问题的方案：认识焦虑、学习焦虑、放松训练和动眼治疗。

第一周：认识焦虑

用一本笔记本记录每天觉得心慌胸闷的时间，写下自己的感受（表3-6-3）。

表3-6-3　感受日记3

时间	症状	生理改变	缓解的方法	持续时间
2016.8.12　16：10	莫名的心慌、不安	心跳加速，出汗	逛街	8分钟
2016.8.13　09：12	紧张、胸闷，害怕独处	肌肉绷紧，呼吸急促	让家人陪在身边	20分钟
2016.8.13　13：11	心慌、胸闷	心跳加速	让家人陪着	6分钟
2016.8.13　18：05	担心儿子在回家的路上出事	心跳加速，手抖	反复打电话	40分钟
2016.8.13　22：14	担心晚上睡不着觉	皮肤发烫		30分钟
2016.8.13　23：30	辗转难眠	心跳加速，手脚发烫，大汗淋漓		50分钟
2016.8.14　02：24	无法入眠，怀疑自己得了重病	肌肉紧绷，心跳加速		120分钟

第一周付女士记下了每次发作的时间和具体的生理改变，她因此发现了一些问题：①夜间难以入睡的时候，焦虑发生的次数更多；②当焦虑发生时必有伴随的生理改变；③发生得越晚，持续时间越长。有意思的是，当她开始关注并发现这些时，焦虑的情绪明显改善了。

第二周：学习焦虑

同样，当我们认识到自己的不适源于焦虑时，我们应该试着去了解它。这一周，付女士展开了对焦虑的学习。她让女儿在网上搜集有关焦虑的知识，并在笔记本上写下学习的心得和见解。一周的学习让她对"焦虑"这个词语有了更新、更深入的认识，也给后来的治疗奠定了基础。

第三周：放松训练

由于之前付女士完全没有接触过放松练习，我们计划做一个最简单并且最容易坚持下来的腹式呼吸：找一个舒服的姿势，挺直腰背，轻轻地闭上双眼，伴随着呼吸的节奏，放松面部表情，舒展眉心，嘴角微微上翘，双肩轻轻放松，抛开所有的紧张、烦恼和不安，让心变得平静、平和。收紧腹肌，让身体里所有的浊气都排放出去，然后用鼻子慢慢地、深深地吸气，让新鲜的氧气经过鼻腔、喉部，下压横膈，直接送进小腹处，感觉小腹慢慢地向外扩张、隆起，呼气时小腹向着脊柱腰椎方向慢慢地回缩，感觉所有的浊气、二氧化碳统统排出体外，将注意力放在呼吸上。配合自己的呼吸频率做3～5次腹式呼吸，用心去体会这一呼一吸之间的感受，反复练习。

这一周付女士每天用半小时的时间练习腹式呼吸，开始存在一些困难，在反复练习之后慢慢熟练起来。这样一来，在以后焦虑发作的时候，她就可以用腹式呼吸的方法来对抗焦虑。

第四周：动眼治疗

动眼治疗是比较容易学会并坚持下来的治疗方式，比较适合付女士。我让付女士找来丈夫配合，付女士和丈夫面对面坐着，距离 0.5 米左右，丈夫伸出两个指头来引导付女士的目光左右移动，同时伴随着舒缓的音乐，每天做 2 次，每次坚持 15 分钟，期间根据付女士的习惯来放松眼睛。

要求：①左右移动的速度必须缓慢；②音乐是付女士喜欢的风格，节奏舒缓的；③治疗期间鼓励付女士回忆美好的画面；④在安静的地方治疗。

这一周付女士在丈夫的鼓励下执行了每天两次的动眼治疗，并能够做到在每次动眼治疗后慢慢平静下来。

总结：四周的治疗让付女士对焦虑有了更进一步的认识，并学会了放松和动眼治疗的技巧，之后 1 年多的时间里她把腹式呼吸和动眼治疗坚持下来，现在她每天帮女儿照顾孙子们，生活幸福而平静。

案例3

小娟，女，18 岁，高三学生。随着高考的时间越来越近，她的压力也越来越大，哥哥姐姐读的都是重点大学，她现在成绩一般，觉得自己连考个本科都成问题了。为此她晚上经常做噩梦，经常梦见自己赤身裸体地走在人群中，或者被同学追杀，常常被噩梦吓醒，发现自己全身是汗。2017 年 1 月初，她开始出现失眠，一到晚上就感觉心慌难受，担心考不上大学，担心身体出现问题。2 周后，她只要一到学校就会觉得胃痛难忍，越是这样她就越觉得紧张，最后无法正常上课。在咨询室里，小娟看上去疲惫不堪，她告诉我，对于现在的自己她已经绝望了。接下来我告诉她，她的胃痛是因为几个月以来焦虑情绪导致的，也就是说她焦虑的情绪转化成了现在的躯体症状。她的优势是年轻，接受能力强，针对她的情况，我跟她一起制订了一些治疗计划。

小娟的爱好是动漫，所以我选择通过 O 卡牌的方式来对她进行治疗。简单介绍一下 O 卡牌，它也叫"OH Cards 潜意识投射卡"，是一种自由联想或者说潜意识投射卡。它共有 176 张牌，其中 88 张包含了我们生活各个层面的水彩画图案的背景，另一组由 88 张引导卡组成，上面有文字，可以作为这些水彩画图案的背景。当选择任意一张图卡放进任意一张文字卡，那么就会有 7 744 种不同的情况。通过 O 卡牌，小娟发现了自己存在的一些问题，比如以前对学习不上心，到最后的关头又接受不了事实，想逃避；再比如，她有拖延的习惯。针对这些问题，她想到了一些解决的方案，最后，我们制订了一些计划：

1．学会放松。每天下晚自习后听 30 分钟音乐放松，并在此期间完成腹式呼吸。

2．写一些自我激励的话，如"我是最棒的""我一定行"等贴在房间显眼的地方，每天重复至少 10 遍。

3．做一个严密的学习计划，并坚决做到。下面是小娟做的一周学习计划：

● 每天背半小时单词。

● 认真完成周一到周四的午练。

● 认真完成周日的晚练。

● 做历史习题一单元，并总结错题。

● 完成地理习题一单元，并总结错题。

● 看政治教科书（不论多少，能认真看就是进步）。

● 每天认真记好日记。

她在每个计划后面写下了执行的情况和存在的问题，这样下来，她每天的进步都一目了然。

4．为了鼓励自己坚持下去，每周让自己放松一个下午，或者给自己买一份礼物。

坚持完 4 周之后，小娟胃痛的症状消失了，她的学习生活也变得井然有序，一点一点的进步给她带来了自信，焦虑的情绪因此有所改善。

第七章　药物治疗焦虑障碍

前六章我们讲述了焦虑障碍的心理治疗方法，然而有一部分患者心理治疗效果不佳，必须结合药物治疗。

一、什么样的患者需要辅以药物治疗？

焦虑分为生理性焦虑和病理性焦虑。生理性焦虑虽然会给人带来一些紧张的情绪，但是它不会长久地存在，所以生理性焦虑除非已经有严重的生理改变，都不需要用药物去控制，前几章我们讲过的练习足以抵抗这一类焦虑。

病理性焦虑较为持久，冲突也比较明显，但是有一部分人能够通过放松训练和前面讲的练习使自己的焦虑得到缓解，从而把焦虑缩小到可控制范围之内。这部分人只需坚持下去，并随之关注自己的情绪就可以。

而还有一部分人，放松练习和心理治疗对他们的焦虑情绪毫无作用：

- 对放松训练不感兴趣，也许通过长期的训练焦虑仍然得不到缓解。
- 长期的焦虑使他产生了严重的躯体不适，其严重程度影响到工作和健康的生活。
- 焦虑情绪导致的失眠无法控制，长期失眠又加重情绪的问题。
- 因不堪忍受长期焦虑情绪的折磨，有自伤自杀的观念和行为。
- 并发了严重的精神问题。

二、常用的几类抗焦虑药物

1. 苯二氮䓬类药物（安定类药）

（1）常用药物：艾司唑仑、阿普唑仑、奥沙西泮、地西泮、氯硝西泮等。作用：苯二氮䓬类药物可分为长效和短效两种，它们在小剂量就有良好的抗焦虑作用，能显著改善患者恐惧、紧张、忧虑、不安、激动和烦躁等焦虑症状。主要用于焦虑症，常选用地西泮、阿普唑仑及三唑仑等。对持续性焦虑状态宜选用长效类药物，如地西泮。

（2）不良反应：①头晕、嗜睡、乏力，大剂量可致共济失调。过量急性中毒可致昏迷和呼吸抑制。②久服可发生耐受性、依赖性和成瘾性。③停药时出现反跳和戒断症状，如失眠、焦虑、震颤。

（3）此类药物的服用原则：①按需服用：偶尔失眠可不服用此药，可通过锻炼、心理等调适。②小量：若必须使用，先从小量开始，无效时再逐渐加量。③间断服用：若症状改善，应减少或渐停药。④短半衰期的药物依赖可用长半衰期的替代。

2．非苯二氮䓬类

（1）丁螺环酮：具有激动 5-HT$_{1A}$ 受体作用，其抗焦虑作用可能与此有关，主要治疗广泛性焦虑障碍，短时间应用效果类似镇静类抗焦虑药物，而不会损害精神运动和认知功能。作用出现较慢，2～4周起效。

不良反应：比苯二氮䓬类低，常见恶心、头晕、耳鸣、头痛、神经过敏、心动过速、困倦、疲乏和出汗，较大剂量可出现烦躁不安。

（2）坦度洛酮：坦度洛酮可选择性地作用于脑内 5-HT$_{1A}$ 受体。动物实验显示，坦度洛酮与地西泮具有相当的抗焦虑作用。适用于各种神经症所致的焦虑状态和原发性高血压、消化性溃疡等躯体疾病伴发的焦虑状态。

不良反应：嗜睡、步态蹒跚、恶心、情绪不佳、食欲下降。严重不良反应：肝功能异常、黄疸。

3．其他药物　除了上面讨论的药物以外，还有些抗抑郁和抗焦虑的药物对治疗焦虑和抑郁有用。虽然这些药物没有被 FDA 证明对焦虑有用，但是，可以与医生讨论这些是否适合。

（1）羟嗪（安泰乐）：是一种抗组胺类药物，已被证明在治疗广泛性焦虑障碍中有效果。它需要像 SSRIs 一样，甚至更长时间才能看到治疗效果。其背后的抗焦虑性质的机制还不清楚，但可能与镇静作用有关。

（2）普瑞巴林：已被证实有抗焦虑作用且在治疗广泛性焦虑障碍方面有用。它目前正在被 FDA 批准用于广泛性焦虑障碍的治疗中，它的作用机制是通过抑制过量的兴奋性神经递质通过钙离子通道释放到中枢神经系统中。普瑞巴林对于大多数患者都有很好的耐受性，且需要每天服用2次。

三、抗抑郁药物

抗抑郁药物其实不止抗抑郁一种功效，其他的作用还包括抗焦虑和躯体不适。在不同类型的抗抑郁药物中，选择性 5- 羟色胺再摄取抑制剂（SSRIs）被认为是治疗广泛性焦虑障碍的一线药物。其他类别的抗抑郁药，像 5- 羟色胺 - 肾上腺素再摄取抑制剂（SNRIs）同样被证明治疗焦虑有用。SSRIs 和 SNRIs 都需要2～4周才能起效。这些药物一般耐受性良好，但是它们也会出现副作用，特别是在治疗的早期，但是一定不能因此停止使用，让自己放松下来，并给予一些额外的支持，这样一定会渡过难关，把治疗坚持下来。

1．SSRI 目前常用的有5种，即氟西汀、帕罗西汀、舍曲林、氟伏沙明及西酞普兰。这类药物选择性抑制突触前膜对 5-HT 的再摄取，几乎不影响多巴胺的再摄取。该类药物已被证实是安全、有效和易于耐受的药物，越来越广泛地被应用于临床，在许多国家已经成为治疗抑郁症的首选药物。

适应证：抑郁症、强迫症；焦虑症，尤其是惊恐发作。

不良反应：失眠、焦虑、激动、嗜睡、厌食、恶心、腹泻、便秘、射精障碍、肢体震颤及口干等。

2．SNRIs：为 5-HT 及 NE 再摄取抑制剂。主要有文拉法辛及度洛西汀。

适应证：抑郁症、伴有焦虑症状的抑郁症及广泛性焦虑障碍。

不良反应与 SSRI 类相似。

四、抗焦虑药物的优势与劣势

很多患者都会问大夫这么一些问题：我吃了这么多抗焦虑的药物，会不会有什么副作用？当我觉得焦虑症状缓解了的时候，可不可以不吃抗焦虑的药物了？服用了抗焦虑药物有哪些注意事项？

好吧，下面我来为大家一一作答。首先，长期吃抗焦虑的药物是会出现一些副作用的，这些在上一节的药物介绍里我就已经讲过。但是，如果焦虑的症状长期得不到治疗，那么对我们的身体会有什么样的影响呢？焦虑是一种不良的情绪，而人的身体就是一个巨大的情绪表达的器官，当焦虑出现的时候，我们的身体就会出现一些症状，比如疼痛、酸胀、腹泻、消化不良或者便秘。研究表明，很多慢性病都跟长期的焦虑情绪有关，如胃溃疡、十二指肠溃疡、肠易激综合征，甚至是癌症。此外，长期焦虑还可能影响血压、血糖的指标。两害相权取其轻，看完这些，再对比一下上一节所讲的副作用，你会如何选择？

其次，当症状缓解的时候，该不该停药呢？前面我们讲过，苯二氮䓬类抗焦虑药物容易产生耐药性和成瘾性，所以这类药物应在症状缓解后慢慢减停。但是其他药物不能过早停药，建议维持治疗 2 年左右再根据医嘱缓慢减停。因为焦虑症是一种高发病率的疾病，一旦复发，治疗的难度就会加大，对人体的损伤也会更大。所以，除了苯二氮䓬类药物，其他的抗焦虑药都不能随意停药，否则后果不堪设想。

服用了抗焦虑药物有哪些注意事项？①慎用、禁用：很多药物都有其使用条件，应特别注意药物的慎用和禁用问题。如对药物过敏者禁用；服药期间不能驾车、机械操作、高空作业及危险性作业。②禁酒，禁浓茶、咖啡及一切兴奋剂。③服药期间，如要加服其他药物须经过医生同意。④严禁突然停药：突然停药可能出现严重的戒断症状。⑤定期复查：根据医嘱定期复查血常规、肝肾功能及心电图等。

五、生酮饮食

生酮饮食是一个脂肪高比例、糖类低比例、蛋白质和其他营养素适当的配方饮食。这一疗法治疗儿童难治性癫痫已有数十年历史，近年来对生酮饮食最新的研究表明，生酮饮食幼鼠的情绪有一定的改善。虽然生酮饮食对人的情绪尚未有明确的研究，但是我们可以了解一下，也许在未来的几年里，我们可以用改变饮食结构的方法来缓解焦虑、抑郁的情绪。

机制：生酮饮食模拟了人体的饥饿状态，脂肪代谢产生的酮体能改变脑的能量代谢方式，改变细胞特征，改变神经递质，进而改变细胞外环境。

常见的问题：低血糖、酮症、恶心呕吐、神经系统症状、困倦、嗜睡、疲乏。

六、中草药

1. 刺五加 性味甘、味苦，温，归脾、肺、心、肾经，用于体倦乏力、食欲不振、失眠健忘等。现代药理研究表明，刺五加具有抗疲劳、抗应激、抗缺氧、调节内分泌功能紊乱、改善心慌不适等功效。

2．柴胡　性苦平，入肝、胆经，用于解表、舒肝、解郁升阳。现代药理研究证明：柴胡具有镇静镇痛、解除胸闷胀痛、开郁调经作用，还有解热抗菌及抗肝损伤作用。

3．梅花　性平，味酸。归肝经、胃经、肺经。开郁和中、化痰、解毒。现代药理研究表明：梅花煎服可缓解肝胃气滞所致胁肋胀痛、脘腹疼痛、嗳气纳呆等。

4．白芍　味苦、酸，性微寒，归肝经、脾经。主要用于血虚萎黄、月经不调、自汗、肋痛、腹痛、四肢挛痛、头疼眩晕。

5．郁金　性辛、苦，寒，归肝、心、肺经。功效：活血止痛、行气解郁、清心凉血、利肝退黄。主治：胸肋刺痛、胸闷气郁、癫痫发狂、黄疸尿赤。

6．佛手　性辛，味苦。功效：和胃止痛、化痰止咳、疏肝理气。

7．薄荷　性凉，味辛，入肺、肝经。功效：疏散风热、清利透疹、疏肝行气。主治：外热风寒、头疼、食滞气胀、肝郁气滞、胸闷肋痛。

8．菊花　味苦、甘，性微寒。归肺经、肝经。功效：散风清热、平肝明目、清热解毒。

天然替代的药物近年来越来越受患者的欢迎，事实上，发生焦虑的个体很可能会寻找这种替代性治疗，不幸的是，尽管很多人表示中成药有好处，但是现在这种替代治疗一直缺乏科学支持，只有千年以来医书的记载和中医师多年的临床经验。这一节通过在《本草纲目》中的摘要，选择几味有抗抑郁、抗焦虑疗效的中药简略地介绍给大家，但是如果考虑用中药治疗焦虑症，还是需要让专业的医师针对不同的个体设计出治疗方案，切不可自行配药。

七、食疗

近年来出现了一个新的研究领域——营养精神病学，它将关注点放在了饮食如何影响精神和心理健康上。5-羟色胺是帮助调节睡眠和食欲、缓解情绪和止痛的神经递质，95%产生于消化道。消化道有上亿个神经细胞，这些神经细胞和神经递质受肠道菌群的影响很大。研究表明，益生菌对焦虑和压力的状况会有所改善。还有人研究对比了传统饮食与经典西方饮食，结果发现，传统饮食人群的焦虑、抑郁比例要比西方饮食低，科学家们认为这与传统饮食富含乳酸菌较高有关。健康饮食模式含有丰富的水果、蔬菜、谷物、坚果和健康脂肪，这种饮食模式可以减低抑郁症等的风险，因为摄入特定营养成分和维生素可以帮助改善情绪，其中包括维生素B、维生素D、ω-3、铁、锌和镁等。当你吃进含有这些成分的食物后，它们中的大部分能变成大脑化学物质——神经递质的基础。并且，和熟食相比，生的蔬菜水果更有利于精神健康。

后　记

通过运用本书中描述的方法，你的焦虑很可能已经有了明显的缓解。从对焦虑这个概念的陌生到熟悉，并且找到了有效的对抗方式，你们要奖励自己，因为你们已经有了很大的收获，获得了很大的进步。

当然，书中提到过的"找出自己的自动化思维和错误认知""自我关照"等概念较为抽象，难以理解，希望大家接下去继续去了解。正如大家所知道的一样，焦虑症是一种慢性疾病，对于焦虑症的治疗需要长期坚持。如何坚持下去？首先要有一个长久的计划，而这个计划不要做得过于复杂，难以坚持。比如放松训练，寻找一个简单易操作、适合坚持的方式，并在以后的时间里严格按计划实施。其次，当自己取得了一定的进步，或者在坚持了一段时间以后，给自己一些适当的奖励，比如买一样自己喜欢的东西，或者到想去的地方旅行。当你坚持下来以后，你会发现你做的一切都是值得的。

本书中有很多的练习，其中有一些是帮助你更好地了解自己、战胜焦虑的练习，持续反复的练习会促进你的进展，也有助于预防焦虑的再次发生。和规律锻炼保持体形一样，规律的练习有助于控制焦虑。

除了练习之外，还要注意的是当你出现焦虑情绪问题的时候，要尽早察觉并做一些相应的处理，在它扎根之前重新控制它。早期察觉很重要，因为当焦虑再次出现时，它时常表现为另外一种方式，所以，你要养成刚开始我们所说的好习惯，随身携带一本笔记本，及时记录你情绪的改变，那样的话，你对自己的一切改变就会了然于心。当然，焦虑分为生理性和病理性的，当你出现生理性焦虑的时候不必紧张，因为它对我们是有一定帮助的，只要明确地区分好它们就行。

当你出现新的焦虑时，不要气馁，就按前面所讲过的步骤一点一点地攻克它，你会发现自己越来越强大，越来越充满能量。在对抗焦虑的过程中，你要不断探索更有效的方法，你还可以认识一些其他焦虑症的患者，和他们交流心得，讨论彼此的看法，并且共同进步。这样的好处是：①你会发现自己并不是孤独的；②他们会成为你的资源来助你渡过难关；③你会感受到团结互助的力量。告诉他们你的情况、你的感受和需求，表达对他们的爱意并从他们那里感受到被爱的喜悦，如果你和家庭成员之间曾经有过一些误解和隔阂，现在放下它们，因为只有你原谅了你的家人，接纳了他们，你才会更加轻松。

最后，记住一定要坚持下去，愿你们在以后的生活中获得平静、快乐。

参考文献

[1] 王纯，张宁．一例广泛性焦虑障碍患者认知行为治疗的个案概念化报告 [J]．中国心理卫生杂志，2014，28（12）：932-936.

[2] 朱智佩，张丽，李伟，等．简化认知行为治疗操作手册的编制与临床应用评价 [J]．精神医学杂志，2015，28（02）：89-92.

[3] 买力开木·阿布都克里木，米尔孜合买提·买买提明，刘红萍，等．认知行为治疗联合盐酸度洛西汀肠溶胶囊治疗广泛性焦虑障碍的对照研究 [J]．世界最新医学信息文摘，2015，15（61）：15-16.

[4] 石敏，陶明．帕罗西汀联合认知行为疗法治疗广泛性焦虑障碍的临床研究 [J]．中国现代医生，2015，53（32）：90-92，96.

[5] 张蓉．认知行为疗法对广泛性焦虑障碍的疗效研究 [J]．中国全科医学，2014，17（07）：832-834.

[6] 孙扬，刘文敬，程文红．门诊青少年焦虑障碍患者团体认知行为治疗的 3 个月随访研究 [J]．临床精神医学杂志，2014，24（02）：94-96.

[7] 徐海婷，李惠，肖泽萍．广泛性焦虑障碍药物和心理治疗的研究进展 [J]．临床精神医学杂志，2013，23（03）：207-209.

[8] 韩海英，姚淑敏，李占江，等．广泛性焦虑障碍认知行为治疗技术专家共识的德尔菲法研究 [J]．中国心理卫生杂志，2013，27（01）：4-10.

[9] 韩妍．帕罗西汀联合认知行为疗法治疗广泛性焦虑障碍患者的疗效分析 [J]．中国实用医药，2017，12（04）：121-122.

[10] 李欣，刘磊，余青霞，等．帕罗西汀联合认知行为干预对广泛性焦虑障碍患者的影响 [J]．中国现代药物应用，2017，11（09）：116-118.

[11] 陈淑燕，谢稚鹃，黄薜冰，等．集体认知行为治疗对广泛性焦虑障碍疗效的随机对照研究 [J]．中国心理卫生杂志，2017，31（03）：177-182.

[12] 王凯．国内认知行为疗法联合药物治疗广泛性焦虑疗效的元分析 [J]．中国健康心理学杂志，2017，25（04）：481-485.

[13] 刘筠，鲍成．认知行为疗法治疗广泛性焦虑障碍患者的比较研究 [J]．当代医学，2017，23（15）：128-129.

[14] 罗晓敏，黄悦勤，王向群，等．神经症优化治疗方案的特尔菲法研究 [J]．中国心理卫生杂志，2011，25（04）：273-278.

[15] 精神医学杂志 2015 年第 28 卷主题词 [J]．精神医学杂志，2015，28（06）：481-488.

[16] 黄慧兰，刘新民，王瑞权，等．人际心理治疗与认知行为治疗对广泛性焦虑障碍治疗效果的对照研究 [J]．中国健康心理学杂志，2016，24（02）：186-189.

[17] 陈光才，李倩，蒲新，等．团体认知行为治疗对青少年焦虑障碍的临床疗效 [J]．国际精神病学杂志，2016，43（04）：639-641，661.

[18] Borwin Bandelow，Josef Zohar，Eric Hollander，et al．世界生物精神病学会联合会

（WFSBP）关于焦虑障碍、强迫症和创伤后应激障碍的药物治疗指南［J］.中国心理卫生杂志，2003，07：485-507.

[19] 邵卫华，余琳.认知行为疗法治疗广泛性焦虑障碍的对照研究［J］.中国实用医药，2012，7（23）：244-245.

[20] 马惠霞.焦虑障碍的特征及其认知行为治疗［J］.中国行为医学科学，2001（04）：107-108.

[21] Adam Alter. Irresistible. 北京：机械工业出版社，2017.

（彭　荣　陈淑燕）